AF536246

AYURVEDA

Prinzipien der individuellen Ernährung und des Lebensstils

Sebastian Hirsch

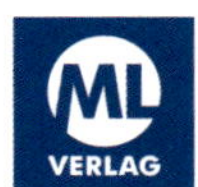

1. Auflage 2019

Druck: Generál Nyomda Kft., H-6727 Szeged

Titelbild: © Yulia Furman – Fotolia

www.ml-buchverlag.de

ISBN: 978-3-947052-24-0

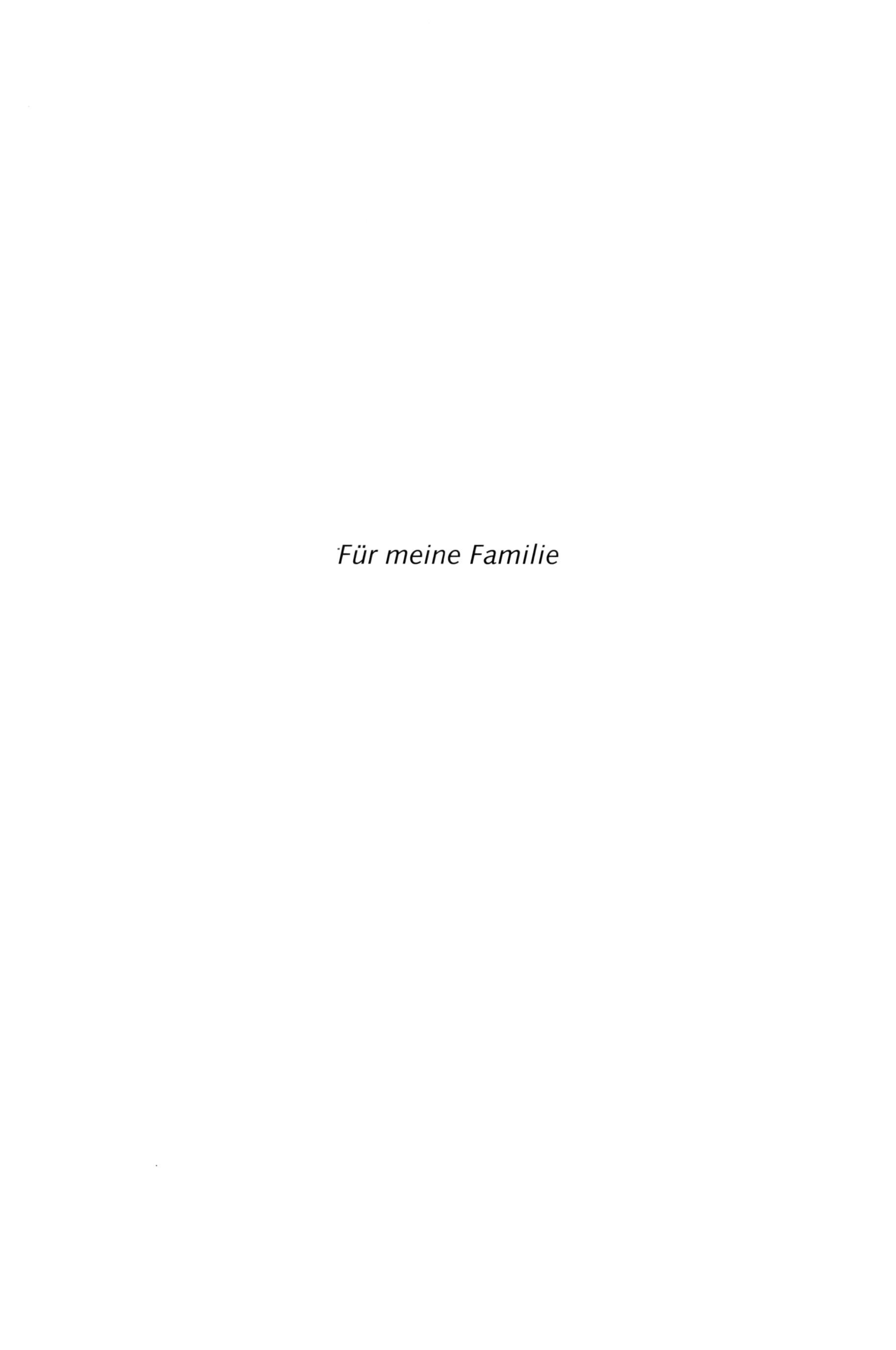

Für meine Familie

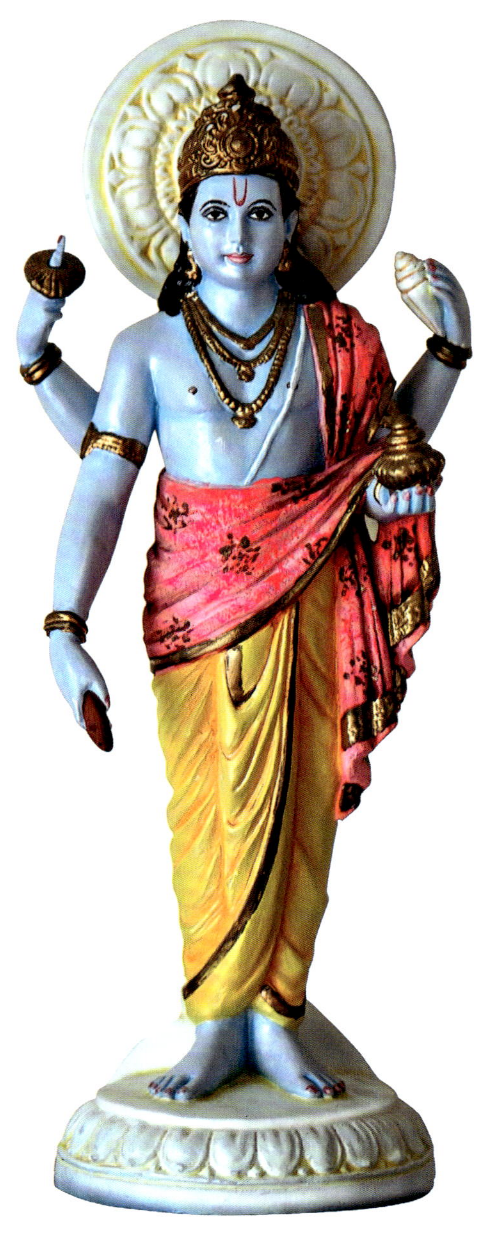

Lord Dhanwantari
Schutzgott des Ayurveda

Mit den Attributen:
Rad (Chakra), Blutegel (Jalauka), Gefäß mit Nektar (Amrita)
und Muschel (Shankar)

Inhaltsverzeichnis

Ein Leben voller Routine

Wie Dravyas (Substanzen) auf den Körper wirken

Stoffwechsel aus ayurvedischer Sicht

Das Kochen

Wie wir essen sollten

Ayurveda kennt 12 Gruppen von Nahrungsmitteln

Kochen – Basisrezepte

Ayurvedische Kräuterrezepte

Anhang

Vorwort von Christian Heimüller

„Es gibt keinen Weg zur Gesundheit, denn Gesundheit ist der Weg“: Nicht die einzelne Arznei, die besondere Essens-Zutat oder die bestimmte Kur entscheiden über Gesundheit oder Krankheit. Gesundheit ist kein Pokal, den man erringt und sich in die Vitrine stellt, bis man ihn eines Tages wieder verliert. Gesundheit entsteht vielmehr als Sediment am Ufer des Flusses unseres Lebens: allmählich und kontinuierlich, erzeugt von der Permanenz und Stetigkeit des Fließens. Streben wir nach Gesundheit, so müssen wir den Fluss unseres Lebens derart lenken, dass die Stetigkeit unserer Lebensführung Gesundheit als Sediment am Ufer unserer Zeit ablagert. Die abendländische Lehre von der gesunden Lebensführung, Diätetik genannt, entstammt der antiken griechischen Säftelehre. War die Säftelehre auch seit nahezu 2000 Jahren Schulmedizin, so erreichen uns doch ihre Worte heute nicht mehr, denn das Licht ihrer Wahrheit ist mit ihrem letzten großen Vertreter C. W. Hufeland vor 150 Jahren für uns erloschen: Sie musste einer wissenschaftlichen Medizin und der Zellularpathologie Virchows weichen.

Seitdem gibt es zwar viele wissenschaftliche Begründungen für die unterschiedlichsten diätetischen Aspekte, es mangelt ihnen jedoch an der theoretischen Widerspruchsfreiheit und an der letztendlich immer entscheidenden praktischen Tragfähigkeit; besonders eklatant zeigt sich dies innerhalb der Ernährungslehre, deren Erkenntnisse regelmäßig einander widersprechen und die bis heute ein wachsendes Heer vergebens auf Heilung hoffender fettsüchtiger und zuckerkranker Menschen ratlos zurücklässt.

Umso wichtiger, wertvoller und inspirierender sind die Lehren einer Medizin-Tradition, die sicher schon seit 3000 Jahren Schulmedizin war und auch heute noch ist, aktuell wie je, gelehrt, gelernt und praktiziert bis zum heutigen Tag in Indien. Von den Erfolgen des Ayurveda kann sich jeder leicht vor Ort überzeugen – oder besser noch: mit Hilfe dieses Buches im Selbstversuch.

Ein Kunstfehler wäre es, nicht nach dem besten und bewährtesten Mittel zu greifen im schwierigen und heiklen Kampf um die Gesundheit des Patienten und ein Irrtum wäre es, zu glauben, eine alte Medizin wäre falsch, nur weil sie alt ist, – und Ayurveda wäre schließlich nicht so lange so erfolgreich gewesen, stünden Krankheitsprophylaxe und die Lehre von der gesunden Lebensführung nicht an erster Stelle.

Auf der Reise zur Gesundheit, einem Ziel, das man zwar niemals erreicht, das einen aber – mit Glück und „diätetischem Sachverstand“ – doch zumindest den größten Teil des Weges begleitet, möge dieses Buch als kenntnisreicher und treuer Begleiter den Reisenden um alle Klippen und Untiefen seines Weges sicher leiten.

München, im Frühjahr 2019
Christian Heimüller

Geleitwort von Peter Hochmeier

Endlich ein Buch zum Thema, das jenes umfangreiche Wissen, welches uns in dem Begriffe „Ayurveda" aus den indischen Traditionen mehr und mehr zugänglich wird, fundiert und verständlich darlegt. Der Autor versteht es, sowohl weite Bereiche, insbesondere der Kosmologie und Naturkunde, überschaubar zusammenzufassen, als auch detailgenau in substanz- und heilkundliche Aspekte einzudringen. Die, jener Tradition verpflichteten Sanskritwörter sind gut erklärt und so ausgewählt, daß ein Übermaß vermieden wird, welches in ähnlichen Texte dem deutschsprachigen Leser oft den Lesefluß hemmt. Darüber hinaus setzt der Autor wo möglich äquivalente Begriffe aus den abendländischen Traditionen, insbesondere der Hermetik, Spagyrik und Iatrochymie, um so dem Studierenden das Beschriebene noch nachvollziehbarer zu machen und ihn gleichzeitig zu einem stimmigen, intertraditionalen Vergleich anzuregen.

Hat doch das Ayurveda seit jeher die abendländischen Zweige der Überlieferung maßgeblich beeinflußt – von den, durch Reisen lernenden hellenischen Heilkundigen und Philosophen, vor allem der alexandrinischen Epoche, als das Reich Alexanders des Großen sich bis hinein nach Zentralasien und nach Indien erstreckte, bis ins späte Mittelalter, als Reisende und Fahrende, nach Jahrhunderten religionsbedingter kriegerischer Verwüstung, halfen, die menschliche Kultur im Westen zu restaurieren. Einer der großen Vorteile – wenn man so will – des ayurvedischen Wissens war damals und ist es bis heute, daß dergleichen Vernichtung ältester Heiltraditionen, wie sie Europa erleiden mußte und deren Nachwirken immer noch den Zugang zur natürlichen Heilkunst blockiert, in jenen Teilen Asiens nicht stattgefunden haben. Vielleicht kommt es daher, daß uns viele Gedanken und Begriffe des Ayurvedas nicht wirklich fremd erscheinen, sondern eher altvertraut aber verschüttet – denken wir nur an das Polaritätsprinzip in der Natur, ihr Aufbau nach den 5 Elementen, die Ordnung nach Wind, Feuer und Schleim, die Geschmackswirkungen und dergleichen mehr. Um diese Empfindungen, dieses innere Verstehen, ja Erinnern hervorzubringen, bedarf es allerdings einer klaren, von Dogmen und Einbildungen freien Ausführung zum Ayurveda – und dafür verdient unser Autor den größten Dank.

im Februar 2019
Peter Hochmeier

Einleitung

Ayurveda – Das ist heute ein viel benutztes Wort, das ich selbst erstmals im Jugendalter von 12 Jahren hörte, als meine Eltern eine Ayurveda-Kur auf Sri Lanka machten. Im folgenden Jahr kurten sie erneut dort und nahmen mich mit, wofür ich sehr dankbar bin, denn meine ersten Eindrücke von diesem Land waren sehr prägend. Unvergessen sind die Erinnerungen an die etwas holprige Landung und dann, als die Flugzeugtüre aufging, an die warme und satt mit Gerüchen gefüllte Abendluft und die glühende Sonne, die das Rollfeld und alles, was sich auf ihm befand in orange-goldenes Licht hüllte. Es war als ob man in ein unbekanntes Wasser eintauchte, so viel Fülle und Feuchtigkeit in der Luft (es war Beginn der Regenzeit), dass es sich anfühlte als sei das Innere irgendwie nach außen gekehrt. Sofort war ein sonderbar vertrautes Gefühl von „zu Hause" spürbar. Es war anders als vor der Abreise ausgedacht. Später, bei meinen Reisen nach Indien und Nepal ging es mir genauso, eine tiefe Zuneigung wuchs und ein Gefühl von Heimat stellte sich ein, auch wenn die Aufenthalte nie länger als 8 Monate am Stück auf dem Kontinent waren.

Ich habe immer wieder Anläufe gestartet aus ayurvedischen und indischen Kochbüchern Gerichte und Regeln für die rechte Lebensweise zu übernehmen, mit einem nur teilweise befriedigenden Resultat. Nach jahrelanger vegetarischer Lebensweise kam der erste „Rückfall" und ich aß wieder etwas Fleisch. In Deutschland war es relativ anstrengend, sich vor allem unterwegs im Arbeitsleben ausgewogen vegetarisch zu ernähren. Vor allem im Sommer hatte ich keine Lust auf vegetarische Curries und scharfe Gerichte. Reguläre bayerische Kost wurde wieder Tagesordnung und damit fühlte ich mich relativ gut, vorerst. Ungefähr zwischen dem 30. Und 40. Lebensjahr beginnt der Körper allerdings seine „Puffer – Reserven" aufzubrauchen und die gesundheitlichen Probleme können, je nachdem, wie geeignet man sich für den eigenen Typ ernährt und sein Leben führt, beginnen. Dieses unstete Verhalten war für mich ein Weg hin zu mehr Klarheit und half mir die Unterschiede der verschiedenen Lebensweisen am eigenen Leib zu erfahren. Es war eine Erleichterung zu lernen, dass ayurvedische Ernährung nicht ausdrücklich auf eine fleischlose Kost besteht. Es geht vielmehr darum: „Den Körper optimal nach den konstitutionellen, jahreszeitlichen und energetischen Anforderungen zu nähren, damit sich die Seele bestmöglich darin entfalten kann." Diesen Satz prägte der außergewöhnliche Lehrer und Ayurveda-Arzt Dr. Venkata Narayana Joshi, der ein scheinbar unerschöpfliches Wissen besitzt und dieses auch gerne weitergibt. Ein Brahmane, also ein der Priester-Kaste angehöriger gelehrter Inder, würde aber nie selbst Fleisch essen, verriet seine Frau bei einem Kochkurs in Deutschland. Das Prinzip von Ahimsa, der Gewaltlosigkeit (sanskrit: Himsa = Gewalt, Verletzung. Die Vorsilbe „A" leitet oft die gegenteilige Bedeutung des darauf folgenden Wortes ein) gegenüber jedem anderen Lebewesen (und sich selbst) ist besonders Brahmanen, Yogis und bestimmten Sadhus einer der höchsten Werte, die sie in ihren religiösen Leben befolgen. Wenn man bestimmte buddhistische Mönche vergleichend betrachtet, findet man verhältnismäßig viele Fleischesser. Für die Entscheidung, ob man Fleisch isst oder nicht, ist jeder selbst zuständig und auch karmisch verantwortlich. Es geht nicht um eine simple Bewertung ob „gut oder schlecht", sondern vielmehr um die Wirklichkeit, also das was wirkt und vor allem wie es wirkt. Ist eine natürliche Substanz, zu einem bestimmten Zeitpunkt, auf eine bestimmte Art zubereitet, kombiniert mit anderen Zutaten oder für sich verabreicht, mehr oder weniger geeignet für ein Individuum.

Das Wort Ayurveda setzt sich bekanntlich zusammen aus den Begriffen Ayur (gemeinhin als „Leben") und Veda (meist übersetzt als „Wissenschaft"). Beachtlich ist bei genauerer Betrachtung des Wortes Ayur, dass es nur indirekt „Leben" bedeutet. Yur bzw. Yus bedeutet „Sterben", Ayus/Ayur somit „Nicht-sterben", was schon wesentlich dramatischer und weniger „abgenutzt" klingt. In der Caraka Samhita, dem vermutlich ältesten bekannten medizinischen Text der Veden wird Ayus, als eine dynamische, sich ständig verändernde Verbindung von Körper, Sinnesorganen, Geist und Seele beschrieben.

Veda mit Wissenschaft zu Übersetzen ist zwar treffend, aber nur, wenn man nicht die allgemeine modernisierte Vorstellung von weißen Kitteln, Laboratorien und Doppelblindstudien als Bild dazu vor Augen hat. Im Duden liest man folgende Definition: „Wissenschaft – (ein begründetes, geordnetes, für gesichert erachtetes) Wissen hervorbringende forschende Tätigkeit in einem bestimmten Bereich." Noch genauer im Englischen bei dictionary.com: Science – "... systematic knowledge of the physical or material world gained through observation and experimentation ..." Diese Definition erinnert an die Beschreibung des Arztes und Alchymisten Paracelsus, der sinngemäß ausführte, dass „... jede Medizin seinen Urgrund in der Natur haben muss ...". Die indischen Rishis, auch Weise oder Seher genannt, hatten vor einigen Jahrtausenden erkannt, dass sich die Menschheit von ihren ursprünglichen Fähigkeiten und tugendhaften Eigenschaften entfernte und diese unzureichend pflegte. So beschrieben sie in Versform das Universum, wie die gesamte Schöpfung beschaffen ist und wie man sich verhalten sollte um ein lebenswertes Leben zu führen. Sie nutzten neben der göttlichen Eingabe auch ihre direkte Wahrnehmung um die Natur genauestens zu beobachten und so konnten sie, ungetrübt von gewöhnlichem menschlichen Verlangen und Überlebensbemühungen, tiefste Zusammenhänge erkennen und beschreiben.

Ayurveda ist somit eine Wissenschaft im eigentlichen Sinne. Sie vermittelt das erfahrene und erfahrbare Wissen wie man nicht (so schnell) stirbt. Ayurveda hat also nicht mit Glaube zu tun, viel mehr mit den „rechten Handlungen". Es gibt immer mehr Untersuchungen, die das jahrtausendealte Heilwissen des Ayurveda prüfen und wiederholt bestätigen. Persönlich liegt mir die Erfahrungsmedizin besonders nahe und ich möchte jeden Leser und begeisterten Studenten dieses Gesundheitssystems und der traditionellen Naturheilkunde allgemein, dazu ermutigen alles selbst auszuprobieren, zu prüfen, abzuwägen und zu schauen ob und wie jede Erfahrung einzuordnen ist und ob die betreffende Information für einen selbst stimmig ist.

Ayurveda unter heutigen Gesichtspunkten mit unseren aktuellen Gegebenheiten auszuüben muss nicht so kompliziert sein, wie der Laie vielleicht vermutet. Dem therapeutisch arbeitenden Leser sei ans Herz gelegt die Patienten, die eine gewisse Aversion zu fremdklingenden, fernöstlichen Methoden haben, besser gar nicht mit Sanskritbegriffen zu bombardieren. Man kann wunderbar ayurvedisch leben ohne Sanskrit zu benutzen. Ohnehin ist aus verschiedenen Gründen das „Original", wie es in den ältesten Texten steht, heute nicht mehr zu 100 % zu erleben, da beispielsweise einige wichtige Heilpflanzen nicht mehr zu finden oder nicht klar zu identifizieren sind.

Ich lade Sie herzlich ein, sich dem Ayurveda zu öffnen und die vielen Möglichkeiten, die wir auch heute im Westen haben kennenzulernen. Einige der Methoden und Empfehlungen scheinen auf eine manchmal mysteriöse Art vertraut. Vieles macht Sinn, wirkt logisch und erinnert uns an etwas Vergangenes oder Vergessenes. Ayurvedische Ernährung und ein ayurvedischer Lebensstil kann uns helfen in dieser hektischen Zeit wieder mehr zu uns selbst, zu einer passenderen Lebensführung, zu mehr „Feuer der Aufmerksamkeit" und letztlich „wirkliches Glück" zu finden.

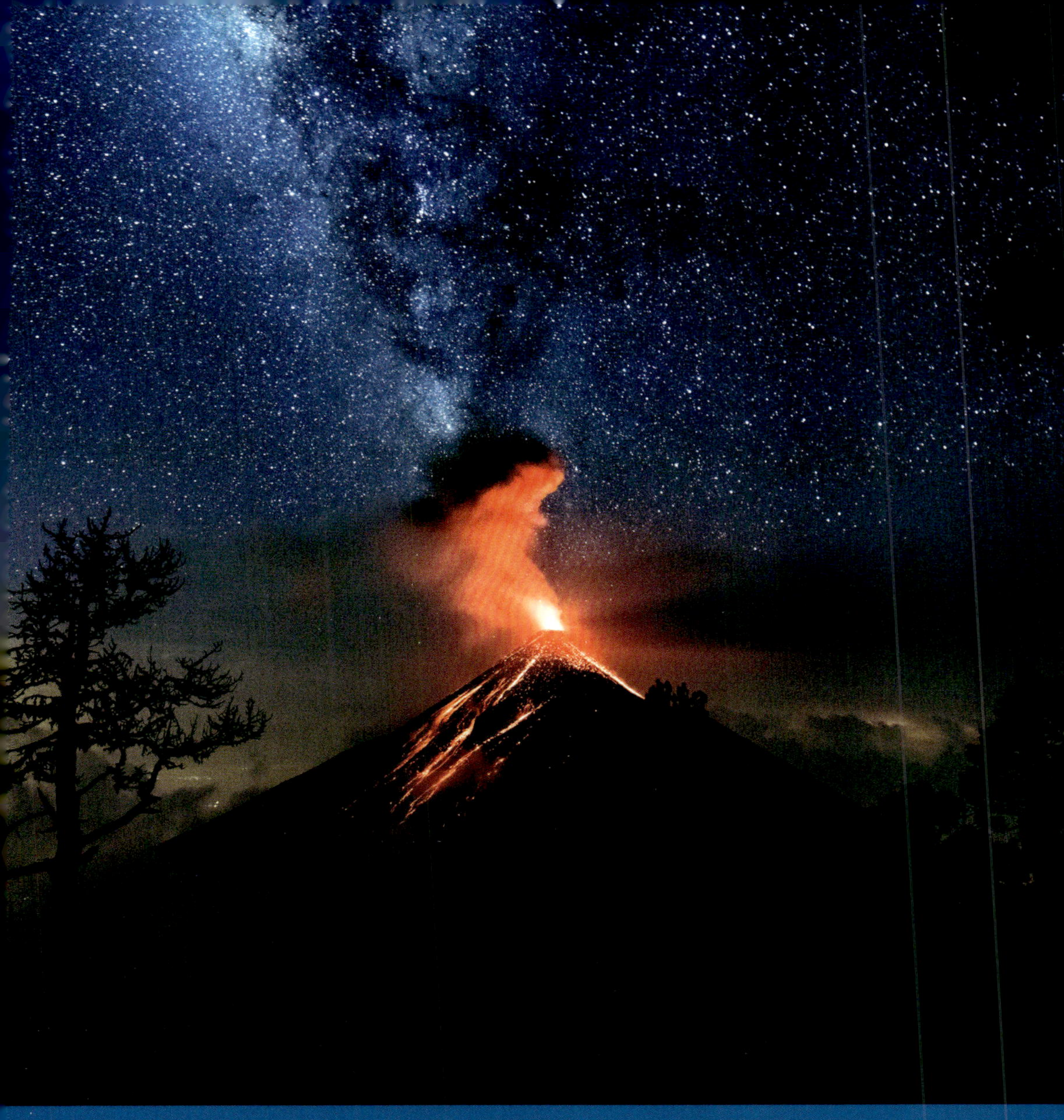

Die Zusammensetzung des Universums

SŪTRASTHĀNA

निर्विकारः परस्त्वात्मा सत्त्वभूतगुणेन्द्रियैः ।
चैतन्ये कारणं नित्यो द्रष्टा पश्यति हि क्रियाः ॥ ५६ ॥

Die Seele (Jiva) ist im Wesentlichen ohne jegliche Pathogenität.
Sie ist der Grund des Bewusstseins durch den Geist und die charakteristischen Eigenschaften der Grundelemente. Sie ist ewig. Sie ist ein Beobachter – sie beobachtet alle Aktivitäten.
(Caraka Samhita, Kap. 1, Vers 56)

Der Begriff Seele wird heute auf unterschiedlichste Weise benutzt und missbraucht. Klarheit bringt es, wenn wir das Wort Seele durch Aufmerksamkeit ersetzen, denn nichts anderes ist es.

1. Die drei Quelltexte des Ayurveda – Brihattrayi

Manch ein Gelehrter sagt das Veda habe keinen Anfang und kein Ende, da es direkt aus dem ewigen, zeitlosen göttlichen Bewusstsein resultiert. Die Lebensdauer eines Menschen würde nicht ausreichen um alle Texte der Veden einmal zu lesen, so vielfältig sind sie. Viele Texte beschäftigen sich mit Philosophie, Rechtslehre und gesellschaftlichem Leben. Es gibt Texte, die sich mit dem Götterpantheon beschäftigen, andere beschreiben ausführlich wie Rituale ausgeführt werden sollten. Es gibt an sich kein Thema, das in den alten Schriften nicht auf irgendeine Art abgehandelt wird. Ayurveda ist also „nur" der Teil der sich mit der menschlichen Gesundheit beschäftigt. Außerdem gibt es auch Schriften für Tierheilkunde (Mrigayurveda) und Pflanzengesundheit (Vrishayurveda). Als Quellen des Ayurveda werden meistens drei Texte genannt, Interpretationen und Auslegungen davon gibt es sehr viele. Wir versuchen uns auf die heute relevanten Punkte zu konzentrieren und einen ersten Einblick zu gewähren. Sicher kann in keinem Taschenbuch alle relevante Information über dieses komplexe Medizinsystem zusammengefasst werden. Gerne möchte ich den geneigten Leser anstiften, selbst die Originaltexte und gute Kompendien davon zu lesen.

Caraka Samhita

Dieses Werk enthält 8400 metrische Verse in der altindischen Sprache Sanskrit und wird von den traditionellen Ayurveda-Schulen auf etwa 2000–3000 Jahre vor Christus datiert. Caraka war der Sohn von Vishuddha, der sein Wissen von Rishi Bharadwaj haben soll.

Der Legende nach war dieser einer der drei Rishis (Seher), die ihr Wissen direkt von dem Gott Indra haben sollen. Indra wurde das Wissen über Ayurveda von den Zwillingsgöttern Ashwini Kumaras angeboten, welche die großen Heiler der Götter waren. Den Ashwini Kumaras wurde das Wissen über Ayurveda direkt von Brahma, dem reinen göttlichen Bewusstsein, welches keinen Anfang und kein Ende hat, offenbart.

Punavarsu Atreya, einer der bedeutendsten Rishis, hatte 6 Schüler (Agnivesa, Bhela, Jatukarna, Parasara, Harita und Kharapani), die er durch einen früher typischen Wissenswettbewerb einschätzen wollte. Alle Schüler mussten Ihr Verständnis vom gelernten Inhalt niederschreiben. Agnivesha gewann, weil er am genauesten die Lehre Atreyas aufschreiben konnte. Die Arbeiten der anderen Schüler wurden eher vergessen oder sind nicht mehr genau ausfindig zu machen. Das Werk von Agnivesha wurde von Caraka korrigiert, vervollständigt und verbreitete sich unter dem Namen Caraka Samhita. Caraka selbst war der Legende nach der berühmteste Arzt seiner Zeit in Benares (Varanasi). Die Caraka Samhita (Samhita heißt so viel wie Textzusammenstellung) beschäftigt sich vorwiegend mit der inneren Medizin.

Sushruta Samhita

Dieses Werk beschäftigt sich mehr mit invasiven Methoden wie klinische Operationen, Blutegeltherapie und Aderlass. Die entsprechenden Instrumente und deren Anwendung werden genauestens beschrieben. Es wird auch etwas Rasa Shastra (vedische Alchymie) beschrieben, außerdem geht Sushruta auch auf Vorzeichen (Omen) ein. Die Sushruta Samhita wird etwa auf 1000–2000 Jahre v. Chr. datiert.

Asthanga Hrdya

Dann entstand etwa um 500 v. Chr. eine Zusammenfassung der beiden oben genannten Werke, die Asthanga Hrdya (Asthanga = Achtfacher Weg, Hrdya = Herz), welches sehr umfassend und etwas verständlicher formuliert ist, als die älteren Texte. Das Werk umfasst die folgenden acht Hauptthemen.

1. Kayachikitsa – Innere Medizin
2. Shalakya Tantra – Behandlungen am Kopf, Ophthalmologie (Augenheilkunde), Otolaryngologie (Hals-Nasen-Ohren Heilkunde)
3. Shalya Tantra – Operationen
4. Agada Tantra – Toxikologie
5. Bhuta Vidya – Geisterkunde (im weitesten Sinne Psychiatrie)
6. Kaumarabhritya – Pädiatrie
7. Rasayana – Anti-Aging oder Verjüngunsbehandlungen
8. Vajikarana – Heilkunst der Fruchtbarkeit

Später entwickelten sich dann noch weitere Wissenszweige, die das Basiswissen erweiterten und zum Teil überholten.

Diese Aufzeichnungen stellen aber nur die heute verfügbaren literarischen Quellen dar. Es war im alten Indien üblich überliefertes Wissen in Versform zu erinnern und später weiterzugeben. Die geistige Klarheit und seelische Aufmerksamkeit war so groß, dass die Schüler viele tausend Verse im Gedächtnis behalten konnten. Ähnlich wie im antiken Griechenland, hatte ein Lehrer nur wenige Schüler um individuell auf sie eingehen zu können und das passende Wissen zur richtigen Zeit gezielt zu vermitteln. Man kann davon ausgehen, dass somit das mündliche Überliefern viele Jahrhunderte, gar Jahrtausende die bevorzugte Überlieferungsform war.

Diese Sichtweise ist nicht ohne weiteres mit der standardisierten westlichen Lehrmeinung vereinbar. Viele für uns als „sicher" hingenommenen „Fakten" werden in Frage gestellt, wenn wir uns tiefergehend an die vedische Weltanschauung herantasten. Ein extremes Beispiel ist die genaue Beschreibung von Fluggeräten mit einem Antrieb dessen Essenz gereinigtes Quecksilber (Mercurius / rasa) in Bewegung war. Wie ein Pepetuum Mobile soll es funktioniert haben. Quecksilber ist nach Ansicht der alten Weisen und Alchymisten der perfekte Ausdruck von Naturgeist. Wer es versteht dieses Material so hochgradig zu bearbeiten und zu reinigen, kann es in Bewegung bringen und ab einem bestimmten Zeitpunkt bewegt es sich angeblich von selber weiter. Falls so eine Methode tatsächlich funktionieren würde, wäre das für unseren heutigen „Wissensstand" ein klarer Schlag ins Gesicht, möglicherweise eine Richtigstellung der Verhältnisse und ein Zeichen dafür, wie wenig Verständnis der Natur wir heute wirklich innehaben.

„Geist, Seele und Körper – diese drei sind wie ein Dreifuß, die Welt wird durch ihre Kombination erhalten; sie bilden den Urgrund für jedes natürliche Ding. Diese (Kombination der oberen drei) bilden Purusha, welche empfindend ist und somit das fachliche Thema dieses Veda (Ayurveda) darstellt; aus diesem Grund wird dieses Veda ans Licht gebracht."
(Caraka Samhita, Kap.I, Vers 46–47)

Ayurveda ist ein ganzheitliches System, das sich besonders mit Funktionen des Menschen befasst, nicht mit „isolierten Stoffen". Es ist multidimensional und immer in dynamischer Bewegung. Die Wurzel von Ayurveda ist reines Bewusstsein, das sich ständig verändert.

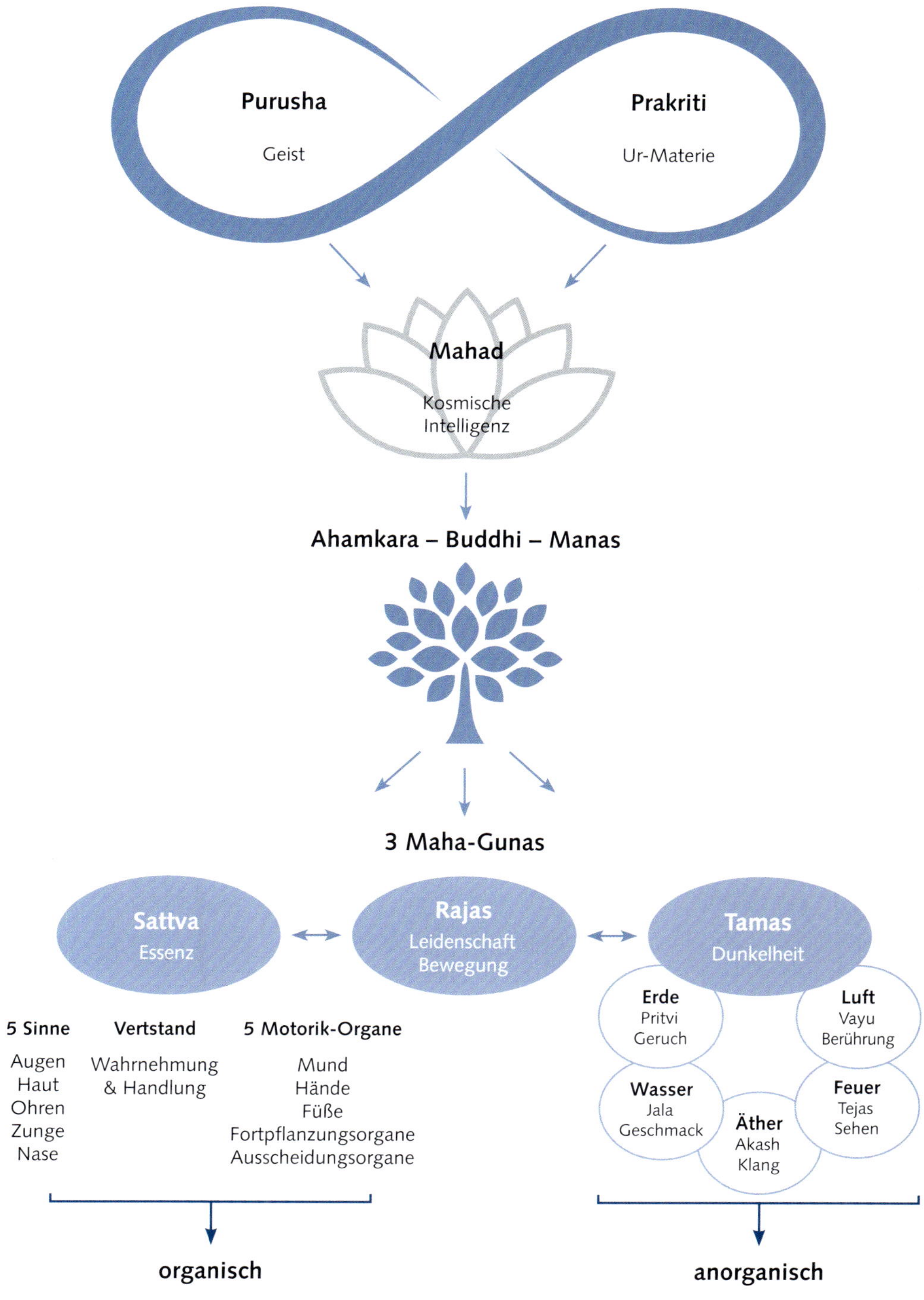
Purusha
Geist
Prakriti
Ur-Materie
Mahad
Kosmische
Intelligenz
Ahamkara – Buddhi – Manas
3 Maha-Gunas
Sattva
Essenz
Rajas
Leidenschaft
Bewegung
Tamas
Dunkelheit
Erde
Pritvi
Geruch
Luft
Vayu
Berührung
Wasser
Jala
Geschmack
Feuer
Tejas
Sehen
Äther
Akash
Klang
5 Sinne
Augen
Haut
Ohren
Zunge
Nase
Vertstand
Wahrnehmung
& Handlung
5 Motorik-Organe
Mund
Hände
Füße
Fortpflanzungsorgane
Ausscheidungsorgane
organisch
anorganisch

2. Samkhya – System als Basis des Ayurveda

Wörtlich heißt Samkhya (oder auch Sankhya) in etwa „das, was alles in seinen Einzelheiten aufzählt oder beschreibt". Das Symkhya – System kann als Basis der vedischen Philosophie angesehen werden, obwohl es keine eindeutige Quelle dazu gibt. Hier nur völlig unzureichend abgekürzt die Auflistung der 25 philosophischen „Elemente", aus denen das Universum zusammengesetzt ist. Prakruti, Purusha, Mahat, Ahamkara, Buddhi und Manas sind die grundlegendsten 6 Elemente. 3 x 5 Tanmatras ergeben mit Sattva, Rajas und Tamas bereits 24; die Seele (Jiva) vervollständigt dann auf 25 Prinzipien.

▶ Prakruti & Purusha – „Urmaterie & Geist"

Ayurveda lehrt, dass es keinen Grund für die Schöpfung an sich gibt. Kein hochtrabendes intellektuelles Philosophiemodell, sondern nur Brahma, pures (göttliches) Bewusstsein, das sich selbst erfahren möchte. Um eine Bewegung herbeizuführen, hat er die Polarität von Prakruti und Purusha erschaffen. Prakruti ist die Urmaterie, das undefinierte Potenzial, auch Prima Materia genannt. Es wird auch mit Natur, kosmische Mutter Natur und einem potenziellen Zustand beschrieben, so, wie eine Gebärmutter potenziell Leben hervorbringen kann. Purusha ist der reine Geist, der sich selbst erfahren möchte und eine Projektionsfläche braucht, um seine Ideen „vom Himmel" in die Welt zu bringen. Die Namen der Götter Shiva und Shakti können synonym verwendet werden. In Indien gibt es besondere (Feiertags-) Kleidung für den Besuch von Tempeln und Ashrams. Typisch ist weiße Kleidung für männliche und bunte Kleidung für weibliche Gläubige aus eben diesem Grund. Diese beiden Prinzipien bringen schließlich die Mahagunas (Sattva, Rajas und Tamas) hervor.

▶ Mahat – kosmischer Geist

Durch die Vereinigung von Prakruti und Purusha entsteht Mahat, der kosmische Geist, der von Natur aus intelligent und bereits manifestiert ist. Mahat ist zuständig für das Gefühl von Einheit in uns (vgl. Orgasmus). Auf dieser Ebene gibt es noch keine Individualisierung, diese entsteht erst in der nächsten „Verdichtungsebene". Mahat enthält die jeweils drei Qualitäten von Prakruti (Sat – Wahrheit, Chit – Bewusstsein, Anand – Segen) und Purusha (Sattva, Rajas, Tamas – *Erklärung weiter unten*).

▶ Ahamkara – so etwas wie „Ego"

Dieser Begriff wird meistens mit „Ego" übersetzt, was aber die eigentliche Bedeutung verfehlt. Die Differenzierung zwischen dem Ich und dem Selbst ist bereits ein wichtiger

Anfang. Ahamkara meint aber wohl eher die facettenhafte Aufspaltung des „Ichs“ und somit der anhaftenden Identifikation mit dem Umfeld (vgl. biblischer Sündenfall, Vertreibung aus dem Paradies, Apfel / Schlange). Wenn ich beispielsweise Richter von Beruf bin und im Arbeitsalltag Recht spreche, dann habe ich das Bild „Ich bin Richter“. Nach der Arbeit gehe ich noch zum Fußballspiel meines Sohnes und in diesem Moment bin ich Vater. Später, wenn ich mit meiner Frau alleine ein paar Stunden habe bin ich Ehemann. Daran ist an sich nichts Falsches, wichtig ist nur, dass ich mir bewusst darüber bin, dass es alles Rollen sind und nicht wirklich ich selbst. Das Selbst ist der individuelle Teil von jedem von uns, der zum Teil direkte Verbindung zum Göttlichen, oder sagen wir lieber zur Quelle oder Brahma, dem ewig währenden, zeitlosen Bewusstsein hat. So wie Jesus auch als guter Hirte dargestellt wird, der das Lamm (als Sinnbild für das Selbst) mitfühlend im Arm hält, könnte man es auch verstehen. Für die Verwirrungen, die das Ahamkara mit sich bringt gibt es aus vedischer Sicht nur einen Ausweg, den Intellekt.

▶ Buddhi (Intellekt) & Manas (individueller Geist)

Über Selbsterkenntnis und Entwicklung hinaus aus den Zwängen und Färbungen der Prägung führt uns die Reise hin zu mehr Klarheit und uns „Selbst“. Im griechischen Apollo – Tempel von Delphi steht in Stein gemeißelt: „Nosce te ipsum“ – Erkenne Dich Selbst. Apollo, der Götterbote entspricht im römischen Pantheon dem Gott Merkur. Alchymistische Darstellungen zeigen oft einen zweiköpfigen Drachen oder zwei Drachen oder Schlangen, die sich gegenseitig in die Schwänze beißen (vgl. Ouroboros). Es ist hilfreich sich diesen Merkur als zweiteilig vorzustellen, ein oberes „höheres“ Selbst, das nah bei der individuellen Seele ist, und ein „niederes“ Selbst, das eher unsere Psyche, und unser „Ich“ darstellt. Die Gesamtheit unserer Psyche kann als Manas beschrieben werden. Es ist Denken, Fühlen, unsere gespeicherte Prägung (familiär, etc.), unser bewusstes Selbstbild. Das Gemüt ist auch der wechselhafteste Teil unserer Psyche, weil er permanent durch äußere Eindrücke abgelenkt und beeinflusst wird. In der hermetischen Spagyrik und dem Rasa Shastra lernen wir, dass Mercurius dem Gemüt (Manas) entspricht und von Natur aus instabil, flüchtig und wechselhaft ist. Eigenschaften die man mit Vata (Wind-Prinzip) und Rasa (hier Mahaguna: Aktivität / Leidenschaft) in Verbindung bringen könnte. Im stofflichen Ausdruck gibt es verschiedene Ebenen als Träger des universellen Merkur-Prinzips. Wasser, Alkohol, und insbesondere das Quecksilber haben diese Eigenschaften. Nun ist es in vielen Traditionen zentrales Anliegen der nach Erkenntnis suchenden Individuen das Gemüt zu stabilisieren. Analog hierzu gilt in der Alchymie des Westens und Ostens als Meister (oder zumindest Geselle), wer das Quecksilber figiert, also „das Flüchtige fest“ gemacht hat. Natürlich muss sich nicht jeder für diese Materie interessieren, jedoch zeigt sie um was es doch geht, wenn wir Buddhi benutzen wollen. Buddhi entspricht dem, was wir mit einer bestimmten „Intelligenz“ verbinden. Wenn wir vollständig entwickelt und der Erleuchtung nahe sind, dann können wir das Wahre vom Unwahren unterscheiden. „Wir" werden früher oder später zum Buddha.

▶ Tanmatras – 5 subtile Elemente

Die Tanmatras manifestieren sich aus Manas und entstehen mit den drei Doshas gleichzeitig. Fünf Sinnesorgane, fünf Ausdrucksorgane und fünf Aggregatszustände entstehen permanent. Sie sind noch nicht materiell, aber vorstellbar. Tanmatra heißt so viel wie „Ursprungs-Maß" oder „Wurzel der Handlung" und ist die Ursache der materiellen Welt, wie wir sie kennen. Oft werden die Tanmatras auch als Ausdrucksform von Prana (subtilste Form von Wind-Prinzip, wörtl. „das was vor dem Atem kommt") gesehen, welches die 5 Aggregatszustände in purer Form wiederspiegelt. Damit sich nun endlich die uns vertraute Materie bilden kann, müssen sich die verschiedenen Zustände noch vermischen. Die Mahabhutas sind die nächste Ebene auf dem Weg in die Schöpfung hinein.

Aggregatszustand	Sinnes(eindruck)organe	Ausdrucksorgane
Raum, Äther	Klang, Ohren	Sprechen, Mund
Bewegung, Gas, Wind / Luft	Berührung, Haut	Berühren / Halten, Hände
Hitze, Transformation, Feuer	Sicht, Augen	Bewegung, Füße
Flüssigkeit, Kohäsion, Wasser	Geschmack, Zunge	Flüssige Ausscheidung, Harnwege
Festigkeit / Dichte, Erde	Geruch, Nase	Feste Ausscheidung, Anus

▶ Maya – Alles nur Illusion?

Die Ansicht, dass die gesamte Stoffliche Welt nur Illusion sei, ist in der Yoga-Bewegung recht weit verbreitet. Maya wird oft mit Illusion übersetzt, gemeint ist damit, dass alles was existiert der Veränderung und dem Vergehen unterworfen ist, das zarte Gänseblümchen genauso wie die starke Eiche. Der Unterschied besteht darin, dass die Zusammensetzung dieser beiden Pflanzen sehr unterschiedlich ist, die Idee dahinter, die Quintessenz ist verschieden. Beides aber wird vergehen, die Eiche möglicherweise erst nach einigen Menschenleben und das Gänseblümchen schon deutlich eher. Nun ist der Anteil des kosmischen Bewusstseins, der sich ins Individuelle hineinbindet an sich aber zeitlos. Daher heißt es in den Texten, dass die Natur (Prakruti) mit Sicherheit Illusion ist. Die Illusion daran ist, dass man annehmen könnte, dass ein Ding ewig währt. Nichts aber im Universum währt ewig, außer reines Bewusstsein. Die grobstofflichen Elemente, die Pflanzen, Tiere, Mineralien, Metalle und die Menschen „vergehen" wieder. Es dauert eben je nach „Stoff" und Kraft länger oder kürzer. In der praktischen Alchymie, auch Spagyrik genannt, bedient man sich vieler Handgriffe um das Sterben der Grundsubstanzen für Heilmittel zu beschleunigen. Paracelsus formulierte „man müsse den König töten" und meinte damit, dass man das „natürliche Ding" aus seiner aktuellen körperlichen Erscheinungsform „herauslösen" müsse. Also wird das Kraut geerntet, gewaschen, zerkleinert, destilliert, vergoren, putrefiziert (im eigenen Saft verschlossen fermentiert), rektifiziert und bzw. oder verascht um an die dem Ding innewohnende Kraft zu gelangen. Sterben ist in diesem Kontext und nach der Auffassung vieler Traditionen nichts Negatives, sondern ein logischer und nötiger Übergang, eine Vollendung dieser Realität. Dass wir in der heutigen Gesellschaft dieses Thema weniger gerne diskutieren, hat auch damit zu tun, dass wir uns nicht mehr im bekannten Funktionieren befinden und Kontrolle abgeben müssen. Wichtig ist es anscheinend zu lernen sich hinzugeben, geschehen zu lassen, loszulassen. Das „Feuerige" müssen wir wieder verlassen bzw. zurücklassen, denn es ist eine diesseitige Erscheinung. Im Jenseits gibt es nicht so ein Feuer wie auf Erden, das Jenseits hat keine Zeit und kein Zentrum. Das Feuer – Prinzip wird im Chinesischen daher auch „das Anhaftende" genannt. Feuer „will" immer brennen und sich selbst erhalten, es haftet dem Brennstoff (dem Irdischen) an und lebt durch ihn.

▶ Gedanken zum Sterben

„Man sollte einem anderen Lebewesen nicht die Möglichkeit des natürlichen Todes nehmen, um die Seele nicht an das Körperliche zu verhaften", wie es bei tödlichen Unfällen und Gewaltverbrechen passieren kann, heißt es. Die Seele „merkt" dann nicht, daß es „Zeit ist zu gehen". Solche Aussagen gehören nur im weitesten Sinne ins Ayurveda, sind aber dennoch als Anregung interessant. In Teilen Chinas, wie auch in Indien werde Verstorbene bis zu 10 Tage lang aufgebahrt und durch Rituale von der Familie und Priestern begleitet. Die Idee dabei ist, dass der Seele der Weg gewiesen werden soll, weg vom Körper, die Anhaftungen loslassen. Wenn in Brahmanen-Familien (die auch Rituale ausführen) ein angehöriger stirbt, darf für eine bestimmt Trauerphase kein weiteres Ritual, nicht einmal Meditation ausgeübt werden, um keine feinstoffliche Pforte für die Seele des Verstorbenen zu öffnen und ihm das Anhaften an diese Welt zu ermöglichen. Es ist empfohlen im Sitzen zu sterben, weil dann das Bewusstsein höher ist. Es heißt es sollte möglichst Tulsi-Wasser (indischer Basilikum) in den Mund genommen und schönen Chantings (vedische Gesänge) gelauscht werden, dann würde der letzte Wunsch erfüllt.

Karma – Begriffsklärung

प्रयत्नादि कर्म चेष्टितमुच्यते ॥४९॥

Aktion in Form von kurativen Handlungen wird Karma genannt.
(Caraka Samhita, Kap. 1, Vers 49)

Wir beschränken uns hier auf das Wesentliche und Nützliche, wenn wir erkennen, dass das gesamte ayurvedische System auf dem Prinzip von Ursache und Wirkung aufgebaut ist. Karma heißt Handlung oder Tat. Es geht um das, was man in der Realität macht und nicht denkt oder theoretisiert. Ein extremes Beispiel dazu wäre eine Straftat, welche solange sie im Geiste stattfindet nicht strafbar ist und auch kein negatives Karma darstellt. Es wird erst zum Karma, wenn es wirklich in die Tat umgesetzt wird. „Schlechtes Karma" sind die Handlungen der Vergangenheit, die sich noch auf die Gegenwart auswirken und solche, die gegenwärtig ausgeführt werden. Im Buddhismus heißt es analog: Man sollte versuchen kein weiteres Karma aufzubauen, und durch Gleichmut, Mitgefühl und Geduld (alles sattvische Qualitäten, siehe unten) das angesammelte Karma ausgleichen. Durch einen übertriebenen Philanthropismus, also eine Nächstenliebe, die die eigenen Bedürfnisse vernachlässigt, kann man zum Beispiel auch übermäßiges positives Karma anhäufen, was ebenfalls nicht empfohlen wird, da es uns wieder bis zum Ausgleich in das sich drehende Rad der Wiedergeburten einbindet. Die Heilkunde betreffend wird es so beschrieben, dass jede Krankheit eine Ursache haben muss. Dieses Thema polarisiert meist bei den Menschen und sollte stets liebevoll und diplomatisch besprochen werden, wenn nötig. Wer gesund ist hat es leichter darüber zu sprechen als jemand der gerade eine Krebsdiagnose erhalten hat. Die Annahme selbst „schuld" zu sein wirkt sich zumindest anfangs eher destruktiv auf die Patienten aus. Durch das Akzeptieren der neuen Lebenssituation, einer Stabilisierungsphase und einem therapeutisch begleiteten Gesundungsprozess, kann der erkrankte Mensch hoffentlich die Erkenntnis der tieferen Zusammenhänge, die zur Manifestation der Krankheit führten, verstehen. Unbewusstheit wird als Grund allen Leidens beschrieben.

Das Karma einer Substanz ist die Summe der Auswirkung, die es auf den Patienten hat.

3. Die drei Gunas – universelle Grundprinzipien

Die drei Maha-Gunas sind Grundkräfte, die erst gemeinsam als Trinität die stoffliche Welt bedingen. Die Begriffe werden oft benutzt um verschiedene Ebenen zu beschreiben, was nicht falsch ist, da es um Prinzipien geht.

▶ Sattva – Essenz

Der Begriff leitet sich vom wichtigen Sanskritwort „Sat" (Wahrheit) ab, was dann wörtlich heißt „das, was die selbe Natur hat, wie die Wahrheit". Im Kosmos sind die Eigenschaften für Sattva Reinheit, Leichtigkeit, Klarheit, Kraft, Licht. Sattva ist hell, strahlend und unbeweglich. Als geistige Prinzipien werden Mitgefühl, Intelligenz, Herzlichkeit, Ehrlichkeit, Kreativität, Hingabe, Offenheit und Liebe zugeordnet. Sattva ist Medizin für den Geist, spendet Frieden, nicht auf Dinge reagieren zu müssen, die um einen herum passieren. Wenn Rajas und Tamas unter Kontrolle sind, folgt automatisch Sattva. Auch für Nahrungsmittel werden die Gunas kategorisch verwendet. Sattvisch sind vor allem reife und vollwertige Lebensmittel wie Vollkorngetreide, frisches an der Pflanze gereiftes Obst, Honig, Milch, Nüsse, Samen, Sprossen, bestimmte Gewürze wie Ingwer, Kardamom, Zimt und andere. Fermentierte Nahrungsmittel können keine sattvische Qualität haben, da durch den Fermentationsprozess das Feuer-Element meist durch Entstehung von Säure erhöht und somit Rajas vermehrt wird. Ein sattvischer Lebensstil wird von vielen Yogis und Praktikern angestrebt. Die Idee dahinter ist, dass sich Trägheit und Unbewusstheit ohnehin von selbst einstellen, daher ist der Fokus der Handlungen auf Klarheit und Licht ausgerichtet. Sich mit sattvischen „Dingen" und Lebewesen zu umgeben wird empfohlen.

▶ Rajas – Aktivität

Wörtlich bedeutet Rajas so viel wie „Leidenschaft" im Sinne von Willenskraft und Bewegung. Rajas steht zwischen Sattva und Tamas, da es die „treibende" (Lebens-) Kraft darstellt. Kraft, Impulsivität, Zerstreuung, Unruhe, Ablenkung sind die kosmischen Eigenschaften, die Rajas zugeordnet werden. Im Geistigen hat Rajas Zielstrebigkeit, Aggressivität, Motivation, Ärger, Kontrolle und Direktheit als Qualitäten. Als einziges bewegliches Prinzip ist es für Rajas entscheidend in welche Richtung es gelenkt wird. Wenn man früh morgens aufsteht und sich reinigt, einölt, Leibesübungen macht und sein Bewusstsein auf Meditation oder Gebete richtet und sich dann ein Frühstück aus Obst und Getreideflocken je nach Typ kocht, wird somit die sattvische Qualität erhöhen, also seine Antriebskraft auf Sattva ausrichten. Wer andererseits kurz vor Mittag aufsteht, sich nicht wäscht, pornographische Seiten im Internet besucht und sich dann ein Fertiggericht in die Mikrowelle schiebt und dazu zu viel Alkohol trinkt, wird sicher keine erhöhenden Einheitserlebnisse erfahren. Fleisch, Fisch, Eier, scharfe Gewürze, fermentierte Nahrung, Alkohol sind rajasische Lebensmittel. Bei zu viel Trägheit im Körper muss mit der Kraft von Rajas gearbeitet werden, daher ist es auch hier wichtig nicht zu moralisieren und zu versuchen, sich ausschließlich sattvischer Nahrung und Einflüssen auszusetzen. Knoblauch zum Beispiel gilt gemeinhin als Rajas vermehrend, also eher ungeeignet für den durch Meditation Erlösung suchenden Yogi. Jedoch bei trägem Stoffwechsel mit Durchblutungs- und Wundheilungsstörungen ist der „schwefelige“ Knoblauch, in passender Menge zubereitet, sehr nützlich um in den phlegmatischen Patienten „Feuer hineinzubringen“.

▶ Tamas – Dunkelheit

Wörtlich bedeutet Tamas „Dunkelheit“ und wird auch mit den Ideen von dichter Materie, Masse, Unbeweglichkeit, Stillstand, Starrheit, Dumpfheit, aber eben auch Stabilität und Struktur in Verbindung gebracht. Im Geistigen hat es Aspekte von Gewalttätigkeit, Unehrlichkeit, Stumpfsinn, Wahnvorstellung, Täuschung, Depression, Manipulation und Dummheit. In diesem Zusammenhang ist auch eine ursprüngliche Bedeutung des Sanskritwortes guru interessant, was neben der im Ayurveda geläufigen Bezeichnung *schwer* auch so viel bedeutet wie „Von der Dunkelheit ins Licht“ – von tamas zu sattva. Somit kann ein Guru im eigentlichen Sinne ein Mensch sein, der einem anderen Menschen auf dem Weg der (Selbst-) Erkenntnis hin zu höherem lichtvolleren Bewusstsein Hilfestellung leistet. Dass das Wort heute einen „negativen Beigeschmack“ hat und oft mit der Abhängigkeit zwischen hochverehrtem Lehrer und sinnsuchendem, sich unterordnenden Schüler assoziiert wird, hat wenig mit der ursprünglichen Bedeutung zu tun. Im Kali – Yuga („dunklen Zeitalter“) in dem wir uns noch lange befinden werden, ist genau das das Problem. Nichts ist wie es scheint und „Gurus“ – sind oft keine wahren Lehrer sondern Menschen, die ihr Ego und ihr Selbstwertgefühl durch ihre Anhängerschaft vergrößern wollen. Alle Konserven, verdorbene Lebensmittel, tendenziell auch tiefgefrorene Lebensmittel und solche, die Mikrowellenstrahlung ausgesetzt waren, gelten als tamasisch.

4. Die Panchamahabhutas – 5 Urelemente

Die 5 „Elemente", wie sie oft übersetzt werden sind eigentlich die Grundkräfte, die vor der materiellen Ebene ihre Wirkung ausüben, also genauer gesagt potentielle Elemente oder Ur-Elemente. Sie kommen aus dem Prinzip (Mahaguna) Tamas (Tamaguna) und sind Bedingung für die Manifestationen ins Irdische. Im Samkhya-System wird das ins Stoffliche manifestierte Bewusstsein nach Dichtegrade im Sinne von Aggregatszuständen geordnet. Nur ein geringer Teil eines Ur-Elements wird in den nächsten Grad verdichtet. Sushruta meinte dazu, dass der Arzt auf der Panchamahabutha-Ebene beginnen soll nachzudenken, nur in schwierigen Fällen können die höheren Ebenen hinzugezogen werden. Dem Therapeuten wird heutzutage immer seltener der Raum und die Zeit gegeben adäquat zu arbeiten. Der Trend hin zu Ungeduld und dem Wunsch nach einer schnellen Heilung durch ein Wundermittel ist (wieder) sehr präsent. Viele Menschen wünschen sich ewige Jugend und Gesundheit, nehmen „Wunderpillen" ein und verkennen dabei die Wichtigkeit der geistigen und seelischen Entwicklung und der Selbstbeobachtung von Ursache und Wirkung ihrer Handlungen.

▶ Äther – Akasha

Wahrnehmung: Hören – Stimme / Ohren
Ausdruck: Sprache / Mund
Pranas: Prána – Wahrnehmung
Gewebe, die davon genährt werden: die 5 Sinne und der Geist
u. a. Bezug zu: Holz – Jupiter – Leber – Gelenke (Raum für Beweglichkeit)

Das Prinzip der Ausdehnung. Der Raum in welchem sich alles Leben abspielt, sozusagen die „Bühne" für die anderen Elemente. Alle Hohlräume (Hohlorgane) im Menschen haben eine starke Beteiligung des Äther-Prinzips. Ein Schwamm hat mehr Äther, also mehr Hohlräume, als ein Stück Holz, welches bereits dichter ist, aber nicht so dicht, wie ein Stück Eisen, welches immer noch Hohlräume hat. Gleichzeitig durchwirkt und durchdringt dieser Raum auch alles, was sich darin befindet. Alchemistisch ausgedrückt geht es bei dem Äther-Prinzip um das fünfte Element, das jedes gewordene „Ding" zusammenhält und ihm als Träger der Idee, respektive Quintessenz, seinen Sinn gibt. Das fünfte Element organisiert auch die anderen 4 Elemente.

Der Same einer Pflanze ist relativ hart, zäh und kann nicht so einfach zerstört werden, die „Räume" sind verschlossen und komprimiert. Sobald er gesät ist, zieht er Wasser und wird dadurch weicher, beginnt sein Wachstum und kann leichter zerdrückt werden. Dies ist nötig um das Prinzip der Ausdehnung geschehen zu lassen, was auch Teil des Äthers ist. Die Potenzialität, der Raum der Möglichkeiten.

▶ Luft – Vayu (starker Bezug zu Rajas)

Wahrnehmung: Berührung – Haut
Ausdruck: Greifen, Halten – Hände
Pranas: Udana – Ausdruck
Gewebe, die davon genährt werden: Knochen (Asthi)
u. a. Bezug zu: Merkur – Lungenfunktion – Dickdarm – Bewegung

Das Prinzip der Bewegung, genauer, die Bewegung im Raum. Luft ist bereits „Etwas". Sie ist dichter als Äther, aber noch nicht so dicht wie Feuer und die unteren Elemente. Das bekannte Beispiel mit dem Flügelschlag des Schmetterlings, der den Lauf der gesamten Welt verändert ist hier passend. Luft ist ein höchst eigenwilliges Prinzip, niemand kann „Luft" so ohne weiteres kontrollieren. Luft kommuniziert und kontrolliert alle Bewegungen in der Natur und im Menschen. Sowohl das Denken wie das Handeln, als auch die Emotionen unterliegen dem Regiment des Luft-Prinzips.

Der Same bzw. der Spross beginnt sich in eine bestimmte Richtung zu entwickeln. Die Antriebskraft, das Hervorschießen beginnt sich gen Himmel, genauer Richtung Sonne auszurichten.

Vayu verdichtet sich durch die Bewegung im Raum und es entsteht Reibung. Durch diese Reibung entsteht Wärme und das Feuer-Prinzip wird „geboren".

▶ Feuer – Agni

Wahrnehmung: Sicht – Augen
Ausdruck: Bewegung – Füsse
Prana: Samana – Gleichgewicht
Gewebe, die davon genährt werden: Verdauungssäfte (Agni), Blut (Rakta)
u. a. Bezug zu: Pitta – Mars – Galle – oberer Dünndarm, Sonne – Herz

Das Prinzip der Transformation. Feuer verändert früher oder später alles Materielle, ohne sich dabei selbst zu verändern. Das Prinzip entspricht der Funktion eines Katalysators in einem Motor oder eines Enzyms in einem lebendigen Organismus.

Mit der zunehmenden Wärme / Licht beginnt die Transformation, die Samenkapsel wird überwunden, der Trieb wurzelt Richtung Erde, der Spross beginnt seine Expansion.

Sattva ist wie die Seele selbst und wird auch dem Feuer zugeordnet. Der Sitz der Seele ist aus traditioneller Sicht das Herz. Qualitäten wie Ehrlichkeit und Wahrhaftigkeit zu leben, verstärkt das Feuer, heißt es im Ayurveda.

Bei Verbrennungsprozessen entsteht Wasser oder es wird Wasser freigesetzt. Agni kondensiert sich zum nächst dichteren Element, dem Wasser.

▶ Wasser – Jala / Apas / Soma

Wahrnehmung: Schmecken – Zunge
Ausdruck: Absonderungen, Uro-Genital
Pranas: Vyana – Zirkulation
Gewebe, die davon genährt werden: Plasma (Rasa), Fett (Meda), Nerven (Majja), Fruchtbarkeit (Shukra)
u. a. Bezug zu: Kapha – Mond / Venus – Nieren – Magen – Gehirn – Lymphe

Ist genügend Wasser vorhanden, wächst die Pflanze weiter. Wasser ist der Vermittler zwischen Erde und Himmel. Wasser ist an sich selbstlos, heißt es in der Anthroposophie. Es ist das verbindende Element, das vor allem Träger von grob- und feinstofflicher Materie ist.

Im Feinstofflichen ist Wasser Träger und Mittler von Emotionen (vgl. Tränen), Rhythmen (vgl. Klang, Musik) und kann als Transportmedium genutzt werden (vgl. Homöopthie, Heilwasser).

Im Grobstofflochen trägt Wasser Mineralien und Nährstoffe an den Bestimmungsort im Körper und hilft Stoffwechselprodukte auszuscheiden. Fehlt Wasser im Körper werden wir trocken und hart. Die Gewebsebenen und die Fließfähigkeit werden zähflüssig und auf den Transportwegen entstehen Stauungen.

Mit einer trockenen Zunge kann man nichts schmecken, heißt es im Ayurveda. Ohne Feuchtigkeit können wir uns zumindest geschmacklich nicht mit dem Umwelt verbinden. Wenn die im Wasser gelösten Teile prozentual mehr werden, wird bildhaft gesprochen aus einem „leeren" destillierten Wasser eine Pfütze. Das ist mithilfe der Planeten-Prinzipien auch beschreibbar. Lunares Wasser (Mond), das in der Wolke am Himmel noch kolloidalen Charakter hat ist kugelförmig. Sobald des den Weg hin zur Erde antritt nimmt es Tropfenform an und beginnt sich zunehmend mit Schwingungen und Stoffen anzureichern. Es wird zu Schlamm und Schleim (Venus) und wird durch die Einverleibung des Erdelements fruchtbar. Jala verfestigt sich zum dichtesten der fünf Elemente, der Erde.

▶ Erde – Prthvi

Wahrnehmung: Geruch – Nase
Ausdruck: Ausscheidung / Stuhl – Anus
Pranas: Apana – Ausscheidung (Abwärtsbewegung)
Gewebe, die davon genährt werden: Muskeln (Mamsa)
u. a. Bezug zu: Saturn / Venus – Milz (auch Pankreas) – Lungengewebe

Flüssigkeiten verdichten und verdicken sich zu einer festen Masse und Form entsteht. (Die o. g. „Pfütze" trocknet ein). Im Pflanzenreich können das Stamm und Früchte sein, beides Ausdruck von Verdichtung. Der über Jahrzehnte und länger wachsende Stamm hat bei jeder Pflanze eine mehr oder weniger hohe Beteiligung des Erdelements (vgl. Saturn). Die süßen Früchte (und auch viele Gemüsesorten) sind vor allem feuchter, nährender und weicher als Hölzer. Die „Früchte der Erde" erhalten das Leben auf Ihre Art, sind leicht verdaulich und erfreuen die Sinne (vgl. Venus).

Im Wachstum beim Menschen verhält es sich so, dass Babys sehr weich sind und mit zunehmendem Wachstum und Feuer „härter werden". Die Knochen härten aus, die Heranwachsenden werden normalerweise zäher und das Feuer stabilisiert sich. Im letzten Lebensdrittel verlässt uns langsam diese fruchtbare Feuchte und wir werden trockener. Wir verhärten letztlich und kühlen bis zur Unvereinbarkeit mit dem Leben ab.

Danach werden unsere sterblichen Überreste zu Asche oder Erde und erst nach Überschreitung dieser Schwelle beginnt bei diesem Bild die Fruchtbarkeit wieder. Asche ist hygroskopisch, zieht also Feuchtigkeit an sich und durch diese Feuchte wird die Erde wieder belebt. Der Kreislauf beginnt von neuem.

5 Elemente – 3 Prinzipien

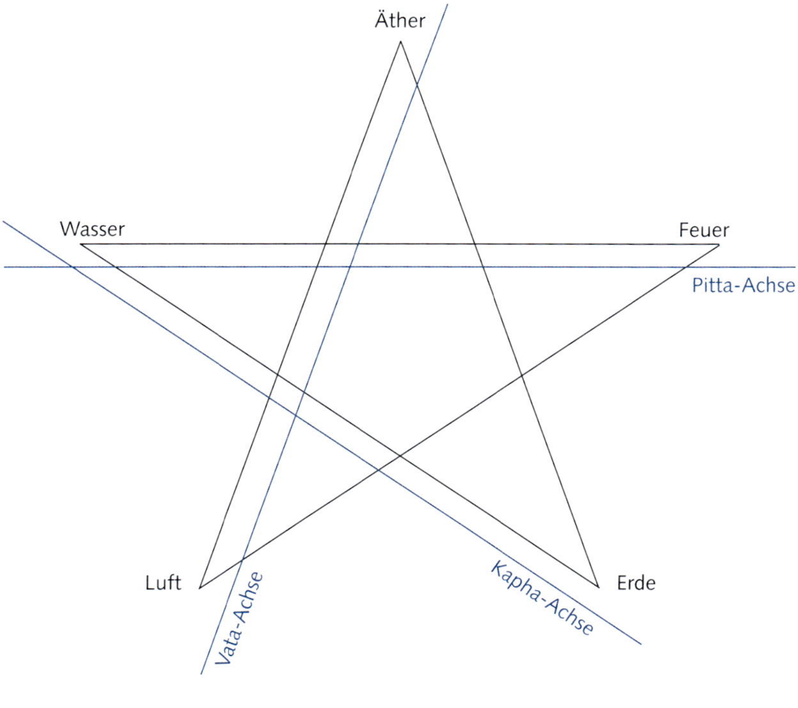

5. Tridosha – Vata, Pitta & Kapha

„Vata ist rau, kalt, leicht, subtil, beweglich, nicht-schleimig, klar und grob und wird durch Medizin, die gegensätzliche Qualitäten hat, versöhnt. Pitta ist unktuös, heiß, scharf, flüssig, sauer, fließend und durchdringend, wird bald überwunden durch Medizin mit den gegensätzlichen Eigenschaften. Die Eigenschaften von Kapha sind schwer, kühl, weich, unktuös, süß, unbeweglich und schleimig und werden durch Medizin mit den gegensätzlichen Eigenschaften gelindert."
(Caraka Samhita Kap. I, Vers 59–61)

Dosha heißt so viel wie Fleck oder auch Dunkelheit, wörtlich am ehesten „das, was fehlerhaft wird". Jeder menschliche Körper ist aus einer Mischung der Elemente und damit der Doshas zusammengesetzt. Mindestens eines dieser Doshas wird dazu neigen aus dem Gleichgewicht zu geraten. Das ist ganz natürlich und passiert auch bei gesunden Menschen, die diese Wirkkräfte bereits wahrgenommen haben und bewusst mit ihnen arbeiten. Die Doshas ruhen niemals und sind zu vergleichen mit dem alten abendländischen Analogiebegriff des „inneren Alchymisten" („Der Schmied, der niemals feiert"). Die Doshas selbst werden von Prana gebildet, was dem chinesischen Chi oder Qi entspricht. Meist wird dieser Begriff als Lebensenergie oder Lebenskraft bezeichnet, was wiederum etwas zu ungenau scheint und der eigentlichen Bedeutung nicht entspricht. Prana selbst ist das intelligente Prinzip von Lebenskraft und kommt direkt aus dem reinen kosmischen Bewusstsein, das Atman oder auch Purusha genannt wird.

Prana ist die Intelligenz vor der Bewegung, also die Intention vor der Energie und nicht die Energie selbst. Wörtlich heißt Prana so viel wie „vor dem Atem" und der Atem, der Hauch des Lebens, ist das Bindeglied zwischen Seele und Körper. Die Doshas sind stets bemüht das Gleichgewicht zu bewahren oder herzustellen und somit Gesundheit zu erschaffen. Alle biologischen Funktionen werden von den Doshas kontrolliert, welche sich selbst durch die Kanäle (Srotas) bewegen. Die Doshas werden durch viele Faktoren, wie etwa die aufgenommene Nahrung, die körperliche und geistige Aktivität, den Schlaf- und Wachrhythmus, das Hormonsystem, die Lebensphase und nicht zu vergessen das Wetter und die Jahreszeiten beeinflusst. Wichtig und für die professionelle Therapie unbedingt erforderlich ist die Behandlung der Gunas, der Eigenschaften, die die Doshas innehaben. Darauf gehen wir weiter unten noch genauer ein.

Vata, Pitta, Kapha - Diese drei Begriffe sind mittlerweile auch bei uns sehr bekannt, werden doch in vielen Büchern und auf Internetseiten Selbst-Tests angeboten. Es ist leider bei uns beinahe als Synonym geworden für ayurvedische Behandlungen nach Typen. Nach dem Motto: „Oh, ich bin ein Vata-Typ, ich sollte den ganzen Tag Ingwertee trinken, ...". Doch ganz so einfach ist es dann doch nicht. Es empfiehlt sich zurückhaltend zu sein, zu beobachten und besser keine voreiligen Schlüsse zu ziehen. Sogar in Kerala habe ich bei einem „Ayurveda-Arzt" in einem eher touristischen ayurvedischen Zentrum (wie die meisten dort) eine sog. Pulsdiagnose erhalten. Nachdem der nette ältere Herr ein paar Sekunden meinen Puls gefühlt hatte, schlug er ein Buch auf und begann vorzulesen. Nach 5 Minuten war er fertig, stand auf, verlangte sein Honorar und verabschiedete mich beiläufig. Ich vermute es war kein Ayurveda-Arzt, sondern ein Hausmeister, der zufällig Zeit hatte. Solcherlei oberflächlicher und frecher Umgang zum alleinigen kommerziellen Nutzen ist leider in Indien keine Seltenheit. Zu groß ist die Verlockung schnelle Rupien oder Dollars zu machen. Wir suchenden Westler sind im Grunde für unsere Leichtgläubigkeit selbst zuständig, die geschäftstüchtigen Gauner dieser Art können nur wegen unserer oft einfältigen und leichtgläubigen Sehnsucht nach Exotischem und vermeintlich Mystischem existieren. Befundungen dieser Art sind jedoch kein Ayurveda! Ich habe auf meinen Reisen nach Indien und Nepal Heilkundige kennengelernt, die auch nach mehrfacher Pulsdiagnose keine Aussage über meine Grundkonstitution (Temperament / Prakruti) machen wollten. Warum auch?

Viele Suchende sind auf neue sensationelle Informationen aus und glauben gerne alles, was sie serviert bekommen, ohne es selbst zu prüfen. Dann wird häufig diese Information genutzt um sich und seinen Gesundheitszustand zu rechtfertigen und nichts daran zu ändern. Es hilft meist gar nichts, jemandem mit einer schweren Krankheit seine Grundkonstitution zu erklären, wenn er seine aktuelle Situation nicht begreift. Einem stark übergewichtigen Patienten, Mitte 50, der morgens 4 Tassen Kaffee braucht um in den Badspiegel schauen zu können und sich dann immer noch leicht fröstelnd und steif ins Auto schleppt und dann zu seiner viel zu langweiligen Arbeitsstelle fährt, nur um sich schon im Stau auf die Mittagspause zu freuen. Einer solchen Person könnten wir zwar mitteilen, dass er ein Pitta-Typ (Feuer / Wasser) ist vom angelegten Geburtspuls her (Prakruti), doch diese Information wird er vermutlich weder verstehen noch irgendwie nutzen können. Es handelt sich bei unserem Beispiel um eine Kapha-Störung, Schleim hat sich ausgebreitet und den Stoffwechsel abgekühlt und träge gemacht. Dies hat meist mehrere Gründe, die ihren Ursprung nicht nur im Körperlichen haben. Die Grundkonstitution wird nicht gelebt, daraus entsteht Krankheit. Warum jemand seine Anlage nicht auslebt oder leben kann ist meist multifaktoriell bedingt. Auch in der heimischen Humoralpathologie (Säftelehre) finden sich solche Besonderheiten.

Ein an sich cholerischer junger Mensch, der in der Phase der Prägung und Entfaltung immer wieder negative Erlebnisse mit dem Ausleben seiner Natur im Umfeld hervorruft, wird sich mit recht hoher Wahrscheinlichkeit auf irgendeine Weise anpassen, falls er nicht aus seinem Umfeld ausbricht. So kann aus dem vor Kraft sprühenden jungen Mann in wenigen Wochen und Monaten ein phlegmatischer, introvertierter Langweiler werden, möglicherweise mit der Folge von chronischen Krankheiten, die durch Unterdrückung der eigenen Natur hervorgerufen wurden. Natürlich sind je nach Reizdosis auch andere Reaktionen möglich.

So ist es also auch im ayurvedischen System zu finden. Daher ist für Therapeuten die Grundkonstitution, zumindest vorläufig, eher unwichtig. Behandelt werden vorrangig die akuten Zustände über die Gunas. Wenn man auf der Ebene der Doshas bleibt, wird man ungenaue Ergebnisse erzielen oder bei gemischten Symptomen eher den Überblick verlieren. Ayurveda konzentriert sich auf das Zusammenspiel der Prinzipien im Organismus, insbesondere auf die Funktionen und weniger auf die stoffliche, also statischere Ebene.

▶ Vata oder Vayu – Prinzip der Bewegung

Das bewegliche Wind–Prinzip setzt sich aus den Elementen Äther und Luft zusammen und ist im Vergleich zu den anderen beiden Doshas wesentlich mächtiger, was den Erhalt der Gesundheit betrifft. Vata kontrolliert die Bewegung von Wind und die Beziehung vom Äther- zum Luftelement. In den Ayurveda – Klassikern wird gelehrt:

„Vata, im Zustand des Gleichgewichts, schützt den Körper und ist verantwortlich für den Erhalt der Gewebe".

Es geht also nicht nur um das Bewegungsprinzip, sondern auch im weitesten Sinne um das Immunsystem und die damit verbundenen Abwehrkräfte. Dies ist besonders wichtig zu verstehen, denn um als eigenständiges Lebewesen in der Welt zu bestehen, muss ein Mindestmaß an Selbstschutz (Immunsystem) vorhanden sein. Der ausgeglichene und erstrebenswerte Zustand von Vata wird als Enthusiasmus beschrieben. Seine eigene Freude zu finden am persönlichen Dasein ist ein elementarer Aspekt von Vata in jedem Menschen.

Der Hauptsitz von Vata im Körper ist der Dickdarm, daher wird bei übermäßigem oder auch unterdrücktem Vata gerne der Einlauf als Therapeutikum verordnet. Die Atemfunktion bzw. das Atmen selbst ist merkuriell und somit ein wichtiger Teil von Vata. Das Planetenprinzip Merkur, entspricht dem römischen Gott Mercurius oder auch Hermes, dem Götterboten im griechischen Mythos. Es ist zuständig für jegliche Kommunikation in der Natur, bis hinein in jede menschliche Zelle. Die Lungenfunktion ist merkuriell, das Lungengewebe und der gesamte Brustkorb des Menschen wird im Ayurveda Kapha zugeordnet.

Die Ausatmung wird vor der Einatmung beschrieben, da wir zuerst bewusst ausatmen müssen, bevor wir gezielt frisches Prana über den neuen Atemzug aufnehmen können. Vata ist verantwortlich für alle psychosomatischen Zustände und die Verarbeitung äußerer Einflüsse, außerdem kontrolliert Vata die beiden anderen Prinzipien Pitta und Kapha. Wenn Äther (entspricht dem chinesischen Element Holz / Leber, abendländisch: der Innere Himmel, Potenzialität) komprimiert ist, kann Wind sich nicht frei bewegen. Aus diesem und anderen Gründen wird in der ayurvedischen Therapie, wie auch in anderen Traditionen in Rezepturen die Durchgängigkeit der Leber oft mit aspektiert.

Die Harmonisierung von Vayu und die Stabilisierung von Agni (Verdauungsfeuer) kann als Basis der ayurvedischen Therapie betrachtet werden.

Vata ist auch zuständig für das Wachstum im Rahmen der Zeit, es regelt sozusagen die Zeit. Auch der Herzschlag kann hier als nützliches Bild dienen: Ein Hamster hat im Vergleich zu einer Landschildkröte einen relativ schnellen Puls, auch sein Stoffwechsel ist schneller. Deshalb ist das zu erwartende Lebensalter einer glücklichen Schildkröte wesentlich höher als das des „gestressten" Hamsters im Käfig. Wenn Vata-Dosha zu hoch oder zu schwach ist kann es beispielsweise sein, dass die betroffene Person schnell friert und unsicher wird. Die Haut dazu neigt auszutrocknen und der Schlaf sowie die Verdauung sind so gut wie nie regelmäßig. Eine Regulierung dieser Disharmonien wird dann Vata – Therapie genannt. Man kann auch eine „Vata Teemischung" trinken oder mit einem Vata-Churna (Pulver) seine Speisen würzen, welche dann das genannte Prinzip wieder harmonisieren soll. Diese Maßnahme alleine wird jedoch kaum den gewünschten Effekt bringen, wenn man nicht noch andere Aspekte miteinbezieht. Vata verursacht auch Gewebsabbau und Auszehrung, genaugenommen sind sogar alle degenerativen Krankheiten auf Vata zurückzuführen. Alles was mit der Atmung zu tun hat, also von körperlicher Anstrengung bis zu der Auswirkung von Emotionen, ist potenziell mögliche Ursache von Vata-Störungen. Indiz ist auch die schwarze Farbe, die mit Tod und Zerfall (Nekrose) assoziiert wird. In der westlichen Hermetik und Alchymie kennen wir das Merkur-Prinzip, was an sich genau dasselbe ist wie Vata.

Paracelsus lehrt uns am Beispiel eines Feuers die drei großen Prinzipien:

Das was raucht ist der Merkur. (entspricht Vata)
Das was brennt ist der Sulphur. (entspricht Pitta)
Das was bleibt ist das Sal. (entspricht Kapha)

Am indischen Wetter wird vergleichend beschrieben, dass ein Hurrikan das nötige Aufbrechen einer Vata-Depression ist. Der Monsun hingegen ist viel moderater und kontrollierter.

Pitta – Prinzip der Transformation

Pitta, in gesundem Zustand, kontrolliert die Verdauung, die Assimilation und das Erhalten der Körpertemperatur. Jeder transformatorische Prozess im Körper hat eine Pitta-Beteiligung, jedoch ist der „Heimatort" von Pitta der obere Dünndarm, welcher auch therapiert wird unabhängig von der Art der Pitta-Störung. Pitta besteht etwa zu 75 % aus dem Wasser- und nur zu 25 % aus dem Feuer-Element. Feuer ist im Wasserelement enthalten, die intelligente Kraft Pitta kontrolliert das Verhältnis zwischen beiden. Natürlich sind keine echten kleinen Flammen unter der Haut und in jeder Zelle, vielmehr drückt sich das Feuer des Pitta als Säure im Körper aus und natürlich durch den Stoffwechsel, der die Körpertemperatur auf 37 °C erwärmt. Magensäure und Gallensaft sind reiner Ausdruck von Pitta. Die Magensäure mit einem physiologischen pH-Wert von 1–2 besteht immer noch zum großen Teil aus Wasser. Eine klare Essigessenz mit einem Säuregehalt von 25 % enthält immer noch 75 % Wasser. Im Körper verhält es sich prinzipiell gleich. Das Meerwasser beinhaltet mehr Wasser als Salz. Alles Leben ist nach ayurvedischer Kosmologie aus dem Meer entstanden und zwar durch Vulkaneruptionen, die sich ins Wasser ergossen haben. Das flüssige Feuer reagierte mit dem Salzwasser und dadurch konnten sich erste lebende Organismen bilden. Alle Meeresfrüchte, insbesondere Fische sind von heißer Natur und wirken auf den Körper wärmend und erhöhen Pitta. Die Verunreinigungen in Pitta verursachen Hautunreinheiten, unreines Blut, Blutungen und viele andere Symptome. Pitta ist zu vergleichen mit Motoröl, wenn dieses frisch ist, läuft der Motor gut, mit der Zeit verdickt es sich, sammelt Abriebstoffe und wird klumpig, ein Ölwechsel wird nötig. Deshalb ist es so wichtig, dass wir hochwertige Fettsäuren zu uns nehmen und unser „Motoröl" stets sauber halten und den Körper dadurch auch befeuchten. Erhitztes Öl hält Wärme wesentlich länger als Wasser. Je nachdem wie die Lebensmittel zubereitet werden kann sich ein einzelnes Prinzip noch verstärken. Also wird getrockneter, gegrillter oder frittierter Fisch Pitta noch mehr verstärken als gedämpfter oder gekochter Fisch. Viel Öl dazu eingenommen vermehrt Pitta noch mehr. Wenn Pitta bereits aus der Balance ist, wird das Essen von Fisch dieses verstärken. Wenn Pitta nicht das Problem ist, wird Fisch stärkend auf den Körper wirken.

Typisches Merkmal für die Anwesenheit von Pitta ist Geruch, Farbe und Temperatur. Besonders eindrücklich wahrzunehmen bei unangenehmer Körpergeruch und stinkendem, verfärbtem Stuhl. In der Natur reicht das Spektrum von angenehm duftenden ätherischen Ölen, bis zu stinkendem Aas. Die Färbungen des Körpergewebes bei Ikterus, roter und grüner Verfärbungen des Gewebes sind typische Zeichen für Pitta-Störungen. Mit steigender Temperatur je nach Erdregion sehen wir auch die Zunahme von Farbe. Am Nord- und Südpol ist es überwiegend weiß von Schnee und Eis, wohingegen der tropische Dschungel in Äquatornähe bunt ist. Augenzustand bzw. Sehkraft, Hunger, Appetit und Durst sind Anzeiger für den Zustand von Pitta. Sich wegen zu viel Wärme im eigenen Körper unwohl zu fühlen und unter einer damit verbundenen Schlaflosigkeit (ohne Restless Legs Syndrom) zu leiden, sind klare Zeichen für hohes Pitta. Obwohl Pitta und Agni (Verdauungsfeuer) ähnliche Prinzipien sind, werden sie doch als zwei unterschiedliche Konzepte angesehen. Die Leber ist gefüllt mit Agni, also Verdauungsenzymen, die unsere spezifische Verdauungskapazität wiederspiegelt.

„Wie im Großen, so auch im Kleinen", ist ein Satz aus der Tabula Smaragdina des Hermes Trismegistos. So hat jede Zelle ein eigenes Agni, eine eigene Atmung, eine eigene Ausscheindung und so weiter.

▶ Kapha – Das strukturierende Prinzip (ältere Bezeichnung ist Sleshma)

Auch Schleim–Prinzip genannt, weil es für die Befeuchtung und den Zusammenhalt (Kohäsion) der Elemente Wasser und Erde zuständig ist. Kapha (eigentlich gesprochen „Kappa") ist für alle Wachstumsprozesse bzw. deren substanzielle Struktur zuständig. Kapha, in gesundem Zustand, gibt Stabilität, Durchhaltevermögen und eine hohe Widerstandkraft. Lockere Gelenke sind beispielsweise ein Indiz für einen krankhaften Kapha-Zustand. Wenn Kapha fertig „verbrannt" ist, muss der „verbrauchte" Anteil als Schweiß, Nasensekret und Cerumen in den Ohren abgesondert werden. Letzteres ist besonders oft bei Kindern zu finden, da viel Kapha umgewandelt und wieder ausgeschieden wird. Kapha sitzt unter anderem in den Lungen und hat seine Wurzel in der Magenschleimhaut. Wenn es gestaut und erhöht ist wird der Körper kühler und der Stoffwechsel langsamer. Man beginnt Fett einzulagern, faul zu werden, außerdem sind die Schleimhäute belegt und die Nebenhöhlen verstopft. Kalte Getränke, Weißmehl und schwer Verdauliches, wie alter Käse verschlimmern den Zustand. Zu wenig Kapha zeigt sich unter anderem durch Trockenheit und zu wenig Substanz. Paracelsus lehrt uns, dass die Asche im groben Ausdruck dem Sal-Prinzip, also Kapha entspricht. Asche ist, solange sie warm ist trocken, sobald die Wärme gewichen ist, beginnt diese bereits Feuchtigkeit aus der Luft an sich zu ziehen. Hier finden wir wieder die Prinzipien Erde und Wasser in unterschiedlichen Mischungsverhältnissen.

Das alte Ayurveda, das insbesondere den Königen und gesellschaftlich höher gestellten Adeligen vorbehalten war, hatte neben Verjüngungskuren (Rasayana) das hauptsächliche Augenmerk auf der Harmonisierung und Stärkung von Kapha, da die substanzielle

Ebene der Nachkommenschaft stabilisiert werden sollte, um auch so dem Land und der Gesellschaft Stabilität zu geben.

Kapha ist wie ein Stück Weichkäse, das durch Kühlung hart wird und in der Sonne zerläuft. Im Körper wird Kapha oft in Neben- und Stirnhöhlen, Lungen und Bronchien zu zähen Verschleimungen gestaut.

▶ Dosha-Zyklen

Tag und Nacht, die 24 Stunden, die wir jeweils zur Verfügung haben, werden durch die 3 Doshas Vata, Pitta und Kapha unterteilt. Auch für Diagnose und Behandlung ist es wichtig diese Phasen zu kennen und genau zu beobachten. Ist ein Symptom besonders verstärkt zu einer bestimmten Zeit, so können Rückschlüsse darauf gezogen werden, welches Dosha betroffen und welche Behandlungsmethode zu wählen ist. Der Tag beginnt am frühen Morgen mit Vata, dessen Höhepunkt zu Sonnenaufgang ist. Fließend ist dann der Übergang zu der ersten Kapha-Phase, welche solar geprägt ist. Um der Trägheit des Morgens zu entgehen, wird besonders im Yoga empfohlen mindestens eine Stunde vor Sonnenaufgang aufzustehen, sich zu waschen und die „blaue Stunde" zur Meditation oder für die Ausübung von Yoga Asanas zu nutzen. Das ist ein schöner Gedanke, doch leider ist es eher unrealistisch dies bei uns das ganze Jahr hindurch streng einzuhalten.

Sich nicht zu sehr auf die Dogmata der Lehren zu versteifen und die Prinzipien dennoch zu beachten, scheint in der westlichen Umsetzung des Ayurveda besonders wichtig zu sein.

Die Sonne geht auf, die Natur erwacht, alles ist noch etwas langsam und vom Morgentau befeuchtet. Es ist Schleim-Zeit, was auch manchmal am morgendlichen Auswurf, der gerne auch unter der warmen und dampfigen Dusche hervorkommt, sichtbar wird. Dies ist der wichtigste Grund warum im Ayurveda immer wieder betont wird, man solle heißes Wasser trinken, besonders früh morgens. Je kälter Kapha ist, desto zähflüssiger wird es. Nach dem Aufstehen vereinzelt zu niesen, ist oft ein Zeichen von erhöhter Schleimhautdurchblutung, der Blutkreislauf bringt Wärme in die Kapillaren und Kapha wird verflüssigt. Kapha Zeit wird meistens mit 6–10 Uhr morgens angegeben. Dies ist wiederum bei uns als eher variabel einzuordnen, wegen den dynamischen Zeiten von Sonnenauf- und Untergang. Im Vergleich zu äquatornahen Ländern verschieben sich in Deutschland die Zeiten um etwa 3,5 Stunden, wenn man die Maximalpunkte der Sonnwenden betrachtet.

Es gibt bereits Apps für Smartphones, die je nach Standort genau Tag und Nacht in die entsprechenden Phasen unterteilen, recht hilfreich für den Einstieg. Während der trägen Morgenphase verstärkt sich die Kraft der Sonnenenergie, trocknet den Tau und die Luft erwärmt sich mehr und mehr. „Tautrocken" von etwa 9–11 Uhr morgens ist eine beliebte Zeitangabe bei Kräutersammlern. Das solare Pitta steigt langsam empor Richtung Mittag, erreicht sein theoretisches Maximum am Zenith.

Genaugenommen beginnt schon beim Abnehmen von Pitta die nächste Vata-Phase, welche ihren Höhepunkt wiederum bei Sonnenuntergang erreicht. Danach folgt schleichend die lunar geprägte Kapha-Phase. Deshalb soll nach 18 Uhr nichts mehr gegessen werden, weil die Verdauungskraft in der Kapha Zeit am schwächsten ist. Wer lange wachbleibt weiß, dass gegen Mitternacht oft der Hunger wiederkommt, obwohl man gut zu Abend gegessen hat. Das ist ein Zeichen für Pitta (lunar) und daher wird empfohlen früh ins Bett zu gehen. Auch unsere Vorfahren wussten bereits: „Eine Stunde Schlaf vor Mitternacht zählt wie zwei Stunden nach Mitternacht.". Sich um zehn Uhr abends ins Schlafgemach zu begeben und gegen 11 Uhr zu schlafen gilt als vernünftige Empfehlung. Heute muss ergänzt werden, dass es für eine gesunden Schlafrhythmus hilfreich ist, unerledigte Dinge nicht in der letzten Stunde vor der Nachtruhe, vor allem nicht am Monitor, zu bearbeiten. Ein Zeichen dafür, dass die Industrie dies auch verstanden hat ist, dass es an neueren Smartphones den Nacht-Modus gibt, der ein anderes Lichtspektrum auf dem Display anzeigt. Tageslichtspektrum hat am meisten weiße und blaue Lichtfarbe (kaltweiß = über 5300 Kelvin) und auf jedem Leuchtmittel angegeben sein sollte. Der „Nachtmodus" dieser Geräte nutzt dann Lichtfarben von neutralweiß (3300–5300 Kelvin) bis warmweiß (unter 3300 Kelvin), was wir eher von dem orange-roten Licht der Abenddämmerung bis hin zum Kerzenschein kennen.

Um den Parasymphatikus anzuregen hilft es sich ein Ritual vor dem Schlafen anzugewöhnen und eben vermehrt auf orange und rote Lichttemperatur zu achten. Lesen bei Kerzenschein in einem echten Buch ist sehr zu empfehlen. Der TV gehört ohnehin nicht ins Schlafzimmer, denn um zu regenerieren und den Tag zu „verdauen", braucht es eben besonders Ruhe und frische Luft. Nachts beginnt durchschnittlich gegen 2 Uhr die nächste Vata-Phase.

Hermetisch betrachtet ist der Tag- und Nachtrhythmus auf einer anderen Ebene genau dasselbe, wie die Jahreszeiten. Etwas vereinfacht kann der Frühling Kapha, Sommer Pitta und Winter Vata zugeordnet werden.

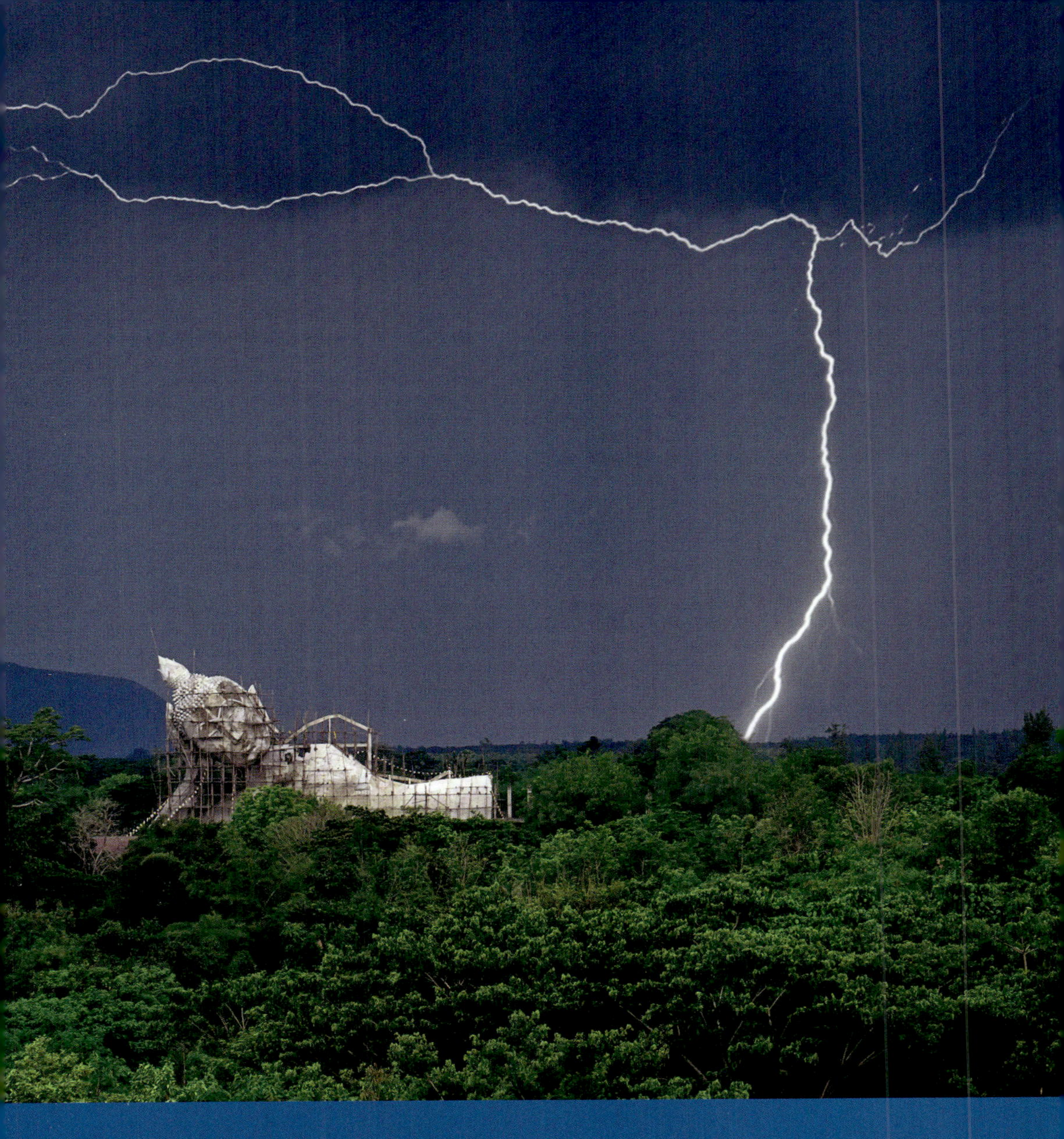

Wie entsteht Krankheit?

Um diese Frage zu beantworten, muss erst einmal klargestellt werden was Gesundheit ist.

1. Definition von Gesundheit

„Jede Störung des Gleichgewichts der Dhatus wird Krankheit genannt, und andererseits wird der Zustand ihres Gleichgewichtes Gesundheit genannt. Gesundheit bzw. Krankheit werden definiert als Freude oder Schmerz."
(Caraka Samhita Kap. 4, Vers 4)

Alle irdischen Lebewesen beginnen genaugenommen bereits mit ihrer Geburt zu sterben. Die Kraft des Saturns wirkt auf uns ein, solange wir in der Zeit des Planeten Erde sind. Zwar finden im ersten Lebensdrittel das Wachstum und der Aufbau statt, jedoch ist bereits klar, dass es mit Sicherheit enden wird. Auch im Ayurveda ist es eindeutig, dass der Mensch früher oder später sterben wird, aber durch die angemessene Lebensweise hoffentlich später.

Wir können den Einflüssen der Natur und der Zeit nicht entkommen, aber wir können uns auf die Rhythmen der Natur einlassen, diese und uns beobachten, damit wir besser auf bestimmte Situationen reagieren und gezielter auf unserem Lebensweg agieren.

Viele Menschen aus den verschiedensten Teilen der Erde, die besonders gesund altern haben einen Lebensstil entwickelt, der vor allem stressfrei und an die individuellen Bedürfnisse angepasst ist. Meist antworten alte glückliche Menschen, dass sie so zufrieden altern, läge an der Nähe zur Natur und gesunder Nahrung. Ein intaktes soziales Umfeld wird als wichtig angesehen und eine Aufgabe die Freude bereitet. Auf den Punkt gebracht bedeutet das für mich das Gefühl von Sinnhaftigkeit und Verbundenheit. Auch in Deutschland werden Menschen teils überdurchschnittlich alt.

Ein schönes Beispiel dafür war eine entfernte Tante von mir. Ich besuchte sie zuletzt in Ihrer kleinen bescheidenen Wohnung in Berlin, wo sie bis zum 99. Geburtstag ohne fremde Hilfe selbstständig lebte. Auf die Frage was sie mache, ob sie einer bestimmten Philosophie folge oder ähnliches antwortete sie schulterzuckend und leicht grinsend: „Ich esse von allem, aber davon nur ein bisschen." Etwas später ging sie dann doch ins Seniorenheim, wo sie im Alter von 104 Jahren starb.

Den „mittleren Weg" zu finden und nicht in Extreme zu verfallen ist anscheinend wichtig. Weder Askese noch Völlerei sind die Lösung. Die biblischen Angaben zu unbegreiflich hohen Lebensaltern, die einzelne Menschen erreicht haben sollen, finden sich auch in indischen Erzählungen wieder, wo auch von 300 und mehr Menschenjahren auf Erden berichtet wird.

▶ Drei Phasen des Lebens

Der menschliche Körper wächst, altert, zerfällt und stirbt letztlich wieder, so ist die Natur beschaffen. Das individuelle Bewusstsein (Jiva), das den Körper in die Materie „hineinverdichtet" ist jedoch von ewigem Ursprung und unterliegt nicht dem Zeitigen und Sterben.

Als grobe Orientierung kann diese Einteilung gesehen werden:
Kinder bis ca. 16 Jahre entspricht Kapha
Erwachsenenalter 17–60 Jahre enspricht Pitta
Senioren 60–100 Jahre entspricht Vata

Nach dem jeweiligen Maximalpunkt einer Phase beginnt sich bereits die darauf Folgende zu verstärken. Obwohl Kinder vom Wesen her eher sanguinisch, also luftig, beweglich und wechselhaft sind, wirkt vom körperlichen Aspekt her das Kapha-Prinzip, also Schleim (Phlegma). Die Knochen sind noch weich. Am Wachstum und einer raschen Wundheilung erkennen wir, dass Gewebe sich permanent aufbaut und erneuert. Auch die Neigung zur Verschleimung besonders der Atemwege weist auf eine Dominanz von Wasser- und Erdelement hin.

Die Pubertät im Jugendalter beginnt heute eher schneller, als es noch vor hundert Jahren der Fall war. Das Feuer erwacht bei Mädchen zwischen den 11–13. Lebensjahr bei Buben normalerweise etwas später. Die Menstruation ist eine wichtige Reinigung und wirft die Frau monatlich nach „Innen". Der Beginn der Geschlechtsreife ist das Zeichen für den Übergang in die Pitta – Phase des Lebens. Das Individuelle erwacht und zeigt sich körperlich neben den sekundären Geschlechtsmerkmalen stark an der Haut.

Ab ca. dem 60. Lebensjahr, manchmal deutlich früher, zwingt uns Vata nach innen zu schauen. Das Windprinzip kommt verstärkt zum Vorschein, wir werden trockener und luftiger, mit der Zeit jedoch im Geist tendenziell eher träge und vergesslich. Normalerweise wird der Körper in gesundem Zustand im Alter auch leichter, Appetit und Verdauungskraft nehmen ab und auch das Atemvolumen reduziert sich wieder. Der Rückzug aus dem aktiven Leben im Außen hat begonnen. Traditionell kümmern sich die Großeltern noch eine angemessene Zeit um die Enkelkinder, entlasten die Eltern und geben Ihr Wissen und Ihre Erfahrung weiter. Die Spiritualität nimmt im gesunden

„Greisenalter" normalerweise zu. Das hat damit zu tun, dass das Weltliche bereits betrachtet und der individuelle Ausdruck gelebt worden ist. Wenn wir heute Alters- und Pflegeheime besuchen, sehen wir häufig Menschen, die Ihren Lebensabend so verbringen, wie es nicht von Natur „vorgesehen" ist, beziehungsweise eigentlich sein könnte.

▶ Lebendige Lebensmittel

Auch bei unseren alten Heilkundigen, wie Hippokrates oder Hildegard von Bingen, finden wir, ähnlich wie im Ayurveda, die Aussage, dass die Nahrung wichtiger Bestandteil des Genesungsprozesses ist, ja sogar die Medizin selbst sein kann. Viele Heilkundige geben an, dass sie davon überzeugt sind, dass durch eine ayurvedische (individuelle) Lebensweise und Ernährung fast alle Krankheiten geheilt werden könnten. Ein großes Problem in der heutigen Zeit ist, dass wir einen zu wechselhaften, stressigen Lebensstil haben und uns nicht von natürlicher Nahrung sondern von nahrungsähnlichen Industrieprodukten ernähren. Mit lebendigen Lebensmitteln, die frei oder möglichst frei von Schadstoffen, wie chemischen Düngemitteln, Pestiziden und Umweltgiften sind, kann der menschliche Körper viele Harmonisierungsprozesse und sogar Heilung selbst bewerkstelligen. Grundsätzlich kann uns ein Bio-Zertifikat vom Hersteller mehr Sicherheit und Vertrauen ins Produkt geben, dennoch würde ich nicht unbedingt auf zertifizierte Lebensmittel bestehen. Das Gemüse muss uns ansprechen. Die Lebensmittel, vor allem Gemüse und Obst, sollten eine gewisse „lebendige Ausstrahlung" haben, die man am besten wahrnehmen kann, wenn man selbst Gemüse anbaut oder einmal bei der Ernte auf einem Bauernhof miterlebt hat. Bio-dynamisch erzeugte Lebensmittel sind an sich zu bevorzugen, mit oder ohne Demeter-Siegel. Auch hier lohnt es sich den Landwirt kennenzulernen und sich über seine Betriebsweise zu informieren. Manch ein Kleinbauer arbeitet seit jeher biologisch, kann und will sich aber möglicherweise nicht zertifizieren lassen, weil dadurch erhöhte Kosten und Aufwand für ihn entstehen würden.

▶ Shamana – Dosha-Besänftigung

Zu Beginn einer ayurvedischen (Selbst-) Behandlung oder bei der Umstellung im Alltag ist zu beachten, dass es grundsätzlich zwei Arten von Behandlungen gibt. Wer gesund ist und seine Konstitution kennt, kann eigene Maßnahmen ergreifen um das Prinzip (oder die Prinzipien – meistens Mischtypen) welches tendenziell am leichtesten aus der Balance gerät (Dosha – „Das, was fehlerhaft wird") auszubalancieren. Diese Ebene wird auch bei ayurvedischen Wellness- oder Well-being Kuren angeboten. Ein wenig leichtere Kost, interessante neue Gewürze und viele Massage-

Anwendungen im Beach-Resort unter Palmen sind beliebt und verkaufen sich gut. Daran ist grundsätzlich nichts falsch. Wichtig ist zu wissen, dass dies nicht ayurvedische Heilkunst, sondern nur ein kleiner Ausschnitt aus dem gewaltigen Wissensschatz des Ayurveda ist.

Shamana heißt „Besänftigen" und ist zu verstehen, wie eine sanfte und höfliche Bitte an den unangenehm angetrunkenen Partygast (das gestörte Dosha), er möge sich doch lieber ein Taxi rufen und nach Hause fahren.

▶ Shodana – Dosha–Reinigung

Wer bereits manifestierte Symptome hat, und wenn es „nur" Sodbrennen ist, hat bereits ein erhöhtes Pitta und dies Bedarf strengerer Maßnahmen. Je gesünder jemand ist, desto mehr darf er von dem empfohlenen täglichen Diät- und Lifestyle-Plan abweichen. Je ernster der Zustand ist, desto drastischer und konsequenter müssen die Maßnahmen sein.

Shodana heißt so viel wie Reinigung und ist zu verstehen, wie derselbe Partygast (Pitta), der noch weitere Schnäpse getrunken hat, randaliert und die Gastgeber beschimpft oder sogar tätlich angreift. Er muss vom Sicherheitsdienst unschädlich gemacht und gewaltsam auf die Straße gesetzt werden. Diese drastische Maßnahme ist mit Shodana gemeint, sie kostet Kraft und schwächt das System. Sie ist nur von einem Arzt oder Therapeuten am besten stationär anzuleiten und auszuführen.

▶ Nicht – Unterdrückung der natürlichen Dränge

Man sollte die natürlichen Dränge nicht unterdrücken. Diese sind Urinieren, Stuhl lösen, Samen ergießen, Winde lassen, Erbrechen, Niesen, Aufstoßen, Gähnen, Hunger und Durst haben, Weinen, Schlafen und Atmen. Wer diese Dränge regelmäßig unterdrückt wird „dahingerafft werden, wie eine lahme Antilope von einem hungrigen Löwen". Dies kann man auch als Hinweis verstehen, sich weniger wohlerzogen zu verhalten, sondern die Dinge auch mal lockerer zu nehmen und sich nicht zu sehr fremden Erwartungshaltungen zu beugen. Eine gut ausgebildete Selbstwahrnehmung und die angemessene Selbstdisziplin mit einer Prise Humor sind für uns heute besonders wichtig.

2. Definition von Krankheit

Der Autor Caraka unterteilt klar die verschiedenen Krankheiten und deren Kategorien. Das Verhältnis der verursachenden Doshas ist bezeichnend, Vata hat 80 Kategorien, Pitta nur 40 und Kapha sogar nur 20. Wieder ein deutlicher Hinweis darauf, dass Vata als übergeordnetes (intelligenteres) Prinzip die anderen beiden Doshas bei weitem überwiegt und lenkt.

„Pathogene Faktoren im Körper sind Vata (Vayu), Pitta und Kapha,
während solche des Geistes Rajas und Tamas sind."
(Caraka Samhita, Kap.1, Vers 57)

Es gibt zwei Ursachen von Krankheiten. Die erste ist physikalischer Natur und hat ihren Ursprung in den Elementen und Doshas. Die Zweite erzeugt die mentalen oder psychosomatischen Krankheiten, welche stärker sind, da Vata das kontrollierende Prinzip ist, das selbst ungern kontrolliert wird. Unfälle von extern sind eine weitere Ursache, die aber zumindest aus ayurvedischer Sicht nicht als selbst-verursacht betrachtet werden. Andere Bereiche der Veden beschäftigen sich mit planetaren Einflüssen (Schicksal) und Geistern, die auf uns einwirken und haben ihre eigene Systematik und Behandlungsweise.

▶ Die 6 Phasen der Manifestation von Krankheiten (Kryakala)

Krankheit (und auch Gesundheit) wird als Bewegung durch die Zeit gesehen. Die Krankheit wächst weiter wie ein Baum, wenn nicht die Wurzel gekappt wird.

Sanchaya – Ansammlung
Ein oder mehrere Doshas vermehren sich und sammeln sich durch unpassenden Lebensstil und wechselnde Umwelteinflüsse besonders an den Dosha Wurzeln an: Vata im Dickdarm, Pitta im Zwölffingerdarm und Kapha im Magen.

Prakopa – Dysbalance
Wenn sich das oder die Doshas weiter erhöhen, kommt es zum Ungleichgewicht an den Wurzel-Orten und dies wirkt sich unterdrückend oder anregend auf die anderen Doshas aus.

Prasara – Überlaufen
Das „Fass" kommt sozusagen zum Überlaufen und die betroffenen Doshas beginnen ihren physiologischen Ort zu verlassen. Vata tut dies schnell und irregulär, Pitta brennt wie ein Buschfeuer und verteilt sich erhitzend und Kapha läuft über und verstopft die Körpergewebe.

Sthana Samsraya – Verteilen
Die wandernden Doshas ziehen im Körper weiter und suchen einen geeigneten oft geschwächten Ort um sich dort einzunisten. Sie werden weiter genährt von der ursprünglichen Dysbalance des Heimatortes (Wurzel), wie eine Armee, die vom Stützpunkt aus Nahrung an die Front geliefert bekommt. Vata befällt mit Vorliebe die Knochen, besonders die Gelenke; Pitta befällt gerne den Verdauungstrakt und Kapha oft die Schleimhäute, das Fettgewebe und besonders gern die Lungen.

Vyakti – Symptome
Symptome treten auf und erst jetzt beginnt die in der Schulmedizin bekannte Pathologie und die oft typischen Verläufe. Wenn die Doshas nicht an der Wurzel behandelt werden, breiten sich die krankhaften Gewebe weiter aus und befallen die umliegenden Gewebe (vgl. auch Metastasierung). Das oder die krankhaften Doshas suchen weiter nach fruchtbarem Boden und Nahrung, da sie weiter „wachsen wollen".

Bheda – Relokation
Fortlaufende Verschlechterung des Zustandes durch die gestärkte Verbindung von krankhaftem Dosha, Krankheitspfad (der Weg, den das Dosha von der Wurzel der Krankheit zur pathogenen Lokation wählt) und eingenommenen neuen Territorien. Neue Symptome und Eigenschaften entstehen und schwere Komplikationen können auftreten.

Unterschieden wird in 4 Kategorien von Krankheiten: 1. Einfach zu heilen, 2. Schwer zu heilen, 3. Linderbar, aber nicht heilbar 4. Nicht linderbar und nicht heilbar.

Die Wurzel der Krankheiten und nicht ein Symptom zu behandeln ist ein wichtiger Grundsatz im Ayurveda, das heißt den Heimatort des oder der entsprechenden Doshas zu therapieren. Vata Dosha wird normalerweise im Dickdarm (Apana-Vayu), Pitta-Dosha im oberen Dünndarm (Pacaka-Pitta) und Kapha Dosha im Brustkorb, dort wo Kledaka-Kapha, der Magenschleim gebildet wird, behandelt.

Wenn eine Krankheit bereits fixe Symptome hat, oder sogar schon chronisch geworden ist, empfiehlt es sich auch andere therapeutische Maßnahmen zu integrieren. Die tieferen Ursachen liegen in den feineren Ebenen des Seins verborgen, Traumata und tiefe emotionale Störungen lassen sich oft nicht so einfach aufdecken und therapieren. Eine Komposition von verschiedenen Therapien ist in schweren Fällen nötig. Besonders der Einsatz von Homöopathika, spagyrischen Mitteln und Blütenessenzen nach Dr. Bach o. ä. sind mit Ayurveda gut zu kombinieren. Je nach Situation und Möglichkeit des Patienten sind natürlich auch andere Methoden denkbar. Wichtig ist, dass vor allem für subtilere Methoden genügend „Erdung" vorhanden ist. Also würde bei einer Vata-Störung keinesfalls „nur" etwas Ingwertee und Psychotherapie passen, sondern eben vor allem substanziell wärmende und balsamierende Behandlungen und ein strukturierter Lebensstil.

3. Sanchaya (Ansammlung), Prakopa (Störung) und Prashama (Linderung)

Die Doshas sind auch in den Jahreszeiten ständig in Bewegung. Sie überschneiden und ergänzen sich und sind kaum in purer Form zu beobachten. Frühling ist Kapha-Zeit, da er vor allem die Eigenschaften kühl und feucht hat. Kapha verflüssigt sich durch zunehmende Wärme (Kapha Prashama). Der Schnee schmilzt und der frische Regen des Frühjahrs, besonders im April und Mai befeuchtet nun endlich auf wohltuende und langerwartete Weise die Natur mit neuer „kosmischer Feuchte".

Die Alchymisten wussten von der „astral aufgeladenen Nässe" von oben und sammelten den Regen zu bestimmten Planetenkonstellationen. Sie legten besonderen Wert auf die Sammlung und Nutzung des jungfräulichen Maientaus. Die Erde wird mit neuer Feuchte „befruchtet" und beginnt zu sprießen und zu grünen. Nach und nach nehmen Licht und Wärme der Sonne zu und verhelfen den Pflanzen zu Wachstum, Blütenbildung und Reifung der Samen und Früchte. Die Pitta-Zeit beginnt etwa im April / Mai / Juni stärker zu werden (Pitta Sanchaya) und nimmt bis in den Herbst hinein wieder ab. Der Höhepunkt von Pitta (Pitta Prakopa) ist die Zeit zwischen Sommersonnwende und den „Hundstagen" ab Mitte August, wo es besonders in den mediterranen Ländern so heiß ist, dass die Tagesaktivitäten sehr stark reduziert werden (müssen). Der spätsommerliche warme Nachmittag, an dem bereits die Altweiber-Spinnweben durch die Luft schweben und das Licht golden durch die langsam sich färbenden Blätter scheint ist sicher auch noch Pitta zugeordnet. Jedoch ist hier bereits die gespeicherte Wärme im roten Apfel enthalten und der Abend wird schon kühl. Die Sonne und der Wind haben ihre Arbeit getan und die Erde getrocknet. Je nach Breitengrad ist sie bereits verbrannt und durch den hitzigen Sommer schon in die „Schwärze" (Melancholie) hinübergegangen und nicht mehr fruchtbar.

Nun sind wir in der beginnenden Vata-Zeit angelangt (Vata Sanchaya). Es wird kalt und trocken, die Herbststürme fegen durchs Land und wir sind froh über die Vorräte, die wir rechtzeitig ernten und einlagern konnten. Der erste Schnee fällt und lässt die Natur unter seinem Mantel scheinbar ruhen. Der stillste Moment ist, zumindest naturphilosophisch, der Zeit zwischen den Jahren zugeordnet, den Raunächten. Alles läuft langsamer als sonst und in der dunkelsten Zeit sind die Grenzen zum Jenseitigen manchmal verschwommen. Tag und Traum mischen sich untereinander, es ist Zeit zu reflektieren, Mond-Zeit. Ende Januar kommt dann Vata zu seinem höchsten Punkt (Vata Prakopa), das große Yin, nennen es die Chinesen. Eine Zeit, die viel Kraft kostet, weil die Kälte ihren Höhenpunkt erreicht und die Zunahme des Lichtes erst langsam zu spüren ist. Mit der Schneeschmelze beginnt dann wieder die Kapha-Zeit. Es ist zwar feucht-kühl, aber nicht mehr so zehrend kalt, wie zur Vata-Zeit.

Da die Rhythmen der Natur nie wie ein eintöniger und steter Takt verlaufen, ist die vorangegangene Beschreibung eher bildhaft zu verstehen und soll zur genaueren Beobachtung anregen.

„Während des kalten Winters ist die Verdauungskraft von gesunden, starken Menschen wegen der Zurückhaltung, die der kalte Wind bedingt, so weit erhöht, dass er fähig ist jede Nahrung unabhängig von ihrer Schwere zu verdauen. Wenn der Körper nicht den richtigen Brennstoff erhält, beeinflusst das Verdauungsfeuer die nährenden Flüssigkeiten, was wiederum Vata mit kalter Qualität beeinträchtigt. Daher sollte man im Winter die schleimigen, sauren und salzigen Fleischsäfte der Meeres- und Sumpftiere, welche fettig sind, zu sich nehmen. Außerdem sollte man das Fleisch von in Höhlen lebenden Tieren und Hackfleisch (bhrtā) von Tieren, welche durch Schnappen fressen (prasha), essen. Danach sollte man madirā und sīdhu (bestimmte Wein und Honigzubereitungen) trinken. Wer im Winter regelmäßig Zubereitungen mit Kuhmilch, Zuckerrohr, Fett, Öl, neuem Reis und heißem Wasser zu sich nimmt, dessen Lebensspanne wird niemals zurückgehen. Im Winter sollte man Massagen, Einreibungen oder Kopfölungen anwenden und zu Schwitzhütten Zuflucht nehmen, außerdem in unterirdischen Wohnungen oder in beheizten Räumen eines Hauses leben. Im Winter soll man darauf achten, dass die Betten und Sessel mit wärmenden Stoffen gut bedeckt sind. Man soll schwere und warme Kleidung tragen und seinen Körper mit Adlerholz („aguru" wird neben Adlerholz auch die arabische Myrrhe und Rosenholz bezeichnet) einreiben. Man sollte eine gesunde Frau mit ihren gut entwickelten, wohlgeformten Brüsten, die ihren Körper (auch) mit Adlerholz eingeschmiert hat umarmen, sich mit ihr aufs Bett legen und sich mit starker Leidenschaft berauschen. Man darf sich im Winter ausschweifend sexuellen Vergnügen hingeben. Man sollte leichte Speisen und Getränke meiden, die Vata verunreinigen könnten. Man soll sich keiner kalten Schwingung hingeben. Unterernährung und das Essen von Getreideschleim sollen ebenfalls vermieden werden."

(Caraka Samhita Kap. 6, Vers 9–18)

Diese Beschreibung verdeutlicht, wenn außen in der Natur Vata vorherrscht, sollten wir uns Anti-Vata Maßnahmen, sprich Pitta und Kapha vermehrenden Tätigkeiten und Lebensmitteln zuwenden. Einen großen Gurkensalat bei Minusgraden im Freien zu verzehren wäre ähnlich irritierend für die Doshas, wie eine fettige Pizza mit Chili, Tomate und Käse mittags im Sommer in der Sonne Siziliens zu essen.

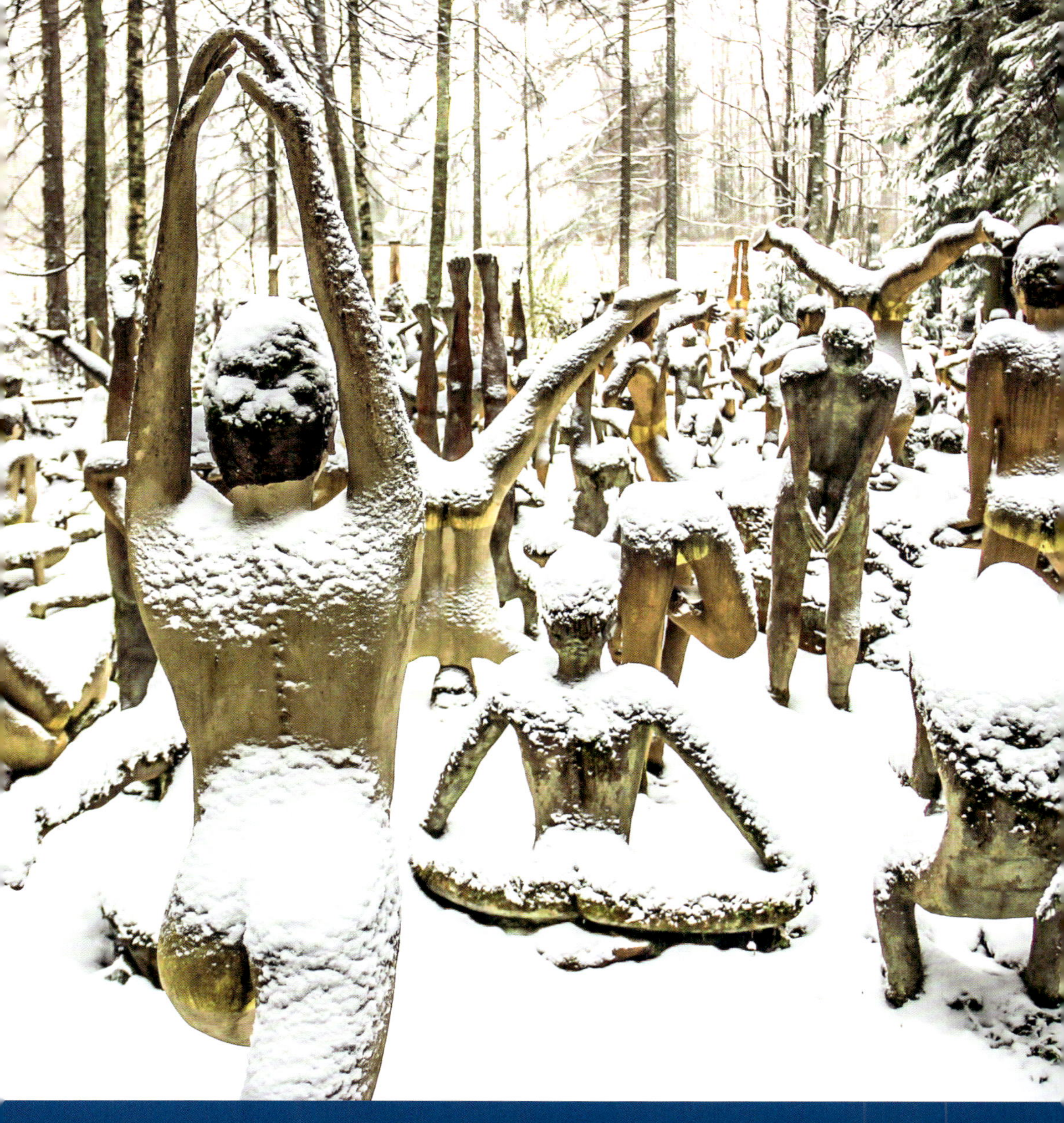

Ein Leben voller Routine

Eine ayurvedische Ernährung bei einem "un-ayurvedischen" Lifestyle und umgekehrt macht wenig Sinn. Die Basis der Gesundheit sind Ernährung und die passende Lebensführung im Wechsel der Jahreszeiten. Da der grobstoffliche Körper als größte und langsamste „Verdichtung" des Menschen auch am langsamsten reagiert, bedarf es je nach Typ mehr oder weniger Regelmäßigkeit um ihn zu beeinflussen.

1. Dinacharya (Dina = Tag, Acharya = Meister)

In jedem Ayurveda-Buch wird beschrieben, wie wichtig ein geregelter Tagesablauf besonders für Vata, aber auch für die anderen Typen ist. Auf die Mahlzeiten und Essenzeiten gehen wir weiter unten separat ein, die Routine nach dem Aufstehen soll hier kurz beschrieben werden.

Direkt nach dem Aufwachen soll man sich die Handflächen reiben, bis sie warm werden und dann über das Gesicht streichen und auch die Ohren reiben um den Prana-Fluss und folglich die Durchblutung anzuregen. Danach soll man sich erheben, ein Glas warmes (für Kapha und Vata) oder ein Glas zimmerwarmes Wasser (für Pitta) trinken, sich strecken und die Toilette aufsuchen. Gesicht waschen und Zähneputzen kommt als Nächstes.

Einen Zungenschaber zu benutzen ist aus verschiedenen Gründen zu empfehlen. Zum einen wird die Selbstbeobachtung trainiert und man lernt bei belegter Zunge Rückschlüsse auf die Verdauung der tags vorher gegessenen Lebensmittel zu ziehen. Zum anderen ist der Belag selbst Ama (unverdaut / unreif) und sollte besser abgeschabt und ausgespuckt, als geschluckt werden.

In den ayurvedischen Klassikern wird die Mundhygiene als sehr wichtig angesehen und genau beschrieben. Die Zahnreinigung soll mit geeigneten Hölzern, die gekaut und dann mit den aufgehenden Fasern die Zähne, wie mit einer Zahnbürste geputzt werden. Das Massieren des Zahnfleisches mit Pasten und Pulvern ist genauso Teil der täglichen Routine im Ayurveda, wie das Ölziehen. Wichtige Zutaten von Zahnpulvern und Pasten sind unter anderem Asche, Holzkohlepulver, Salz, Triphalapulver, Alaun, Kampfer und Zitronensaft.

Beim Ölziehen wird in Gandoosha (auch gandusa = gurgeln) und Kavala (Mundwaschung, auch Nahrungsbrei) unterschieden. Die Ausführung ist bei beiden ähnlich, jedoch die Flüssigkeiten unterscheiden sich. Bei Gandoosha wird so viel medizinische Substanz, meist Pflanzensaft oder Dekokt, in den Mund genommen, bis dieser voll ist. Die Flüssigkeit wird so lange im Mund behalten, bis sich Nasensekret löst und Tränenbildung einstellt.

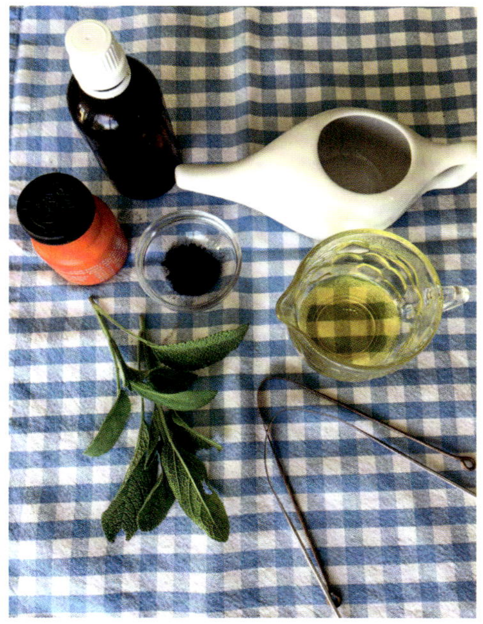

Bild: Zungenschaber aus Kupfer und Versilbert, Salbeiblätter für ein Gurgelwasser, Öl zum Ölziehen, Zahnpulver mit Holzkohle, Nasenspülkanne.

Bei Kavala wird der Mund nur zu drei Vierteln eher mit einer öligen Substanz gefüllt, welche dann für eine bestimmte Zeit zwischen den Zähnen hin und her gezogen wird. Danach wird ausgespuckt. Kavala kann mit Pflanzenölen und Ghee durchgeführt werden, aber auch andere Substanzen wie Milch, Honigwasser und der Urin von Tieren sind beschrieben. Meistens werden wir heute Kokos-, Sesam-, Oliven- oder Sonnenblumenöl benutzen um Ama zu binden und auszuscheiden. Bei Zahnfleischentzündungen oder Verletzungen im Mundraum sind Tees oder Dekokte von Salbei oder Kurkuma (Gelbwurz) eine sinnvolle Variante. Ayurveda erklärt, dass die Vorteile der regelmäßigen Ausübung von Gandoosha und Kavala eine bessere Stimme, einen starken Kiefer und ein verbessertes Geschmacksempfinden sind. Außerdem wird Zahnausfall, Mundtrockenheit, spröden Lippen und erhöhter Sensibilität vorgebeugt.

Nach der Mundhygiene soll man sich mit einem geeigneten Basis- oder medizinischen Öl selbst einölen. Abhyanga heißt eigentlich eher so viel wie Selbst- Einölung oder Balsamierung und nicht „die große ayurvedische Massage". Wer dies wirklich täglich ausführt, greift besser zu puren Pflanzenölen ohne zugesetzte ätherische Öle, weil diese auf Dauer zu intensiv wirken und vor allem Pitta vermehren können. (Im Rezept-Teil sind spezielle Öle zu finden). Im Grunde geht es darum den Körper von außen durch Öl zu befeuchten, also die Qualität snigdha (geschmeidig / ölig – das Gegenteil von ruksha = rau) zu fördern. Das Öl sollte einfach und mit raschen Griffen über den gesamten Körper verteilt werden, besondere Massagegriffe sind dabei nicht vorgesehen. Vata profitiert vor allem von der peinlich genauen Regelmäßigkeit dieser Anwendung. Das Öl sollte mindestens 15–20 Minuten einwirken können um in die tieferen Hautschichten einzudringen. In dieser Zeit ist es ratsam sich keiner Zugluft auszusetzen und im Warmen zu bleiben. Kapha trinkt heißes Wasser und setzt sich weniger eingeölt in die Morgensonne (oder vor den Ofen / Heizung) oder beginnt gleich mit kreislaufanregenden Übungen. Auch einige Yoga-Asanas (besonders der Sonnengruß, Suryanamaskara ist geeignet) oder Chi Gong-Übungen können sogar in kleinen Badezimmern ausgeführt werden, stille Betrachtungen (Meditation) oder Gebete passen auch gut zu dieser Tageszeit. Danach wird warm geduscht um das überschüssige Öl abzuwaschen und das eingedrungene Öl in die tieferen Hautschichten zu bringen. Erst danach wird gefrühstückt und die Arbeit begonnen.

2. Ratricharya – nächtliche Routine (Ratri = Nacht)

Eher weniger bekannt ist die Beschreibung der Empfehlung für die Nacht. Der Mensch ist von Natur aus tagaktiv und sollte nachts ruhen, heißt es im Ayurveda. Viele Tiere und feinstoffliche Wesen sind nachtaktiv, daher sollten wir uns schützen, ausreichend Schlafen, uns in dieser Zeit der Ruhe hingeben und uns mit unserer Quelle (dem Göttlichen) verbinden. Im Ayurveda wird davon ausgegangen, dass feinstoffliche Wesen nicht automatisch „höhere Wesen“ sind, sondern wir Menschen uns zwischen den oberen und unteren Ebenen befinden und die Wahl haben, in welche Richtung wir uns bewegen. Als energetisches Bild kann man es sich wie mit einem Lakmuspapier vorstellen, der Mensch wäre grundsätzlich im pH Bereich von 7 angesiedelt, Abweichungen würden ins saure oder basische Milieu führen.

Die Ausübung sexueller Handlungen wird eher am Abend und in der kühleren Nacht empfohlen.

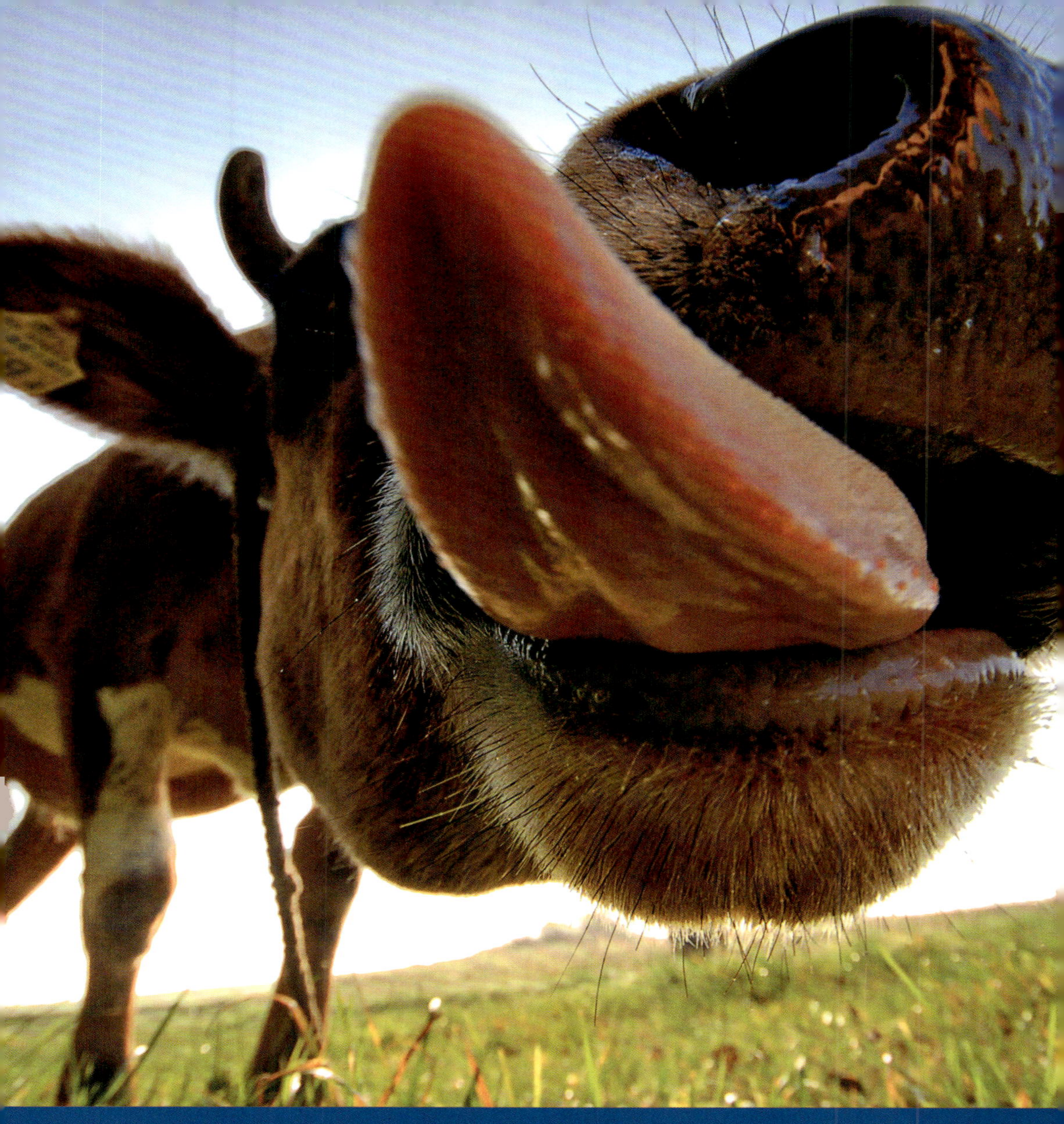

Wie Dravyas (Substanzen) auf den Körper wirken

„Bei Kombinationen (Vicarana) können neue Eigenschaften erzeugt werden, die vorher einer Substanz fehlten. So zum Beispiel Bienenhonig und Ghee, beide besitzen keine Toxizität, aber wenn diese zu gleichen Teilen gemischt werden erzeugen sie Giftigkeit. So ist es auch, wenn Medizin mit Gift gemischt wird, das Gift wird seine Giftigkeit verlieren und zur Medizin werden."

(Caraka Samhita, Kap.16, Vers 9)

Paracelsus prägte den Satz: „Alle Dinge sind Gift, und nichts ist ohne Gift; allein die Dosis machts, daß ein Ding kein Gift sei."

Im Ayurveda wird es genau so gehandhabt. Pfeffer erhöht Beispielsweise Pitta und wirkt sich anregend auf Agni aus. Jedoch sind für Pitta-Typen und Pitta-Zustände winzige Mengen dieser Substanz erlaubt. Es geht um ein „Benennen", so wie man das Rumpelstilzchen beim Namen nennt um es zu entmachten. Die minimale Dosis wirkt regulierend, große Mengen erhöhen / vermehren ein Prinzip jedoch.

Das Karma einer Substanz ist die Summe der Auswirkung, die es auf den Menschen hat.

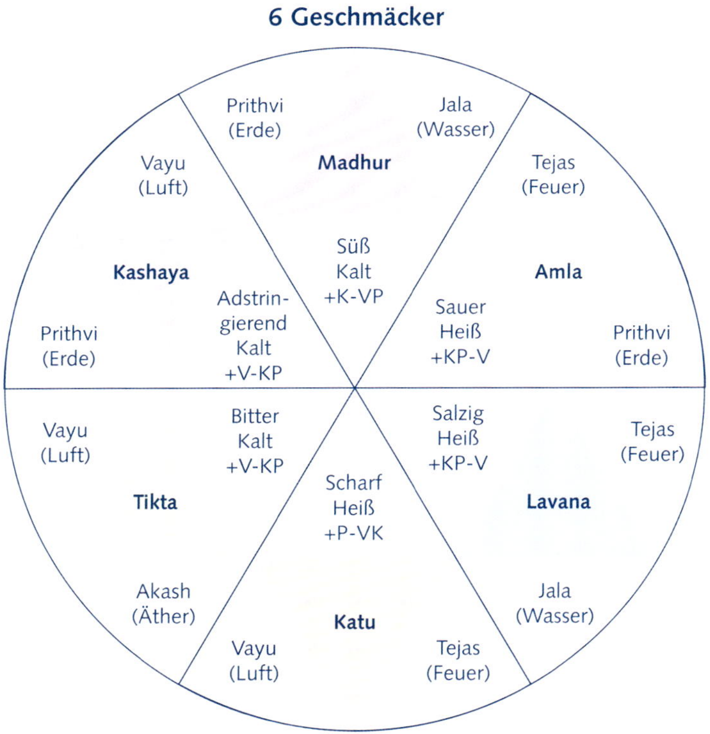

1. Die 6 Rasas – Die sechs Geschmacksrichtungen

„Drogen (natürliche Dinge), die süß, sauer und salzig sind besänftigen Vata; solche, die adstringierend, süß und bitter im Geschmack sind lindern Pitta und solche die adstringierend, scharf und bitter im Geschmack sind erleichtern Kapha."
(Caraka Samhita, Kap.1, Vers 66)

„Drogen (natürliche Dinge) können in drei Kategorien eingeteilt werden, solche, die die Doshas besänftigen, solche, die die Doshas verderben und manche sind hilfreich, um eine gute Gesundheit zu erhalten."
(Caraka Samhita, Kap.1, Vers 67)

6 Rasas – 6 Geschmäcker

Äther
(Akash)

Bitter (kalt)
= Tikta

Luft
(Vayu)

Salzig (heiß)
= Lavana

Scharf (heiß)
= Katu

Feuer
(Agni/Tejas)

Adstringierend (kalt)
= Kasaya

Wasser
(Jala/Ap)

Sauer (heiß)
= Amla

Süß (kalt)
= madhura

Erde
(Pritvi)

Die verschiedenen Geschmacksrichtungen setzen sich durch die Kombinationen der fünf Mahabhutas (Urelemente) zusammen, selbst haben die Urelemente keinen Geschmack. Der direkt wahrnehmbare Geschmack auf der Zunge hat eine kurze Wirkdauer von bis zu 24 Stunden. Die individuelle Wahrnehmung, also das Geschmacksempfinden kann nicht nur von Mensch zu Mensch variieren, sondern hängt auch vom eigenen Dosha-Zustand ab. Wer ein erhöhtes Vata als vorübergehende Dysbalance hat, wird auch vermehrt den Geschmack zusammenziehend wahrnehmen. Bei Kapha – Störungen wird vermehrt süß wahrgenommen, analog bei Pitta wird vermehrt scharf geschmeckt, bzw. kann ein Brennen auf der Zunge wahrgenommen werden.

67 % der natürlichen Geschmäcker sind süß & sauer
25 % der natürlichen Geschmäcker sind salzig und scharf
8 % der natürlichen Geschmäcker sind bitter und adstringierend

Basisches Salz (Alkali, wie zum Beispiel bei medizinalen Aschen) ist kein reiner Geschmack, sondern eine Kombination von scharf und salzig und kann somit nicht als Rasa gesehen werden. Wasser hat keinen Geschmack. Daher heißt es, etwas schmeckt wie Wasser, wenn es geschmacksneutral ist.

Rasa hat eine direkte Auswirkung auf den Stoffwechsel. Wenn man eine frische Chilischote kaut, wirkt der scharfe Geschmack bereits beim ersten Kontakt auf der Zunge oder nach bzw. während des Kauens.

▶ Süß – madhura (Erde / Wasser)

Doshas: K+ VP–
Gunas & Auswirkung: schwer, kalt, ölig, gelatinös, gewebsbildend (fördert alle sieben Dhatus), wachstumsfördernd, lebensverlängernd, schleimhautbefeuchtend, verbessert das Immunsystem und verhilft zu einer glatten und schönen Hautstruktur. Im Übermaß genossen, vermehrt es das Kapha- Dosha und dämmt das Verdauungsfeuer. Die Folge davon ist, dass alles träge, der Körper verschleimt wird und Übergewicht entsteht. Für Parasiten (u. a. verschiedene Pilzarten) wird ein Milieu geschaffen, in dem sie sich besser vermehren können.

Süß wirkt grundsätzlich nährend, fördert Muttermilch und verbessert das Fortpflanzungsgewebe (Shukra). Der süße Geschmack gibt Kraft bei Schwäche und bildet Schleim. Bei Adipositas sollte logischerweise möglichst auf Süßes verzichtet werden (also Kapha reduzierende Maßnahmen). Im Übermaß benutzt, fördert Süß Depressionen, Gewichtszunahme, Trägheit, Infekte, schwächt Agni, belastet die Lymphe, fördert Konjunktivitis und Tumoren.

Typische süße bzw. neutrale Lebensmittel sind vor allem Kohlenhydrate, Eiweiße, Fette und Zucker. Alle echten Getreidesorten, stärkehaltige Gemüse, Obst (Fruchtzucker), Nüsse, Milch, Honig, und Gewürze wie Zimt und Süßholz sind süß.

Süß ist die feinste Transformationsebene, die Vollendung der Geschmäcker.

Die Sonne ist zuständig für Wärme und Licht, welche die Reifung in der Natur bedingen. Somit kann die Sonne auch als Vater (Sonne ist maskulin in vielen Sprachen) der „Ernte" betrachtet werden. Die meisten Menschen mögen oder lieben den süßen Geschmack. Er ist der Erste, den wir als Babys wahrnehmen können, denn die Muttermilch als erste Nahrung die ein Menschenkind erhält, ist süß. Vieles von dem, was die Natur hervorbringt, also dessen Essenz ist süß. Man denke an einen dunkelrot gefärbten Apfel. Nachdem die Sonne das erste Frühjahrsgrün mit Hilfe des „befruchtenden" Regens im Frühling hervorgebracht hat, beginnt das Wachstum in rasender Geschwindigkeit. Die Knospen sind bereits im Herbst/Winter des Vorjahres veranlagt und die Knospen beginnen rasch zu sprießen. Die Blüten kommen hervor und geben ihren Nektar (weiblich) und den Pollen (männlich) preis. Wir freuen uns über das frische Grün, das sanfte Weiß und Rosa, es erfüllt das Herz, spendet neuen Mut und ist sicheres Zeichen dafür, dass der Winter überwunden ist. Der Nektar der Blüten ist das erste „Süß" im Jahr, wenn man von Wurzeln wie Topinambur absieht, die über den Winter hinweg unterirdisch weiterwachsen. Nachdem die Blüten hoffentlich die Eisheiligen, also den letzten Frost überstanden haben und von den Insekten befruchtet wurden, setzen die Früchte an und das Wachstum des Apfels beginnt. Es herrscht noch recht lange in den Sommer hinein der Geschmack „sauer" vor, durch die zunehmende Sonnenenergie wandelt sich je nach Sorte des Apfels mehr oder weniger in Fruchtzucker um. Die Kombination von natürlich langsam gereiftem und der Fruchtsäure kann von den meisten gesunden Menschen optimal verdaut werden. Der geerntete Apfel trägt in seinem Haus bereits die Samen für die nächste Generation hervor, das ist Shukra – Dhatu. Es ist also der venerische Aspekt (Venus) der für die Reife und ausgewogene Süße steht und ein anderer Aspekt, der noch mehr vom Saturn hat.

Eine harte Schale oder auch relativ dünne „Haut", beschützt den Kern vor Umwelteinflüssen und macht ihn nicht nur für den Menschen schwerer verdaulich. Diese Hülle grenzt klar ab zwischen dem potenziellen Leben und der Umwelt. Diese Samenschale ist auch dafür zuständig, dass wir solche Samen schwer oder gar nicht vollständig verdauen können, daher wird im Ayurveda diese Membran entweder durch Anrösten oder einweichen in Wasser aufgeschlossen. Bei Gewürzen wird diese Schicht, meist durch trockenes oder öliges „Anschwitzen" deaktiviert, bei größeren Samen, wie Nüssen, wird dies vor allem durch einweichen in Wasser über Nacht erreicht. Die Haut wird (besonders bei

Mandeln) entfernt und es wird ein Mus aus der aufgeweichten Nuss hergestellt, das dann weiter verarbeitet werden kann.

Die Intensität des Geschmäcker kann in 3 Grade abgestuft werden, manchen Schulen unterteilen sogar bis auf zehn Ebenen.

Madhura – süss (Milch, Geschmack ist sofort da und gleich nach dem Schlucken wieder weg)
Madhura tara – süßer (brauner Zucker ist länger anhaltend süß als Milch)
Madhura tam – am süßesten (Süßholz, ist sogar noch einige Minuten nach dem Schlucken als süßer Nachgeschmack im Mund wahrnehmbar)

Zum Beispiel ist eine Dattel (+++) sehr süss, weil sie von der Sonne „gekocht" wird. Rohrzucker (++) ist weniger süß als eine Dattel, weil er schon weniger Sonne braucht zum reifen. Milch (+) hat noch weniger Süße, weil der Geschmack bereits nach dem Schlucken aus dem Mund verschwindet.

▶ Sauer – Amla (Feuer / Erde)

Doshas: KP + V –
Gunas & Auswirkung: heiß, verdauungsfördernd, gewebsbildend, fördert Stärke, erfrischt die Sinnesorgane, nährt das Herz, beschleunigt die Verdauung durch seinen befeuchtenden Effekt und vermehrt Körperflüssigkeiten. Im Übermaß erzeugt sauer ein erhöhtes Pitta und kann sogar Ödeme und Schwellungen hervorrufen. Folgen können unter anderem Sodbrennen, Schwindel, Juckreiz, geschwächtes Muskelgewebe, eiternde und schlecht heilende Wunden sein. Der saure Geschmack kommt in seiner puren Form in reifen Lebensmitteln gar nicht so häufig vor. Die bekanntesten Vertreter sind Früchte der Citrusfamilie (Zitrone, Limette, etc.), andere saure Früchte, Tamarinde, Tomaten und auch Sauerampfer. Alles Fermentierte hat einen mehr oder weniger sauren Geschmack. Alkohol gilt im Ayurveda aufgrund seines Entstehungsprozesses (Gärung) als sauer und erhöht durch seine Feurigkeit sehr schnell Pitta. Milchprodukte, die länger fermentiert sind, entwickeln mit der Zeit eine recht aggressive Säure, wie etwa alter Joghurt und Parmesankäse. Fermentiertes Brot (Hefe, Sauerteig) und sauer eingelegte Lebensmittel (Essig und eigene Säure wie bei Sauerkraut) wirken sich ebenso erhöhend auf Pitta aus, was in unseren Breitengraden weniger schädlich oder sogar nützlich ist. Ohne die innerlich wärmende Wirkung von fermentiertem Brot, Speck, Käse und Wein hätten viele Menschen in früheren Zeiten die kalten, langen Winter kaum überlebt.

Süß und Sauer sind sehr nahe zusammenstehend, daher können sie auch gut kombiniert werden.

▶ Salzig – Lavana (Wasser / Feuer)

Doshas: KP + V –
Gunas & Auswirkung: heiß
Auch salzig reduziert Vata, erdet uns sozusagen und hilft der Verdauung besonders bei der Bildung von Magensäure. Durch die Aufnahme von Salz binden wir das Wasser an unseren Körper (Salz ist das Zentrum des Wassers), befeuchten und erweichen das Gewebe. Salz kann alle anderen Geschmäcker neutralisieren und hilft Kapha, also Schleim zu verflüssigen (vgl. Nasya, die Nasenspülung). Salziger Geschmack kann steife Gelenke positiv beeinflussen und verbessert die Zirkulation im Körper. Im Übermaß wird Pitta und Rakta (feste Blutbestandteile) zu stark vermehrt (vgl. Hypertonie) und es können Hautkrankheiten auftreten. Ergrauen der Haare, Entzündungen, vermehrter Durst, Ausfallen der Zähne, faltige Haut und generell frühzeitiges Altern wird mit dem durch Salz vermehrten Pitta in Zusammenhang gebracht. Das Leben wird durch die Verdichtung hin zur Erde beschleunigt, sogar die Zeit wird als schneller vergehend empfunden und die Lebenskräfte werden vorzeitig durch übermäßigen Salzkonsum „verbrannt". Wenn salzig fehlt oder ein Gericht „versalzen" ist, fällt es jedem sofort auf. Das sprichwörtliche „Salz in der Suppe" spielt eine wesentliche Rolle. In den alten (heilkundlichen) Texten und Rezepten findet man immer wieder die Angabe „per granum salis". Das Quäntchen Salz, das nicht fehlen darf, wird oft ohne Mengenangabe notiert. Der Koch entscheidet selbst und muss zum Vollenden des Gerichtes abschmecken.

Natürlich kommt der Geschmack salzig vor allem im Salz selbst vor, Stein- und Meersalz sind aufgrund ihrer Ursprünglichkeit zu bevorzugen. Rosafarbenes Steinsalz wird im Ayurveda am häufigsten verwendet, gefolgt von schwarzem (schwefelhaltigem) Salz und Meersalz. Chemisch veränderte Tafel- und Speisesalze sind wegen ihrer industriellen Raffination (Entmineralisation, ähnlich wie beim weißen Zucker) und der Zugabe von isolierten Elementen (wie Jod und andere) und Rieselhilfen zu meiden. Meersalz ist energetisch gesehen noch viel lebendiger als Steinsalz, das bereits seit über 200 Millionen Jahren mehr oder weniger unverändert im inneren der Berge liegt. Mineralien und Spurenelemente sind jedoch im Steinsalz wesentlich ausgewogener vorhanden als im Meersalz. Außerdem muss man heutzutage auch die mögliche Beeinflussung des Meersalzes durch die Umweltverschmutzung (kleinste, schwer messbare Plastikpartikel oder andere Verunreinigungen) bedenken. Dasselbe gilt auch für Meeresfrüchte und Meeresalgen, welche an sich salzig im Geschmack sind. Bei Meeresfrüchten kommt noch die nährende süße Qualität hinzu.

▶ Scharf – Katu (Luft & Feuer)

Doshas: P+ VK–
Gunas & Auswirkung: Heiß, trocknend, verbrennt Ama, verbessert die Verdauung (karminativ), hilft Fettgewebe und Verschleimungen abzutransportieren und zu verbrennen. Scharf verflüssigt „dickes" Blut und tötet Bakterien und Keime ab. Im Übermaß wird, wie beim salzigen Geschmack, Pitta und Rakta vermehrt und es kommt zu Trockenheit, Hitze und Auszehrung der Gewebe. Muskelgewebe wird angegriffen und bei dauerhafter Überdosis von scharf abgebaut. Es kann zu Zittern (Tremor), Schmerzen, vermehrtem Durst und Schwindelgefühl kommen. Vorherrschend ist scharf in Pfeffer, Chili und Knoblauch, aber viele andere Gewürze und sogar Kaffee und Tee haben anteilig eine Schärfe und können im Übermaß benutzt zu Schlaflosigkeit, Unruhe und anderen ungewünschten Symptomen führen.

▶ Bitter – Tikta (Äther & Luft)

Doshas: V+ KP–
Gunas & Auswirkungen: kühlend, leicht, trocknend. Im Alltag spielt bitter eine wesentlich geringere Rolle als noch in der Zeit unserer Großeltern. Salatsorten, wie Radicchio und Chicorée wurden so gezüchtet, dass sie nicht mehr so bitter schmecken und dadurch vermehrt konsumiert wurden. Die Geschmacksknospen der Zunge sind durch permanente Überzuckerung und die Beimengung von chemischen Zusätzen so denaturiert, dass wir bereits die kleinste Dosis bitter als unangenehm empfinden. Bitter verbessert die Wahrnehmung der anderen Geschmäcker, verbessert die Ausscheidung von Ama (Stoffwechselschlacken), wirkt hautstraffend, verbessert Juckreiz, ist fiebersenkend, entzündungshemmend, antibakteriell und keimtötend. Der bittere (und scharfe) Wermut zum Beispiel hilft gegen Würmer (vgl. engl.: Wormwood – Wurmkraut). Bitter wirkt appetitanregend, Muttermilch verbessernd und festigt Haut und Muskeln. Auch Tumorgeschehen können durch die regelmäßige Einnahme von bitteren Kräutern positiv beeinflußt werden.

Im Übermaß eingesetzt zehrt bitter besonders die Gewebe rasa, rakta, mamsa, meda und shukra aus und erzeugt Vata-Symptome.

Beispiele: Dunkelgrüne Blattgemüse, Mandeln, Hopfen, Kaffee und Kakaobohnen haben unter anderem bitter als Geschmack. Gerste wird auch als bitter beschrieben, vermutlich ein Grund warum Hildegard von Bingen meinte, sie tauge nur zum Bierbrauen. Sie bevorzugte den fettigen und wärmenden Dinkel als Nahrung. Enzian und Neem (bitter pur), Goldrute (auch adstringierend) und Tamarinde (auch sauer) sind typische Beispiel für vorherrschende Bitterkeit.

Weitere bekannte Pflanzen, die einen hohen Anteil an bitter haben, sind: Aloe, Berberitze, Benediktendistel, Löwenzahn, Sonnenhut, Lapacho, Chinarinde, Rhabarber, Weinraute, Schafgarbe, Tausendgüldenkraut, krauser Ampfer.

▶ Zusammenziehend / Adstringierend – Kashaya (Luft & Erde)

Doshas: V+ PK–
Gunas & Auswirkungen: kühlend, trocknend, schwer, festigend. Adstringierender Geschmack reduziert Kapha und die Körperflüssigkeiten, hilft Blutungen zu stoppen und bei Agglutinationen (Verklebungen). Im Übermaß erzeugt es Verstopfung, Trockenheit, Schwellungen des Abdomen, Seitenstechen, Herzschwäche und reduziert die Blutzirkulation. Generell werden Vata-Symptome, wie Verkrampfungen und Steifheit, durch zu viel Zusammenziehendes verschlimmert.

Beispiele: Honig (süß und zusammenziehend), getrocknete Linsen und Bohnen, Tofu, Sprossen und Salate sind vorwiegend zusammenziehend. Granatäpfel, Schlehen, aber auch Äpfel und Wegerich-Arten können gut benutzt werden um sich die Eigenschaften von diesem Geschmack zu Nutze zu machen.

2. Virya – Die Kraft der Substanz

Virya hat auch einen direkten Effekt auf den Stoffwechsel. Kalt und warm, genauer gesagt für den Organismus kühlend oder wärmend (in verschiedenen Graden) sind die wichtigsten Eigenschaften von Virya. Die verschiedenen Zubereitungen von Lebensmitteln werden dadurch nicht beeinträchtigt. Milch ist unter anderem kalt, durch das Kochen und das Trinken warmer Milch, wird diese Qualität trotzdem beibehalten. Virya ist stärker als Vipaka.

3. Vipaka – Nachverdauungsgeschmack (Langzeitwirkung)

Vipaka hat eine verzögerte Wirkung und kommt erst 24 bis 72 Stunden nach der Einnahme zur Geltung. Nach dieser Dauer hat das Verdauungsfeuer die sechs Rasas in drei Vipakas weiterverarbeitet. Diese Betrachtungsweise ist sehr hilfreich, wenn es darum geht, Störfaktoren in den Essgewohnheiten herauszufinden. Vipaka ist somit dauerhafter und stärker als Rasa.

sauer (amla) → bleibt **sauer**
süß (madhura) und salzig (lavana) → werden zu **süß**
scharf (katu), bitter (tikta) und adstringierend (kasaya) → werden zu **scharf**

Langfristige Essgewohnheiten haben eine nicht zu unterschätzende Wirkung auf den Organismus. So beschreibt Caraka, dass im Übermaß die Nachverdauungsgeschmäcker folgende Wirkungen haben. Madhura-Vipaka ist schwer, wohingegen Amla-Vipaka und Katu-Vipaka leicht sind.

4. Prabhava – spezifische Wirkung

Die spezifische therapeutische Wirkung einer Substanz, die unabhängig von Rasa, Virya und Vipaka existieren kann, nennt sich Prabhava. Sie folgt keiner Logik und muss einfach als gegeben hingenommen werden. Es gibt auch spezielle Pflanzendrogen, deren Wirkung überhaupt nicht in Zusammenhang mit Rasa, Virya und Vipaka gebracht werden können. Zum Beispiel ist der frische Ingwer scharf in Rasa und trotzdem süß in Vipaka. Für die Anwendung der herbo-mineralischen Medizin ist das tiefere Studium der Dravyas unumgänglich.

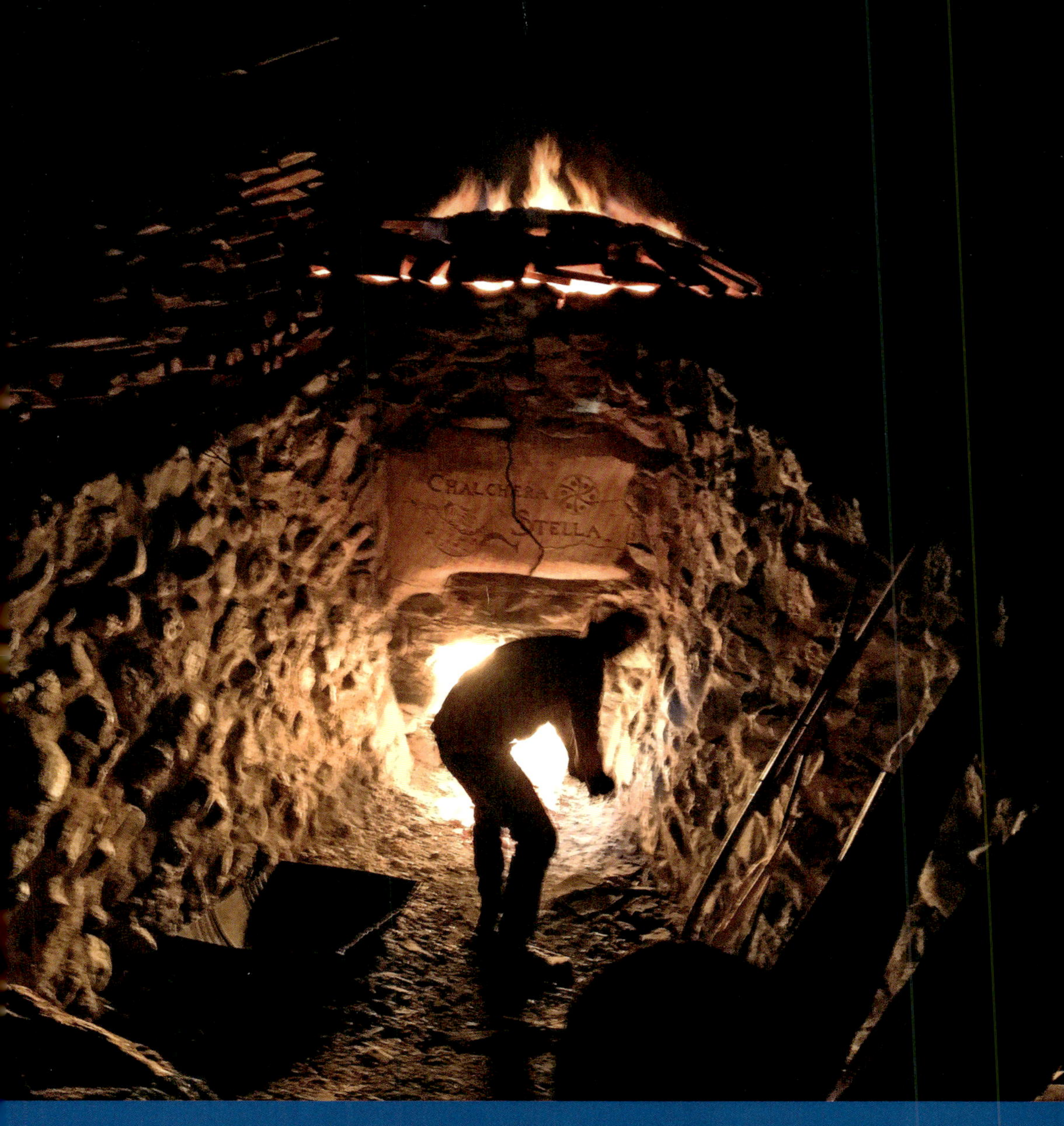

Stoffwechsel aus ayurvedischer Sicht

Wieder sind drei Prinzipien die Basis der Transformation von Prana, das wir durch Lebensmittel indirekt aufnehmen.

1. Agni – Das Prinzip der Verdauung und des Stoffwechsels

Alle Stoffwechselprozesse im Körper sind Agni – Feuriges Prinzip. Eigentlich ist Agni maskulin und wird wegen seiner Aktivität als männlicher Gott „Lord Agni" verehrt. Auch Surya, die Sonne gilt in vielen alten Traditionen als männliches Prinzip.

Agni, das Feuer selbst, bleibt an sich unverändert, nur eben wie es brennt verändert sich ständig. Ein Enzym kann auch auf diese Art beschrieben werden, es ist wie ein Katalysator, der bei einem Prozess dazukommt, hilft, das etwas anderes entsteht, ohne sich dabei selbst zu verändern. Das Feuer zu führen ist ein wesentlicher Bestandteil des Menschseins, wir haben als einzige Lebewesen die Fähigkeit echtes Feuer in Form einer Flamme zu kontrollieren und zu nutzen.

Um das Gelingen von spagyrischen Arbeiten zu bewerkstelligen, muss das Feuer der Destillation und der Veraschung und anderer Prozesse angemessen geführt werden. Im Grunde ähnlich verhält es sich mit der Verdauung im Menschen. Angefangen beim Kauprozess bis hin zum Aufspalten der Nahrung durch die Verdauungssäfte ist es immer das Feuer, das darüber entscheidet wie gut etwas transformiert wird. Wer ein stabiles, starkes Agni hat, kann besser mit ausnahmsweise verzehrtem Fastfood oder Eiscreme umgehen. Mit dem Bild eines Lagerfeuers ist es einfacher zu erklären. Wie das Feuer brennt hängt zentral vom Brennstoff ab. Stroh verbrennt anders als Fichtennadeln und diese wiederum anders als Eichenholzscheite. Wichtig ist auch ob der Brennstoff frisch und noch grün, ob er getrocknet, oder eben schon zu sehr gealtert und morsch ist. Die Luftzufuhr ist, neben Luftdruck und Luftfeuchtigkeit, das wichtigste Regulativ. Um ein Lagerfeuer wird oft ein Ring aus Flusskieseln gelegt, um das Feuer zu begrenzen und den Wind etwas abzuhalten. Ist es windstill und das Brennholz ist noch rund und nicht zerkleinert, wird es schwieriger sein das Feuer damit zu entfachen, als mit kleingehacktem Anschür-Holz und Spänen. Wind reguliert Feuer und Feuer gebiert Erde, wissen wir aus der chinesischen Medizin. Das was entsteht ist die Asche, die, wenn das Feuer nicht ordentlich gebrannt hat, noch viel Kohle enthält. Das Holz entspricht unserer aufgenommenen Nahrung. Ob es angemessen „gehackt" ist, regulieren wir durch unser Kauen und Einspeicheln, was bereits den Beginn der Feuerführung darstellt. Weht nun der Wind schwach oder steht die Luft? Wenn die Luft steht, ist es besonders wichtig, kleinere Brennholzstücke zu nutzen, wenn Sturm herrscht, brennen ganze Baumstämme wie Fackeln. Also sollte bei schwacher Verdauung leicht verdauliche Nahrung gut gekaut verzehrt werden. Gezielt unterstützen können wir Agni durch die angemessene Menge, die passende Zubereitung und genügend Aufmerksamkeit beim Essen. Vor allem die karminativen und feurigen Gewürze sind die externen Helfer für unser zentrales Verdauungsfeuer, enthält doch jedes Gewürz mehr oder weniger eigenes Agni. Unsere erste Immunabwehr ist auch Agni, entweder bekämpft und isoliert er die angreifenden Erreger sofort oder holt sich die spezifische Abwehr-Unterstützung von den Leukozyten.

2. Ama – „Stoffwechselschlacken"

Ama heißt wörtlich so viel wie „unverdaut, ungekocht oder unreif". Agni und Ama sind Gegensätze, die sich gegenseitig ausschließen. Wenn das Verdauungsfeuer sehr niedrig ist, entsteht Ama, wenn es sehr hoch ist wird Ama verbrannt. Wenn Ama sehr hoch ist, muss das Verdauungsfeuer niedrig sein. Es ist immer ein geringer Teil Ama im Körper, es ist nur die Frage wie gut es reguliert ist, sich zeigt oder nicht. Das ist so ähnlich wie bei dem Herpes-Virus, das wir prinzipiell immer in uns haben und das, je nach Allgemeinzustand, „ausbricht" und sichtbar wird oder im verborgenen „schlummert". Ama verhält sich wie Kapha, ist aber weniger „intelligent" und neigt dazu, sich in feuchten, Kapha-Regionen anzusiedeln, also in 5 der 7 Gewebsebenen.

Indikationen für hohes Ama: Schmerzen, belegte Zunge, Morgenmüdigkeit, schnelles Ermüden, Konzentrationsschwäche oder schwerer Kopf, wenig oder kein Hungergefühl, unangenehmer Geschmack im Mund und der Mundgeruch ist eher süßlich bis faulig. Erhöhter Speicherfluss, Blähungen, Magengeräusche, Verstopfung, Brennen beim Wasser- und Stuhllassen, Brechreiz, Übelkeit, Schweregefühl besonders nach dem Essen, auch (schleimiger) Husten. Ama kommt niemals eigenständig vor, sondern immer in Verbindung mit einem oder mehreren Doshas. Ama mit Vata zeigt sich eher durch Blähungen, Ama mit Pitta durch unter anderem Entzündungszustände, Blutbeimengung im Stuhl und durch brennende Augen. Ama mit Kapha erkennt man vor allem an klebrigem, zähem Stuhl und Blähungen. Vata und Kapha können Verstopfung haben, Vata wegen zu viel Trockenheit und Kapha wegen zu wenig Peristaltik. Um der Entstehung von Ama entgegenzuwirken ist es ratsam, genügend basische Lebensmittel zu sich zu nehmen und nur zu essen, wenn man hungrig ist. Weiter unten sind Rezepte aufgelistet, die helfen Ama zu verbrennen.

3. Die 3 Malas – Ausscheidungsprodukte

Das, was der Körper nicht nutzen kann, wird physiologischerweise über die 3 großen Ausscheidungswege abgesondert. Die Betrachtung und Bewertung der Eigenschaften dieser Ausscheidungen hat in vielen traditionellen Medizinsystemen seinen festen Platz (vgl. abendländische Harnschau). Als Diagnostikum von größter Bedeutung sind deren Beschaffenheit und Häufigkeit. Doshas, Dhatus und Agni sind immer betroffen, wenn die 3 Malas nicht optimal funktionieren. Die Wichtigkeit der Eigenbeobachtung zu verstehen ist ein zentrales Thema im Ayurveda. Je genauer und permanenter man seine Ausscheidung beobachtet, desto mehr wird man in der Eigenverantwortung seines Lebenswandels geschult und kommt so zu einer selbstbestimmteren Persönlichkeitsentwicklung. Wer „plötzlich" Durchfall oder Verstopfung bekommt, sollte detektivisch genau zurückverfolgen, welche Nahrungsmittel oder welche Emotionen damit zu tun haben könnten und daraus seine eigenen Schlüsse ziehen.

▶ Schweiß (Sveda)

Ob, wie und wieviel jemand schwitzt ist ebenfalls unbedingt zu erfragen. Falls die Poren kaum (Vata / Kapha) oder zu viel Schweiß absondern (Pitta), ist dies ein weiterer Hinweis zu Beurteilung des Zustandes der Doshas. Natürlich kann Bewegungsmangel ein Grund sein warum jemand kaum schwitzt, es gibt aber auch den Fall, dass jemand seinen Körper stark anstrengt und so gut wie keinen Schweiß absondert. Die Schweißkanäle sind ein direkter Weg aus den tieferen Geweben nach Außen. Vor allem werden „Abfälle" aus dem Feuer-Element zur Hautoberfläche gebracht. Der Geruch kann Auskunft darüber geben welches Dosha mit Ama vermengt vermehrt ist. Sehr starker Schweißgeruch zeigt eine hohe Pitta-Beteiligung. Wenn das Schwitzen mit Hautjucken oder Ausschlägen einhergeht werden Toxine aus den tieferen Schichten abgesondert.

Vata – schwitzt wenig
Pitta – schwitzt schnell, viel und stinkt
Kapha – schwitzt langsam und moderat

▶ Stuhl (Purisa)

Für den Stuhl gilt die tägliche, bestenfalls morgendliche Entleerung des Darmes. Alle Typen sollten einen regelmäßigen Stuhlgang mit einem nicht zu festen und nicht zu flüssigen, geformten Stuhl in einem Stück anstreben. Im Ayurveda wird genau beschrieben, dass der Kot im Wasser, genauer gesagt unter der Wasseroberfläche, schwimmen und nicht sinken sollte, da sonst zu viel Ama enthalten ist. Er sollte nicht übermäßig stinken und weder zu hart noch zu weich sein. Folgende Beobachtungen können bei gestörten Doshas beobachtet werden. Es ist sinnvoll den Patienten nach dem Aussehen des Toilettenpapiers und den Spuren an der Kloschüssel zu fragen, da bei vielen WC-Modellen die Exkremente nicht mehr optimal zu begutachten sind.

Vata – hat einen harten, trockenen oder flüssigen Stuhl. Generell ist der Defäkationsakt nicht regelmäßig weder in Tageszeit, Häufigkeit noch Beschaffenheit, oft wechselt Durchfall und Verstopfung.
Pitta – hat einen stinkenden, eher weichen und fettigen Stuhl
Kapha – hat einen eher zähen und klebrigen Stuhl, neigt zu Verstopfung

▶ Urin (Mutra)

Auch hier gilt es zu beobachten, wie oft Harn gelassen wird, ob er getrübt ist, wie und ob dieser riecht, welche Farbe er hat und welche Menge ausgeschieden wird.

Vata – Schwierigkeiten beim Wasserlassen, farblos, erhöhte Häufigkeit oder (fast) kein Urinieren.
Pitta – scharf, brennend, häufig, viel
Kapha – seltener am Tag, wenig, trüb

4. Die sieben Dhatus – Gewebseben

„Die Arzneyen sind zwar von Gott geschaffen, aber nur als rohe Materialien, nicht so, wie sie der Gebrauch und die Anordnung zu verschiedenen Zwecken erfordert. Darum muss sie die Kunst durch das Feuer erst gerecht machen; und hierauf beginnet dann die Scheidekunst des Magens, der sie zuletzt in Fleisch und Blut verwandelt."
(Paracelsus Ausgabe Huser, Bd.I, S. 271)

Der Begriff Dhatu heißt wörtlich „das, was unterstützt" und ist nicht als Schicht, wie bei einer Zwiebel zu verstehen, sondern eher als Ebene oder Hülle. Im Ayurveda geht man von einer Verfeinerung des aufgenommenen Speisebreis aus, der in jeder Ebene eine Raffination respektive Rektifikation durchläuft und als Ergebnis die 7. Ebene (Shukra-Dhatu) hat.

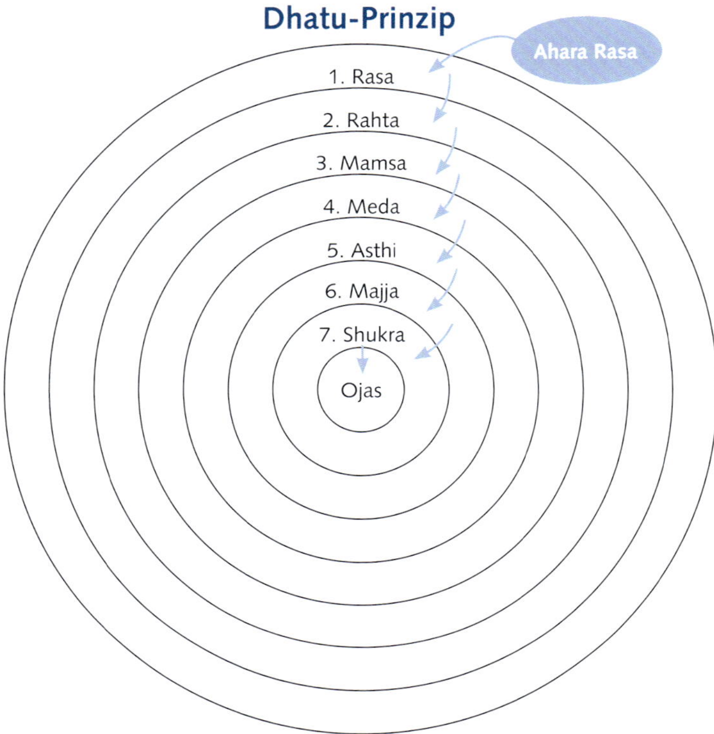

Rektifikation ist ein alchymistischer Laborbegriff, gemeint ist ein wiederholtes Destillieren eines Destillates, mit immer feiner werdendem, „verdichtetem" und quantitativ geringerem Ergebnis. Faeces, also Schlacken bleiben zurück und nur der flüchtig subtilere Teil des „destillierten Mediums" wird die nächste Ebene erreichen. Geschieden wird durch die rechte Feuerführung.

Aus Shukra wird dann als Resultat der Rektifikation Ojas gebildet, die Essenz von Kapha. Ojas hilft wiederum die sieben Dhatus zu erhalten. Dies geschieht durch das nähren von Kala (Membrane der Dhatus), welches Ojas sehr gerne aufnimmt und durchlässt, da es sich ähnlich, wie Honig um eine vorverdaute sattvische Substanz handelt. Man kann sich ein Dhatu bildhaft, wie einen Raum vorstellen. Substanzen, besser gesagt vorverdaute Nährstoffe, kommen durch die Membran (die Tür des Raumes) des Dhatus (Kala) herein und werden nun in 4 wesentliche Bestandteile aufgespalten:

1. werden zu Dhatu (stärken und erhalten den Raum)
2. werden zu Upadhatu (helfen das „Nebenzimmer" zu stärken)

3. Mala, der unverdaute Teil der Nahrung, der weder genutzt noch ans nächste Dhatu weitergegen wird. (Ausscheidung des Überschusses, nicht zu verwechseln mit Toxinen!)
4. werden ans nächste Dhatu weitergegeben (Verfeinerte Substanz, die an das nächst subtilere Dhatu gegeben wird.)

Das intelligente Prinzip, das diese Entscheidungen steuert ist Agni. Die aufgenommene Nahrung wird durch das Kauen zerkleinert und eingespeichelt. Kauen ist wichtig, jedoch wird in den Texten nicht beschrieben, dass man so lange kauen sollte, bis ein homogener Brei im Mund gebildet ist. Für die Verdauungskapazität macht es einen großen Unterschied, ob die Nahrung gekaut wird oder ob ein modernes Mixgerät diese Arbeit übernimmt. Der Vorteil beim Smoothie ist zwar schon die sehr fein bis zum Saft zerstückelte Nahrung, als Nachteil kann die mangelnde Vermengung mit Speichel angesehen werden. Der Speichel ist der Teil von Bodhaka Kapha, der mit der Verdauung beginnt (vgl. Alpha-Amylase) und uns die Fähigkeit zu Schmecken gibt. Der (auch vorübergehende) Verlust der Fähigkeiten zu schmecken und zu riechen war für unsere Vorfahren lebensgefährlich, denn vor allem die Nahrung wurde vor der Einnahme sinnlich geprüft. Sich auf die Sinneswahrnehmung verlassen zu können, war noch wichtiger als heute.

Die zerkleinerte Nahrung erreicht den Magen, welcher im Ayurveda als Muskel vor allem dem 3. Dhatu Mamsa zugeordnet wird. Kledaka-Kapha befeuchtet den Brei und gewährleistet dadurch die Fließfähigkeit durch die Magenschleimhäute und später den weiteren Verdauungstrakt. Der Mageninhalt ohne Nahrung, also die Magensäure ist pures Pitta. (Pitta ist das Feuer, welches im Wasserelement bewahrt wird.). Ein saures und ätzendes Aufstoßen bleibt als unangenehmes Ereignis in der Erinnerung gespeichert. (Aufstoßen ist auch eine Störung des „Abwärts-Windes" dem Apana-Vāyu.)

Nun verlässt der angedaute Nahrungsbrei den unteren Magen und betritt den oberen Dünndarm, wo nun Pankreassaft und Galle ausgeschüttet werden und sich mit dem sauren Nahrungsbrei mischen. An diesem Ort der meisten Verdauungsaktivität hat Agni seine Wurzel, es wird Pācaka Pitta genannt. Hier erst entsteht die „Zwischensubstanz" Ahara Rasa, welche noch aus Nahrungsbrei besteht und teilweise schon aus körpereigenem „Gewebe". Agni transformiert dann Ahara Rasa in Rasa Dhatu und danach in die weiteren Dhatus. Die Bildung dieser Flüssigkeiten dauert etwa 3–5 Tage pro Dhatu. Rasa und Raktra sind beweglich (astaya), Mamsa, Meda, Asthi und Majja sind unbeweglich (staya). Shukra ist wiederum flüssig (astaya). Eine Über- oder Unterproduktion von Dhatu ist ungünstig und sollte unbedingt therapiert werden. Ausdruck von Überproduktion ist z. B. Fettleibigkeit oder Abmagerung (Meda Dhatu↑↓), Überbein-Wuchs oder Osteoporose (Asthi Dhatu↑↓). Nur etwa 10–30 % der vor- bzw. weiterverdauten Nahrung geht ins jeweils nächste Dhatu über.

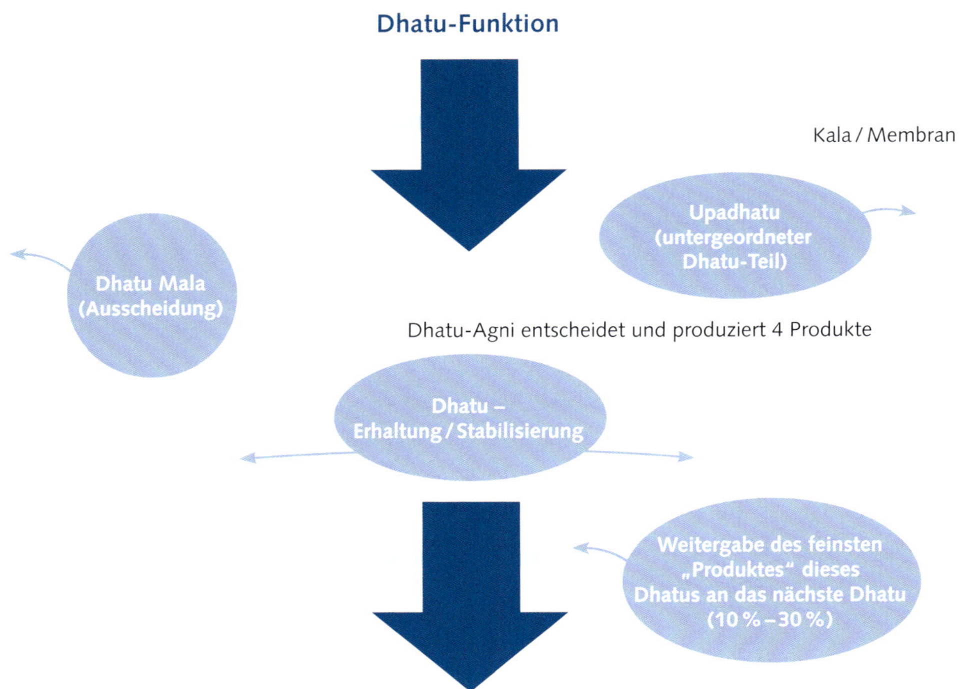

▶ Rasa – Plasma

Rasa heißt auch Geschmack, Essenz, Saft, Freude, Essenz, Tanz, Feier, Quecksilber, und vieles mehr. Wasser ist in dieser ersten Gewebsebene vorherrschend, inter- und extravasal.

Alles, was sich im Wässrigen bewegt, ist Teil dieses Dhatus: Die Zirkulation, die Lymphflüssigkeit, das Blutplasma und der zwischenzellulärer Raum (vgl. Pischinger-Raum). Rasa Dhatu ist zuständig für die Befeuchtung und den ph-Wert des Gewebes. Der sichtbare Teil der Haut ist das Resultat von Rasa – Dhatu, dadurch kann dessen Untersuchung schnell Aufschluß geben über den Zustand der ersten Gewebsebene.

„Die Haut ist der kürzeste Weg hinaus“ heißt es auch in unserer Tradition.

„Man kann froh sein, wenn´s „nur“ die Haut ist und nicht das Fortpflanzungsgewebe.“ Heißt es unter Heilkundigen. Wenn die 7. Ebene, also Shukra-Dhatu betroffen ist, ist es ernst oder sogar zu spät für Heilung. Die Natur sagt bildhaft gesprochen: „Du darfst oder sollst dich nicht vermehren“. Eine manifestierte Krankheit, die Rasa Dhatu betrifft, ist noch relativ einfacher zu behandelt, aber dennoch wesentlich, da durch die Störung die Weitergabe an die nächsten Dhatus (Ebene 2–7) nicht oder nur unzureichend stattfindet.

Die Haut ist das größtes Wahrnehmungs-, Atmungs- und Absorptionsorgan zugleich.

In den Sechziger und Siebziger-Jahren wurden LSD und andere Substanzen gerne auch über die Haut konsumiert. Angeblich hat Jimi Hendrix seine „Tickets" immer unter sein Stirnband geschoben und so einen anderen Effekt erzielt, als hätte er es oral eingenommen.

Heute spielt in der hochwertigen Naturkosmetik die „Essbarkeit" von Cremes und Salben eine wichtige Rolle.

Im Ayurveda heißt es auch: „Trage nichts auf Deine Haut auf, was Du nicht auch essen würdest". Licht, Luft, pure Pflanzenöle und Wasser sind die Dinge, die wir unbedingt an unsere Haut lassen sollten.

Upadhatu: Oberste Hautschicht (tvak), Menstruationsflüssigkeit (artava), Muttermilch (stanya)

Dhatu-Mala (Ausscheidung): Schleim (poshaka kapha = aufbauend, nährend für Kapha)

Rasa-Dhatu ↑: Übelkeit, erhöhter Speichelfluss, generell Kapha-Symptome
Rasa-Dhatu ↓: vermehrtes Herzklopfen, Schmerzen, Lärmempfindlichkeit, Taubheit, Ausgezehrtheit, Schwäche, vermehrter Durst, raue Haut, Niedergeschlagenheit.

Nahrung, die Rasa-Dhatu stärkt:
alle Vollwertkost, vor allem leicht ölige Lebensmittel. Aus der Gruppe der Milchprodukte insbesondere Milch und Ghee. Auch reife saure Früchte.

▶ Rakta – Blut (feste Bestandteile)

Rakta heißt so viel wie „das, was farbig / rot ist". Die Bewegung von Rakta findet im Gefäßsystem (Herz, Arterien, Venen und Kapillaren) statt. Hauptaufgabe ist die Verteilung von roten Blutkörperchen (Hämoglobin), Nährstoffen, Prana, anderen Blutbestandteilen und vor allem Wärme. Gut gefärbte Ohrläppchen, Hände, Zunge, Lippen, Mund, Nägel, Geschlechtsteile und Gesicht. Pitta ist zuständig für die Bildung und den Erhalt von Rakta Dhatu.

Rakta-Dhatu ↑: Rote Augen, Haut, Urin. Volle Gefäße, Gicht, Hepatitis, Blutungen, irreguläre Verdauung
Rakta-Dhatu ↓: Vata-Zeichen der Haut (rau, trocken, rissig), blutarm.

Upadhatu: Gefäßwände, kleine Sehnen

Dhatu-Mala: Gallensaft (poshaka / nährt Pitta)

Nahrung, die Rakta-Dhatu stärkt: alle dunkelgrünen Blattgemüse, Rüben (Karotte, rote Beete, etc.), Vollkorngetreide und rotes Fleisch.

Rasa und Rakta sind astaya (instabil) und zuständig für Nährstofftransport, Körperwärme und dadurch immer in Bewegung. Wie bei einer Wunde, die sich durch Verdichtung bis zur schorfigen Kruste schließt, ist es auch bei den Dhatus, sie werden dichter und unbeweglicher bis auf Shukra-Dhatu, welches wiederum flüssig ist. Bei Shukra beginnt die „Umkehrung" oder Sublimation, die nächste „Oktave" der grobstofflichen Ebene.

▶ Mamsa – Muskelgewebe

An der Statur eines Kletter-Sportlers kann man als Beispiel für Mamsa deutlich erkennen, worum es bei dieser Gewebsebene geht. Eine starke Muskelkraft ohne viel Muskelmasse ist erforderlich, also hohe Effizienz ohne störendes Gewicht. Mamsa hat einen verbindenden Effekt auf den Körper und befähigt ihn zu Bewegung, Arbeit und generell aktiver Mobilität.

Mamsa-Dhatu ↑: schweres Körpergefühl, unbewegliche und dickliche Arme und Beine. Auch Tumoren / Schwellungen im Nackenbereich sind zu beobachten.

Mamsa-Dhatu ↓: Muskelschwund, Gelenkschmerzen

Upadhatu: Kleine Bänder, sechs tiefere Hautschichten.

Dhatu-Mala: Ansammlungen in Hohlräumen des Körpers, wie Ohrenschmalz, Smegma etc.

Nahrung, die Mamsa-Dhatu stärkt:
auch wiederum Vollkorngetreide, Milchprodukte und Fleisch. Insbesondere Lebensmittel mit hohem Anteil an Erd- und Wasserelement wie Nüsse, Bohnen und Rüben)

▶ Meda – Fettgewebe

Meda ist zuständig für die „Schmierung" im Körper. Wie fettig die Haut aussieht, ist ein wichtiges Kriterium für die Beurteilung von Meda.

Meda ↑: Schwäche, Übergewicht, Husten, Atembeschwerden (auch COPD), vermehrtes Gewebe an Bauch und Brust.

Meda ↓: Gelenkschmerzen (u.a. hier Mangel an Synovialflüssigkeit), trockene Augen, grober Körperbau und schwache Gelenke

Upadhatu: große Sehnen und Bänder

Dhatu-Mala: Schweiß

Fett, das beim Kochen aus Fleisch austritt, wird beim Abkühlen wieder fest. Daher benutzen wir Fett, damit wir starke Knochen (Asthi) bekommen. Wenn Meda-Dhatu ein Problem hat, wird Asthi-Dhatu nicht genährt. Die Folge kann Haarausfall oder trockene Haare sein. Nur Gemüse ohne Öl zu essen schwächt die Knochen und macht sie langfristig spröde. Der Fettanteil von minderwertigem Fleisch (Qualität) wird vom Körper nicht zu Knochengewebe weiterverarbeitet. Gute Fleischqualität besonders von Wildfleisch oder Tieren, die sich frei bewegen und selbst ihre Nahrung aussuchen können, bildet starkes Knochengewebe. Nach Ansicht des Ayurveda werden starke Knochen eher durch das Milchfett, als durch das Kalzium gebildet.

Nahrung, die Meda-Dhatu nährt:
alles Ölige, Pflanzenöle und tierische Fette wie Butter, Ghee, Käse, Schmalz, fettiger Fisch und Fleisch.

▶ Asthi – Knochengewebe

Der Zustand von Asthi kann beurteilt werden durch Begutachtung der Stabilität und Porösität der Knochen. Asthi Dhatu gibt dem Körper seine strukturelle Basis, was daran zu sehen ist, dass die Knochen nach dem Sterben am längsten bestehen bleiben. Asthi ist somit das stärkste Dhatu im Körper. Die Hohlräume in den Knochen sind „gefüllt" mit Vata-Dosha.

Asthi ↑: große Zähne, große Knochen

Asthi ↓: schwache und kleine Zähne und Knochen, Rauheit und Schmerzen in den Knochen und Gelenken. Haarausfall und Tendenz zur Brüchigkeit.

Upadhatu: Zähne

Dhatu Mala: Haare (Kopf- und Körperhaare) und Nägel

Nahrung, die Asthi Dhatu stärkt: Vollkorngetreide, dunkelgrünes Blattgemüse, Seegras und alles was das vorhergehende Meda Dhatu nährt.

▶ Majja – Knochenmark und Nervengewebe

Die Beurteilung des Zustandes von Majja folgt nach der Beobachtung von Qualitäten, wie Geschmeidigkeit und Sanftheit in Aussehen, Stimme und Verhalten. Majja ist neben dem Knochenmark nur das Nervengewebe und nicht die Nervenaktivität. Außerdem „füllt" Majja die Hohlräume der Knochen und gibt dem Vata Dosha mehr Stabilität. Es ist auch zuständig für den stoffwechselbezogenen Teil des Hormonsystems.

Majja ↑: Geschwüre um Knochen, chronisch und schwer

Majja ↓: schlechtes oder wenig Shukra, Vata-Symptome, wie Schwindel und Wechselhaftigkeit

Upadhatu: Tränenflüssigkeit, auch Befeuchtung der Nerven und des Gehirns beschrieben.

Dhatu Mala: verhärtete (sklerotische) Flüssigkeit in den Augen

Nahrung die Majja Dhatu stärkt: Ghee, Butter, Samen und Nüsse, Pflanzenöle, tierische Fette und insbesondere Knochenfett aus dem Mark, aber auch Fleisch und Fisch generell.

▶ Shukra – Fortpflanzungsgewebe

Shukra gibt uns die Fähigkeit neues Leben entstehen zu lassen, sprich uns zu vermehren und ist somit zuständig für unsere Fruchtbarkeit. Aber auch der Teil des Hormonsystems, der zuständig ist für Wachstum, gehört dem Shukra Dhatu an. Caraka weist darauf hin, dass Männer vor den 16. und nach dem 70. Lebensjahr keine sexuellen Aktivitäten ausüben sollten, da sie sonst austrocknen. Shukra wird mit dem Altern schwächer, und Maßnahmen wie Fasten oder sprunghafte Diätwechsel stören dessen Neubildung. Psychische Faktoren spielen auch hier eine wichtige Rolle. Krankheit, Sorge, Furcht, Kummer, Stress und andere negative Zustände schwächen Shukra.

Shukra ↑: vermehrte Samenbildung und erhöhter Sexualtrieb

Shukra ↓ bei Frauen: Schmerzen im Unterleib, vermehrter Menstruationsfluss, Schwäche, trockener Mund, Anämie allgemein

Shukra ↓ bei Männern: Impotenz, wenig Samen, Samen mit Blutbeimengung, Schmerzen in Penis und Hoden.

Upadhatu: keins

Dhatu-Mala: Ausfluss, manchmal wird Schambehaarung angegeben

Nahrung, die Shukra-Dhatu stärkt: Ghee, Milch, roher Zucker, Samen und Nüsse, Pflanzenöle, tierische Fette und Eier. Unter anderem sind bei den Gewürzen Safran und Muskatnuss wichtig für Shukra.

5. Ojas – Ausstrahlung

Charaka beschreibt zwei Arten davon: Das angeborene und das erworbene Ojas

Das angeborene Ojas, auch spirituelles Ojas, welches nicht direkt gesehen oder erkannt werden kann, ist entweder stark oder schwach. Es lebt im Kopf und im Herzen und bestimmt die grundsätzliche Lebenskraft jedes Individuums. Menschen werden mit 8 Tropfen davon geboren, wenn ein Tropfen verloren geht, folgt unmittelbar der Tod. Diese 8 Tropfen werden an den Embryo während der Schwangerschaft übermittelt und bestimmen unveränderbar das entstehende Leben.

Das erworbene Ojas kann durch den passenden Lebensstil, geeignete Ernährung und Meditation aufgebaut oder eben verbraucht werden. Diese Form steht in direkter Verbindung zu Kapha-Dosha und dem Dhatu-Stoffwechsel. Es kann durch therapeutische Maßnahmen gestärkt werden und ist nicht für die Lebensspanne festgelegt. Ojas ist das Ergebnis der sieben Dhatus, sozusagen ein Sublimat das kein Upadhatu hat und kein Dhatu-Mala produziert. Dieses Ojas verhilft uns zu Widerstandskraft gegen Krankheiten und äußere Einflüsse. Ojas steht in kooperativer und supportiver Verbindung zu den Essenzen der anderen beiden Doshas Pitta und Vata. Die Essenz von Pitta nennt sich Tejas und kann auch als „Abstrahlkraft“ bezeichnet werden. Wenn die Flamme einer Kerze Pitta darstellt, dann ist das Strahlen (vom Zentrum in die Peripherie) des Lichtes und der Wärme Tejas. Pitta ist grob und flüssig und hat noch „Fehler“, Tejas ist bereits fein wie Dampf und frei von Fehlern. Analog ist es bei Vata, die Essenz hiervon ist Prana. Als vereinfachtes Bild kann man sich Ojas als den aus der Materie kommenden Treibstoff, Prana als die kontrollierende Intelligenz und Tejas als ausführendes Funktionsprinzip vorstellen. Wenn der Geist mit der Seele verbunden ist, entsteht Prana, welches dann im Körper „wohnt“. Daher ist es wichtig, gut zu essen und auf eine tiefe und ausgeglichene Atmung zu achten.

6. Die Kanäle – Srotas

Srota heißt so viel wie Kanal oder auch Pfad für bestimmte Substanzen. Es gibt im Körper unzählige Srotas, da jede Zelle eigene Srotas hat. Man kann sich Ihre Funktion wie bei einem Straßen- oder Flußsystem vorstellen. Es gibt große, breite Autobahnen, Hauptverkehrswege, Ströme und Flussdeltas, diese entsprechen den 16 Hauptkanälen im menschlichen Körper, auf die wir kurz eingehen wollen. Die Substanzen, die durch die Kanäle transportiert werden, sind sehr unterschiedlich, so wie die Transportgüter in den LKWs auf unseren Autobahnen. Die vielen kleineren Kanäle sind auch sehr wichtig, dabei werden die bewegten Stoffe immer feiner und spezieller. Die Srotas sind jedoch nicht nur Kanäle, sondern auch Stoffwechsel-Ort. Während des Transportes durch die Srotas findet bereits Verdauungstätigkeit statt. Es kann Stau in den Srotas geben, die „Fahrbahn“ kann in schlechtem Zustand sein (z. B. zu trocken, durch zu viel Pitta) oder eine Fahrspur ist sogar gesperrt und es kommt wegen dieser Verengung zu zähfließendem Verkehr.

Die wichtigste Grundlage jeglicher ayurvedischen Therapie ist es, die Srotas zu öffnen um die korrekte Elimination von Ama und Mala zu gewährleisten. In der westlichen

Humoralpathologie wird es ebenfalls so gehandhabt. Die Organe müssen therapeutisch stabilisiert werden, um die im Gewebe eingelagerten und durch die Therapie wieder mobilisierten Toxine (z. B. Harnsäure-Ablagerungen) ausleiten zu können. Um die geeigneten Substanzen dafür zu finden, ist in der ayurvedischen Lehre das System der 20 Gunas grundlegend. Die verschiedenen Kanäle, deren Beschaffenheit und Aufgabe zu kennen bzw. Störungen zu erkennen ist wichtiger diagnostischer Teil im Ayurveda. Generell kann eingeteilt werden: Übermäßiger Fluss, ungenügender, verminderter Fluss, blockierter Fluss und gar kein Fluss durch die Srotas.

▶ Die 7 Dhatu-Srotas

Jedes Dhatu muss versorgt werden, was die Hauptaufgabe der Srotas ist. Die Srotas sind wesentlich beweglicher als die stabileren Dhatus und reagieren auch auf therapeutische Maßnahmen schneller.

Jedes Dhatu hat somit seinen eigenen Kanal für die Aufnahme der vom vorigen Dhatu produzierten nährenden Substanzen. Rasavahasrota, Raktavahasrota, Mamsavahasrota, Medavahasrota, Asthivahasrota, Majjavahasrota und Shukravahasrota sind ihre Namen.

▶ Die 3 Hauptkanäle für die Aufnahme

Pranavahasrota – Der Hauptkanal für die Atmung von Nase / Mund bis in die Alveolen trägt Prana in den Körper. Dies beinhaltet auch die Sauerstoffaufnahme und die 72.000 Nadis (Energiekanäle, vgl. Meridiane) Pranavahasrota ist bzw. trägt die Verbindung zwischen körperlicher und geistiger Ebene und ist Vata zugeordnet. Die Atmung ist daher unbedingt zu therapieren, wenn hier Störungen vorliegen. Auch die Unterdrückung der 13 natürlichen Dränge wirkt sich direkt auf Pranavahasrota aus.

Ambhuvahasrota – ist der zentrale Kanal für die Flüssigkeitsaufnahme und Verteilung im System und wird Kapha zugeordnet. Zu viel Feuchtigkeit und zu viel Trockenheit sind schädlich für diesen Kanal.

Annavaha Srota – Der Hauptkanal des Stoffwechsels
Dieser Kanal ist wie ein Schlauch und beginnt im Mund und endet am Anus. Wir kauen unsere Nahrung im Mund, Schlucken sie und über die Speiseröhre gelangt sie in den Magen, der als „Schale" alles von oben auffängt. In bestimmten Bereichen der traditionellen europäischen Medizin wird der Magen auch dem Planetenprinzip Mond zugeordnet, genauer dem Tierkreiszeichen Krebs. Die Kontraktionsbewegung mit Zerkleinerung, Einschleimung und Vermischung mit Magensäure ist Aufgabe des schlauchartigen Muskelorgans. Es gibt eine subtile Verbindung des Magens zu den Emotionen. Wird man

beispielsweise beim Essen durch einen Streit oder eine schlechte Nachricht gestört, kann einem leicht der Appetit vergehen oder die Mahlzeit kommt einem wieder hoch.

Die Magensäure ist pures Pitta und generell kann dem feurigen Prinzip die Funktion von Annavahasrota zugeordnet werden. Rohkost ist wesentlich schwerer zu verdauen als gekochte Nahrung, denn alles, was wir nicht außerhalb des Körpers auf dem Herdfeuer kochen, muss der Körper selbst kochen. Bei Rohkost benötigt er dafür vermehrt Gallenflüssigkeit. Im oberen Dünndarm kommen Pankreassaft und Galle zum „Chylus" hinzu und genau hier ist der Sitz von Pacaka-Pitta bzw. Jataragni, dem konzentriertesten Verdauungsprozess im Körper. Dieser Ort wird auch als Heimat oder Wurzel von allem Agni beschrieben und muss auch genau hier behandelt werden. Ein großes Problem ist die frühzeitige Fermentation von weißem Zucker bereits im Zwölfingerdarm, wodurch alkoholhaltige Gärprodukte entstehen können, die den Darm belasten und die Assimilation stören können.

Um eine Krankheit zu beseitigen, muss die Ursache, wie die Wurzel eines Baumes gekappt werden. Diese Anschauung finden wir auch bei Paracelsus, der viele Pathologien und Therapien weniger systematisch und dennoch ähnlich beschrieben hat. Eine Ausnahme ist hier das von ihm so genannte „Ens dei", die göttliche Form der Krankheitsursache. Sie kann nur angenommen, aber nicht therapiert werden. Auch im Ayurveda gibt es eine entsprechende Zuordnung. Sicher ist es für den Therapeuten besonders schwierig dies zu erkennen und adäquat zu kommunizieren.

▶ Die 3 Ausscheidungskanäle

Svedavahasrota – ist der Kanal für die Schweißbildung, der für Hautreinigung und den Abtransport von Abfallprodukten aus den ersten 3 Dhatus (Rasa, Rakta und Meda) zuständig ist. Es ist auch für Gesunde empfohlen, einmal am Tag aktiv durch Bewegung oder passiv durch Wärmeeinwirkung (Sonne, Sauna, etc.) zu schwitzen. **Purisavahasrota** – ist der Kanal für die Stuhlausscheidung, der besonders wichtig ist für die Konzentration des Stuhls und somit im Dickdarm steuert, ob und in welchem Ausmaß die Rückgewinnung von mineralhaltiger Flüssigkeit stattfindet (Durchfall / Verstopfung). **Mutravahasrota** – ist der Kanal für die Harnausscheidung, auch über den Urin werden Abfallprodukte aus dem Stoffwechsel von Rasa, Rakta und Meda ausgeschieden.

▶ Der „psychisch-emotionale" Kanal

Manovahasrota ist der Hauptkanal für das Denken und die Emotionen. Er transportiert Gefühle und Gedanken und wird von Prana Vayu gespeist bzw. genutzt. Jeglicher Stress wirkt sich auf die Funktion von diesem Kanal aus und alle psychosomatischen Störungen haben mit ihm zu tun.

▶ Die 2 speziellen Kanäle bei Frauen

Arthavahasrota ist zuständig für die Menstruationsflüssigkeit und ist direkt verbunden mit den Dahtus Rasa und Rakta. Die Menstruation ist sehr wichtig für die Reinigung von Shukradhatu (Fortpflanzungsgewebe) und wird von Pitta kontrolliert. Ayurveda verbietet die Behandlung von Frauen, die gerade ihre Blutung haben, da der natürliche Reinigungsprozess nicht gestört werden sollte. Streng genommen wird nicht einmal eine Massage oder eine Nasenspülung (Nasya) empfohlen. Die Menstruationflüssigkeit selbst ist kein Srota, sondern Upadhatu.

Der zweite weibliche Kanal ist zuständig für den Milchfluss und wird **Stanyavahasrota** genannt und ist abhängig von Arthavasrota, Shukra Dhatu und Rasa Dhatu.

7. Doshas in Dhatu

Die Doshas können für das spielerische Verständnis auch personellen Eigenschaften zugeordnet werden. Wenn ein Dosha zum Beispiel zu schwach ist, wie etwa Kapha in Magen, Lungen und Nebenhöhlen, dann haben es die anderen beiden Doshas leicht, dort einzuziehen.

Wenn ein vermehrtes, „wildgewordenes" Pitta im Körper umherzieht und beispielsweise an der geschwächten Lunge „vorbeikommt", kann es sein, dass Pitta hier „einzieht" und eine Lungenentzündung entsteht. Der neue Besucher (das wandernde Dosha) macht sich nach und nach das „neue Heim" zu Eigen und verändert es nach seinen Vorstellungen. Pitta findet es in den Lungen zu kalt und zu feucht, daher heizt es erstmal ein und streicht die Wände farbig (Entzündung / rot). Es kann aber auch ein Dosha im „eigenen Heim" zu stark sein. Dann entsteht bei Kapha zum Beispiel Nebenhöhlenverschleimung und später möglicherweise COPD.

Durch Verletzungen und andere Ursachen hat jeder Mensch seinen persönlichen Schwachpunkt, seine „Achillessehne", die besonders anfällig und schwach ist. Den „wandelnden" Doshas wird hier ein erleichterter Zugang erlaubt.

Ein Nervenproblem nur über Majja-Dhatu zu behandeln wäre eine symptomatische Therapie, die vermutlich schlechter und weniger anhaltend wirken wird. Zuerst muss Annavahasrota behandelt werden, dann Majja-Dhatu und abschließend folgen dann der Aufbau und die Stabilisierung. Majja (Mond-Prinzip) wird von Kapha gebildet und Vata (Merkur-Prinzip) nutzt den Nervenkanal. Bei Multipler Sklerose ist Kapha vermehrt und blockiert langsam und tiefgehend die Vata-Funktionen, Unbeweglichkeit stellt sich ein.

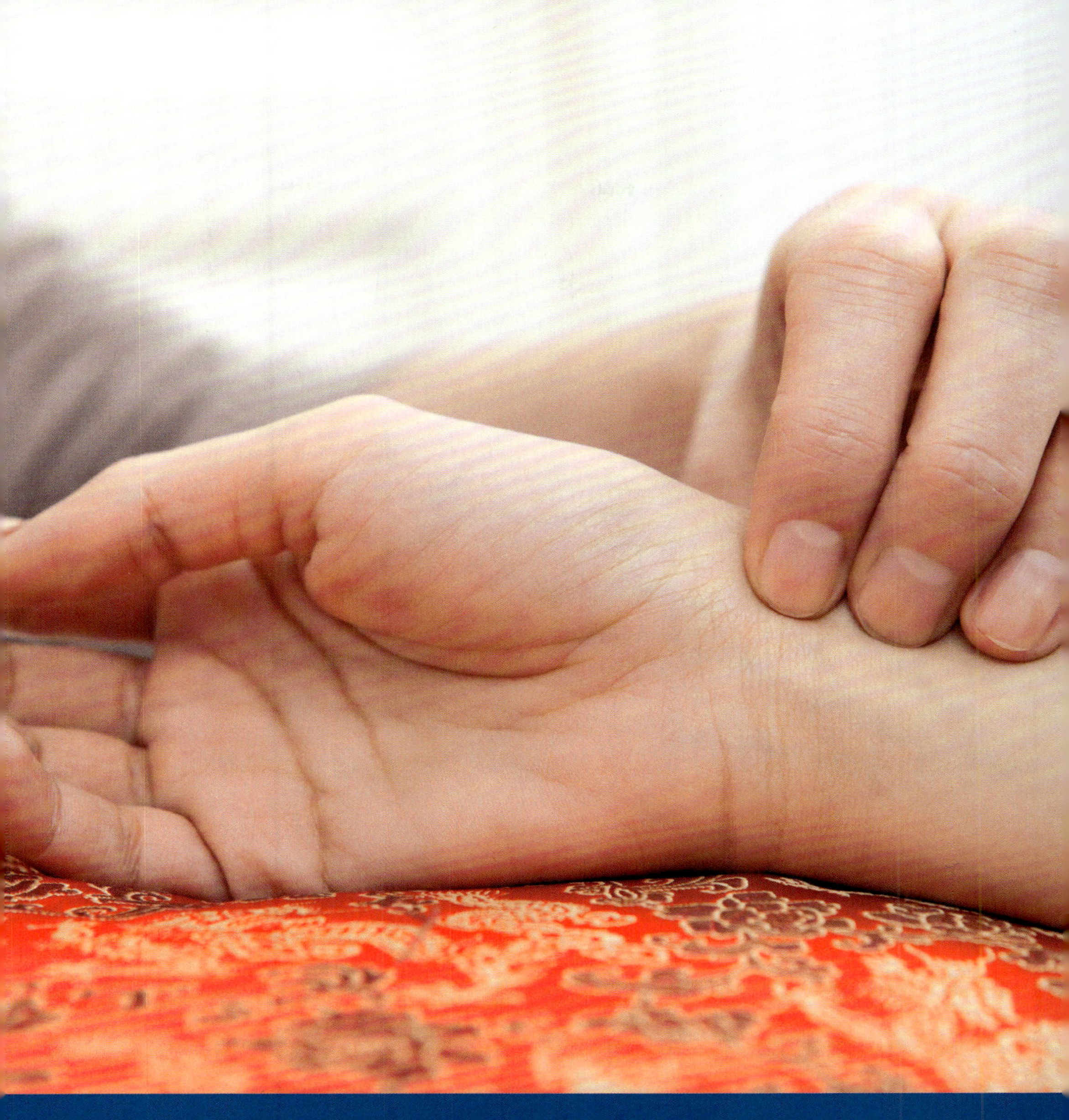

Ayurvedische Befundung

Im Abendland kennen wir neben der Schulmedizin vor allem die Pathophysiognomie (Antlitzdiagnose), die traditionelle Harnschau, die Irisdiagnose und verschiedene Biofeedback-Verfahren als Diagnosemethoden. Ebenso gab es die Pulsdiagnose bei uns, wenn auch nicht so verbreitet wie in anderen Traditionen. Die Befragung des persönlichen Horoskopes, insbesondere des Astrolabiums, ist auch in der westlichen Welt noch vereinzelt zu finden. Bei letzterem wird der Moment, in dem der Patient sein Anliegen dem Arzt/Therapeuten schildert, als Geburtshoroskop gedeutet. Auch im Ayurveda ist diese Methode bekannt und spielt vermutlich noch eine wichtigere Rolle als bei uns. Das wichtigste Diagnoseinstrument ist der Mensch, in diesem Fall der Arzt selber. Das Zusammentreffen des Arztes mit dem Patienten hat auch eine so feine Ebene, die bereits Tage vor der eigentlichen Befundung wirkt.

Ein ayurvedischer Heiler aus Nepal schnitt sich in meiner Anwesenheit aus Versehen in den Finger, murmelte irgendetwas in seiner Sprache und erklärte dann, dass es jetzt wisse worum es thematisch bei der Patientin am Nachmittag gehen wird. Die Selbstbeobachtung kann ein interessantes Indiz sein für die bevorstehende Situation. Ist man aus unerklärlichen Gründen aufgeregt bevor der Patient das Zimmer betritt oder herrscht ein anderer Gemütszustand vor, so kann man hier wahrscheinlich Zusammenhänge zur Symptomatik bzw. den Ursachen der Konsultation erkennen. Diese feine Ebene ist jedoch nichts für den bodenständigen Ayurveda-Arzt, der täglich viele Patienten sieht und behandelt. Eine übermäßige Verfeinerung der eigenen Wahrnehmung kann eben auch sehr negative Rückwirkungen auf den Behandler haben, da oft die Themen Abgrenzung und Selbstschutz vernachlässigt werden.

1. Anamnese

Der Therapeut muss eine gewisse detektivische Arbeit leisten, neigen doch die Patienten dazu unangenehme Ess- und Lebensgewohnheiten zu verdrängen, unverhältnismäßig einzuschätzen oder schlicht zu lügen. Wichtig ist, wie in anderen traditionellen Medizinsystemen auch, jeden Verdacht durch mindestens 3 Diagnosemethoden zu bestätigen. Also zum Beispiel durch Befragung, Zungen- und Pulsdiagnose, oder eben andere Diagnosemethoden, wie Harnschau oder ähnliches. Bei einem Vata-Symptom wie Schwindel, ist eine Grundlegende Vata-Ursache möglich. Durch Faktensammlung erst wird aus einer Möglichkeit eine Wahrscheinlichkeit und erst nach der dritten Bestätigung kann daraus eine vorläufige diagnostische Sicherheit werden. Erfahrene Ayurveda-Ärzte und

Therapeuten machen teilweise gar keine Aussagen zur Grund-Konstitution, beginnen die Behandlung und erst nachdem sie sehen, wie der Patient mitmacht und wie sich die Situation des betroffenen entwickelt, kommen sie zur Gewissheit. Dies ist durchaus eine seriöse und übliche Art Patienten zu behandeln. (Auch westliche Schulmediziner setzen häufig zuerst das übliche Medikament ein, warten ab, beobachten und versuchen dann das Nächste, falls das Erste nicht geholfen hat). Auch, dass das Therapiekonzept nach einiger Zeit angepasst werden muss, ist völlig normal und natürlich. Der Körperstoffwechsel verändert sich, die Umgebung und die Jahreszeiten, die der Patient durchwandelt ändern sich ständig. Leben ist Veränderung und Bewegung.

2. Befragung – Prakruti / Vikruti Pariksya

Als wichtigste Säulen der Befragung gelten zuerst der Appetit und der Stuhlgang, welche Aufschluss über den Zustand des Verdauungsfeuers (Agni) geben. Dann wird die Qualität und Dauer des Schlafes abgefragt, insbesondere zu welchen Zeiten geschlafen wird gibt Einblicke über die Rhythmen im Stoffwechsel. Danach wird gefragt was der Patient am Tage macht, welche Tätigkeiten er ausübt und wieviel er sich bewegt. Erst danach werde die Essgewohnheiten abgefragt und wie die Auswirkungen der Nahrung wahrgenommen werden (z. B. starke Müdigkeit oder Sodbrennen nach dem Essen).

3. Pulsdiagnose – Nadi Vijnana

Bei der Pulsdiagnose erhält der Therapeut vor allem einen Einblick in die Wirklichkeit des Patienten durch die Betrachtung von Vata, welches sich besonders am radialen Puls tasten lässt. Natürlich können alle drei Doshas und noch viel mehr auf diese Art untersucht werden, jedoch durch den Ausdruck von der Blutbewegung in Raktavahasrota. Welche Bewegung dominiert diesen Vata-Kanal ist die Frage. Die klassischen Texte ziehen 108 verschiedene Pulse, die mit der Bewegung von Tieren verglichen werden hinzu. Dies ist für uns im Westen aber weniger geeignet, denn ein „Schlangen-Puls“ oder ein „Frosch-Puls“ ist zwar denkbar, jedoch kaum in der alltäglichen Wahrnehmung eines Jeden als Beobachtung vorhanden und daher nicht naheliegend genug für die Beurteilung der Art des Pulses. Der krankhafte bzw. veränderliche „Tages-Puls“ (Vikruti) kann leichter ertastet werden als der konstitutionell „mitgebrachte Geburtspuls“ (Prakruti), vor allem bei chronischen Krankheiten. Das Ertasten des Pulses und die korrekte Interpretation sind sehr komplexe Vorgänge. Es können viele verschiedene Ebenen betrachtet werden und jede Aussage eines Arztes wird durch seine Subjektivität beeinflusst. Dies ist auch völlig natürlich, denn bereits im Vorfeld wird auf einer subtilen Ebene „entschieden“ welcher

Patient mit welchem Arzt zusammentrifft. Es kommt also auch auf das „Resonanzfeld“ zwischen Patient und Arzt an.

4. Zungendiagnose

Der Mundraum wird als Spiegel des Allgemeinzustandes angesehen. Wie ist die Zunge beschaffen? Ist sie eher spitz oder eher breiter und runder? (Prakruti) Ist sie belegt, geschwollen, trocken, rissig, blass, rötlich oder etwa schleimig (Vikruti)? Solche Zeichen sind wichtig für die Beurteilung des Zustandes der Doshas im Körper und vor allem ob Ama vorhanden ist (belegte Zunge).

5. Antlitzdiagnose

Die typischen Zeichen der Tridosha werden vor allem im Verlauf beobachtet. Wie verändert sich die Symptomatik? Wie ist die Ausstrahlung grundsätzlich? Welche Beschaffenheit hat die Haut? Ist sie blass, kalt, trocken, ölig, rissig, feucht oder warm? Wie behaart ist der Patient und wie sehen die Haare aus? Alle Zeichen, die beobachtet werden können, spielen eine Rolle. Die naheliegenden und offensichtlichen Merkmale sind meist die Wichtigsten.

6. Beschreibung der Grund-Konstitutionen

Auflistungen dieser Art sind in vielen Ayurveda Klassikern und moderneren Büchern zu finden. Kaum jemand wird diese Erscheinungsformen zu 100 % bei einem Patienten beobachten, als Orientierung können die Beschreibungen jedoch sehr hilfreich sein. Auch die Körpersignale und Ausscheidungen sind nur der Übersichtlichkeit halber aufgelistet. Zu bedenken ist, dass jeder Mensch ein Mischtyp ist. Jeder hat alle 3 Prinzipien in seinem Körper, sonst könnte er nicht bestehen.

▶ Vata-Typ

Der Körper ist eher dünn oder unregelmäßig, hat leichte Knochen, schmale Schultern, ist schlank, nimmt schwer zu, hat trockene, kalte und eher bräunliche Haut, schuppiges trockenes Haar, irreguläre Zähne, schmale und trockene Lippen, kleine und flinke Augen die immer in Bewegung sind, Augenbrauen sind dünn und trocken, die Hände klein, dünn und oft kalt mit trockener und rauer Haut. Der Stoffwechsel ist unregelmäßig mit variablem Appetit. Vata hat schnell wieder Hunger, reagiert rasch und hat ein wechselhaftes Durstgefühl. Der Stuhlgang ist eher hart und trocken mit Verstopfungsneigung. Der Urin ist wenig und farblos und es besteht kaum Schweißbildung. Die Menstruation ist oft schmerzhaft und gering. Vata ist immer sehr beschäftigt, schläft wenig und schlecht, hat aber auch eine schwache Ausdauer. Der Geist ist rastlos, neugierig und leicht zu beeinflussen. Angst und eine gewisse emotionale Kühle können bei Vata leicht aufkommen. Das bevorzugte Klima ist warm und feucht, weil ihm diese Eigenschaften entgegengesetzt sind.

▶ Pitta-Typ

Der Körperbau ist grundsätzlich eher moderat, also im mittleren Bereich. Pitta nimmt eher an Gewicht zu aber auch wieder ab. Die Haut ist warm, ölig und eher rosa. Die Haare sind dünn und fetten schnell mit Neigung zu frühzeitigem Ergrauen. Empfindliches Zahnfleisch mit Blutungen beim Zähneputzen sind auch eher Pitta-Eigenschaften. Die Lippen sind weich, rot und mittelgroß. Der Blick ist intensiv und durchdringend und der Patient neigt zu Entzündungen und Trockenheit. Die Hände sind warm und oft feucht. Der Appetit ist ausgeprägt und Hunger stellt sich selbst nach üppigen Mahlzeiten nach etwa 4 Stunden ein. Pitta hat großen Durst, muss oft gefärbten Urin und mehrmals täglich weichen Stuhl ausscheiden. Die Schweißbildung ist hoch und die Menstruation mittelschwer bis schwer. Der Schlaf ist kurz aber gut und die Ausdauer mittelmäßig ausgeprägt. Der Verstand ist scharf, beeinflussend und die Gefühle können von Warmherzigkeit über Ungeduld und Ärger bis hin zur Eifersucht führen. Pitta liebt es sich in kühlem Klima aufzuhalten, weil ihm vor allem diese Eigenschaft fehlt.

▶ Kapha-Typ

Bei Kapha-Typen oder Zuständen ist der Körper eher dick und schwer. Gewicht wird schnell zugelegt und alles ist im Vergleich zu Pitta etwas träge. Die Haut ist eher blass, kühl und fettig. Das Haar ist stark, wellig und etwas ölig. Die Lippen sind voll und geschmeidig und die Augen groß. Der Stoffwechsel ist langsam und Hunger kommt erst nach etwa 6 Stunden was typischerweise eher einen dicken und öligen Stuhl pro Tag mit sich bringt. Der Durst und die Urinausscheidung sind eher gering. Die Menstruation verläuft relativ regelmäßig und die Schweißbildung ist eher gering, auch weil das Bewegungsniveau recht niedrig ist, bei großer Ausdauer. Der Schlaf ist sehr lang und der Geist ist eher ruhig und langsam. Durch seine sich durchziehende Beständigkeit ist Kapha auch schwer zu beeinflussen und gefühlsmäßig eher gleichgültig und konstant. Kapha liebt ein trockenes und warmes Klima, weil ihm genau diese Eigenschaften fehlen.

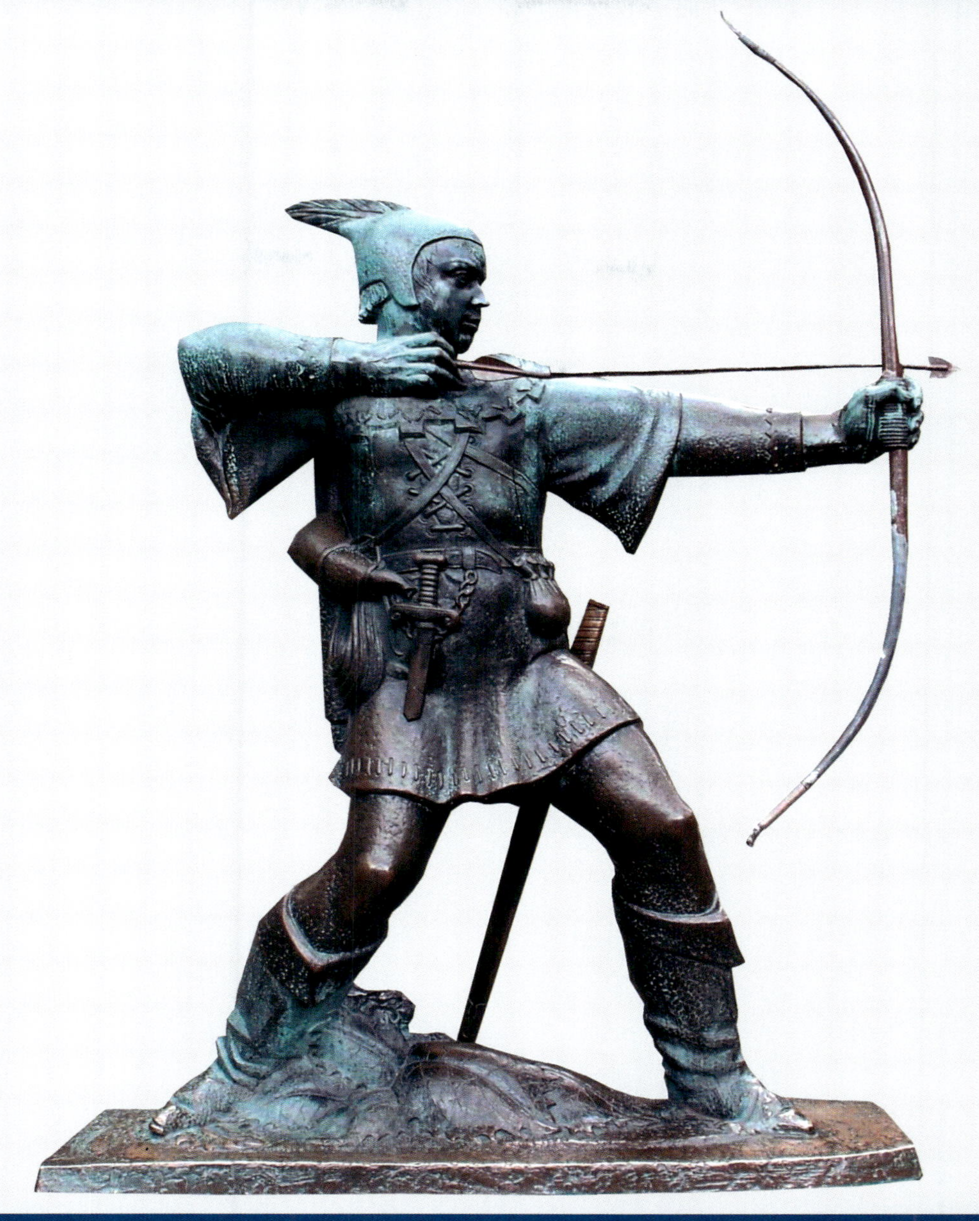

Wichtige therapeutische Maßnahmen

Eine professionelle ayurvedische Therapie beinhaltet immer mehrere dieser folgenden Maßnahmen. Die individuelle Kombination ist unbedingt nötig und erst nach einer oder mehreren Befundungen möglich. Natürlich kann man ganz pauschal darauf schließen, dass eine fettleibige Person leichtere Nahrung und mehr schweißtreibende Bewegung benötigt. Das wäre auch nicht falsch, aber vermutlich nicht vollständig genug.

Auch die Reihenfolge der Anwendungen und deren Intensität sind unbedingt von einem Therapeuten zu beurteilen. Besonders bei chronischen Beschwerden ist die Gesamtsituation des Patienten möglichst genau einzuschätzen, um die krankmachenden Faktoren ins Bewusstsein zu bringen.

Um eine langfristige Änderung, sprich Heilung, herbeizuführen muss sensibel geklärt werden, welche Maßnahmen selbst durchführbar sind und für welche es ambulanter oder stationärer Hilfe bedarf.

Langhana (von laghu = leicht, erleichternd, abbauend)
Besonders bei Kapha-Störung mit trägem Metabolismus, aber z. B. auch bei Pitta mit Übergewicht

Pachana (was der Verdauung hilft)
Die passende Menge der geeigneten Nahrung zu sich zu nehmen ist die Grundlage. Kräuter und Gewürze, die das zu verspeisende Gericht selbst ausgleichen und verdaubarer machen oder die weiter unten aufgelistete Ama-Ausleitung treffen hier zu.

Dipana (langfristig stabilisierend für die Verdauung)
Das Verdauungsfeuer soll nicht nur kurz und stark sein, wenn beispielsweise Sushi mit viel Ingwer gegessen wird, sonders es sollte konstant bzw. im natürlichen Rhythmus „brennen". Fenchel ist hier ein wichtiges Gewürz. Man kann bei dauerhaftem Ama im Körper trotz verschiedener Gegenmaßnahmen auch über einige Wochen sich langsam steigernd bis zu 50 g Fenchelsamen täglich gut gekaut essen. Dies wird den Dipana-Effekt bringen und Agni langfristig stabilisieren.

Snehana (innere und äußere Ölung, öffnet die Kanäle)
Öl ist ein wichtiges Element, um den Körper zu befeuchten und ihn geschmeidig zu machen. Es müssen qualitativ hochwertige Öle sein, die innerlich und äußerlich angewendet werden. Für die tägliche Einölung (Abhyanga) sollten eher neutrale Öle benutzt werden. Zum Beispiel Sesamöl für Vata und Kapha, Sonnenblumen-, Cocos- oder Olivenöl für Pitta. Es gibt viele spezielle therapeutische Kräuteröle für den Körper auf dem Markt, ausprobieren lohnt sich. Innerlich den Körper gut zu ölen ist im Ayurveda zentrales Thema. Besonders Ghee, das Butterfett wird zur Entgiftung und Ausleitung genutzt. Äußerlich ist die Anwendung von Ghee auch überliefert. Bestimmte Massageöle

beinhalten Ghee neben anderen Ölen und Kräutern. Purer Ghee sollte eher lokal z. B. bei Verbrennungen aufgetragen werden. Eine vollständige äußere Einölung mit Ghee kann sehr angenehm und nützlich sein. Wichtig ist es sämtliche Reste an der Hautoberfläche und der Wäsche gut abzuwaschen, da Ghee recht schnell ranzig riechen kann nachdem er aufgetragen wurde.

Svedana (Schwitzen, öffnet auch die Kanäle)
Ob passives oder aktives Schwitzen sinnvoll ist muss individuell entschieden werden. Therapeutisch wird gerne die Schwitzbox, eine Art Dampfsauna genutzt. Es ist ein Kasten, in den man sich hineinsetzt und den Körper bedampfen lässt, während der Kopf außerhalb bleibt und keinen warmen Dampf abbgekommt. Meistens wird diese Massnahme bei trockenen und kalten Störungen gewählt. Der Körper wird vorher eingeölt und massiert, danach setzt man sich in die Schwitzbox, um die Poren noch weiter zu öffnen und das Öl und die Wärme tiefer eindringen zu lassen. Anschließend wird geduscht und geruht.

Shodana (tiefgreifende Reinigung, Panchakarma)
Die tiefste und aufwändigste Ayurveda-Kur, sozusagen das Herzstück des Ayurveda. Es soll über mehrere Wochen entspannt, gereinigt, mobilisiert und schließlich ausgeschieden und aufgebaut werden. Dies klingt angenehm, da der Begriff Panchakarma in der Phantasie meist mit einem Wellnesshotel unter Palmen in Verbindung gebracht wird. Tatsache ist, dass eine solche Kur, wenn sie richtig ausgeführt wird vor allem zwei Dinge kostet: Geld und Kraft. Geld, weil viel Personal nötig wird, um den Rahmen zu schaffen und Kraft, weil der Körper alte halbverdaute Schlacken wieder „aufwecken" und mobilisieren muss.

Das bedeutet vor allem Arbeit für die Organe Leber und Nieren. Aber auch psychisch kann so eine Kur äußerst anstrengend sein. „Abgekapselte" und im Gewebe gespeicherte Emotionen werden wieder aktiviert und müssen nachträglich verdaut werden. Viele Patienten durchlaufen handfeste Krisen während einer Panchakarma-Kur.

Samsarjana – aufbauen und stärken
Nach durchlaufenen Krankheiten oder auch nach Panchakarma-Kuren muss der Körper wieder aufgebaut und gestärkt werden. Das oft darniederliegende Agni muss langsam wieder entfacht werden und bis es wieder gesundes und kräftiges Dhatu produzieren kann dauert es eben. Der Hauptgrund, warum es vielen Menschen nach einer Kur im fernen Osten zu Hause schlecht geht, ist, dass sie sich nicht ausreichend geschont und gestärkt haben.

Die Diät nach einer großen Reinigung der Gewebsebenen und nach schwerer Krankheit wird beschrieben als langsam aufbauend, der Kapazität von Agni entsprechend. Zuerst wird Mandha – flüssige Nahrung gegeben, also zum Beispiel nur das Kochwasser von Getreide und Gemüse mit eher sanfteren Gewürzen. Wenn das Verdauungsfeuer nun langsam wieder entfacht wird, kann zu dickerer, trinkbarer Suppe (Peya) übergegangen werden. Nach und nach kann das Agni nun auch halbflüssige Nahrung wie dickere Suppe (Vilepi) und Brei akzeptieren und erst zum Schluss der Aufbauphase kann wieder normale feste Nahrung (Bhakta) eingenommen werden.

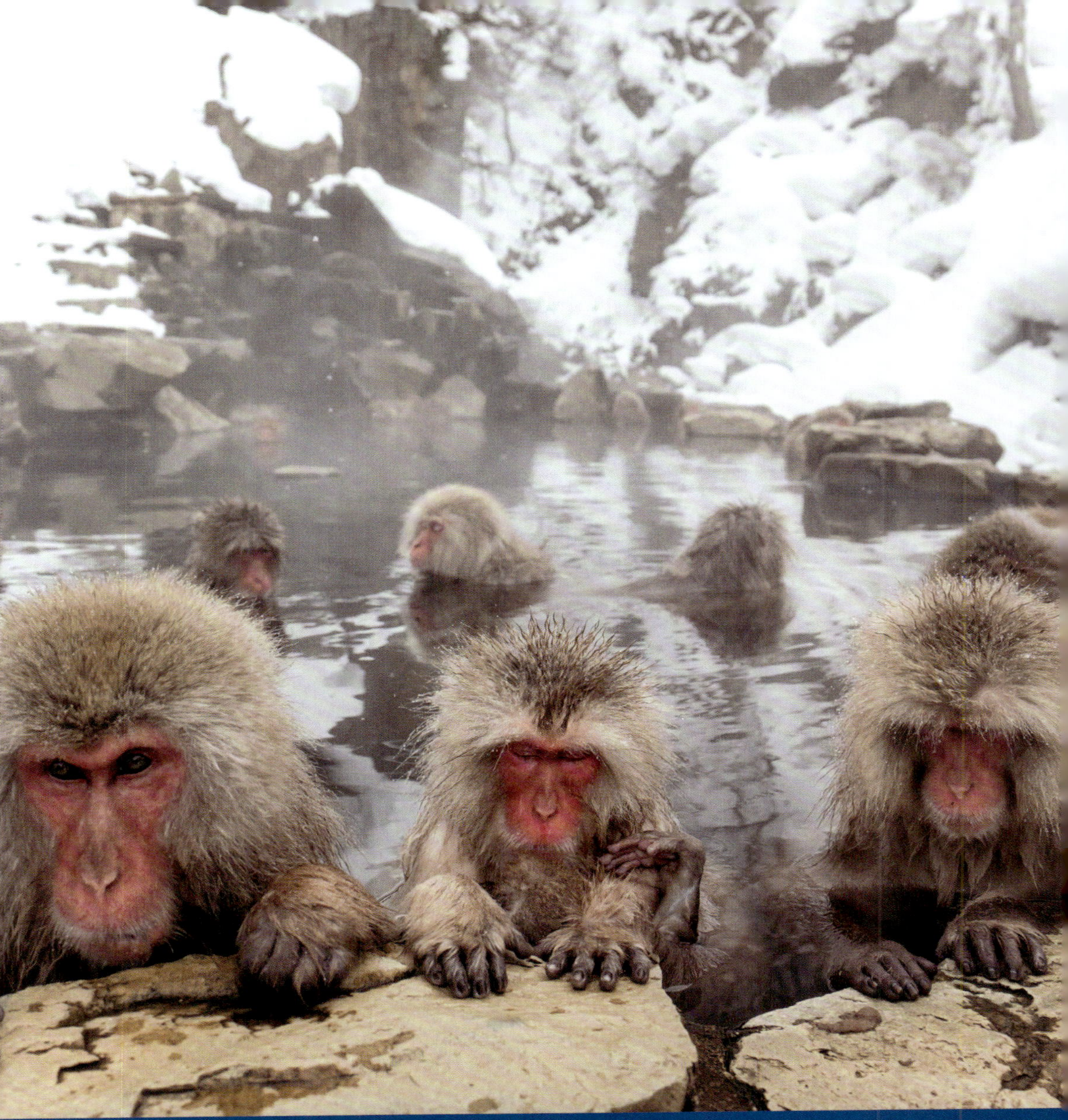

Die 20 Gurvadi Gunas – 10 Gegensatzpaare

Alle materiellen Dinge sind in dieser Welt der Dualität „unterworfen". Was auch immer es ist, das sich ausdrücken und ins Leben kommen will hat ein Anfang und ein Ende - eine Geburt und einen Tod. Oft als Eigenschaften übersetzt, genauer noch wörtlich als Strang, Faser oder Faden bezeichnet, beschreiben die Gunas wie sich das Universum zusammensetzt. In den klassischen Texten werden die wichtigsten Inhalte immer zuerst genannt, manchmal auch durch Schriftgrösse hervorgehoben. Heiß und kalt sind neben leicht und schwer mit die wichtigsten Eigenschaften.

Die Lehre der Substanzen (Dravyguna) ist vergleichbar mit der heimischen Signaturenlehre. Eine Substanz, wird beobachtet und untersucht um auf die vorherrschenden Prinzipien ihrer Lebensstrategie und ihr Wesen zu schließen.

Egal, ob es sich um eine Arbeiterbiene handelt, die im Hochsommer nur wenige Wochen alt wird oder um eine Schildkröte, die über hundert Jahre auf Erden leben kann, ob Gänseblümchen oder Eiche, alles wird geschöpft, manifestiert sich und vergeht wieder. Selbst bei Mineralien verhält es sich so, wenn auch langsamer und somit schwieriger für uns zu beobachten.

Auch wir Menschen unterliegen natürlicherweise dieser Gesetzmäßigkeit, die von vielen Suchenden und Praktizierenden mehr oder weniger erfolgreich aufgehalten oder sogar umzukehren versucht wird. Mit der Natur zu leben, also innerhalb der natürlichen Rhythmen, ist eine wesentlicher Bestandteil des gesunden Lebens und Alterns. Manch einer wünscht sich wieder wie ein Zwanzigjähriger auszusehen, lässt sich mit Botox behandeln und konsumiert viele Nahrungsergänzungsmittel, doch meist ohne nennenswerten Erfolg. Um ein tiefgehendes Verständnis über uns selbst und unsere Umgebung zu entwickeln, hilft uns das Studium der mindestens 20 Gunas.

Generell gilt: Niemals Nahrungsmittel mit gegensätzlichen Eigenschaften mischen.
Zum Beispiel: Nie Sesam und Ghee gemeinsam ins Essen, da Ghee eher kühlt und Sesam wärmt.

Nie Salz und Milch mischen, da Salz erwärmt und Milch kühlt. Auch die heute erhältliche Schoko-Chili Eiscreme ist nicht zu empfehlen, da süße Schokolade kühlt (der herbe Geschmack der Cacaobohne kommt selten wirklich zum Vorschein) und die Schärfe der Chili natürlich eher erhitzt.

	Gunas sanskrit	Eigenschaft	Dosha	Gunas sanskrit	Eigenschaft	Dosha	Mahabhuta	Element
1	Guru	Schwer	Kapha	Laghu	Leicht	Vata	Akash ↑	Äther
2	Manda	Stumpf, Moderat	Kapha	Tikshna	Scharf, stechend	Vata	Akash ↑	Äther
3	Hima / Sitha	Kalt	Kapha	Ushna	Heiß	Pitta	Vayu ↑	Luft
4	Snigdha	Viskös, unktuös	Kapha	Ruksha	Trocken, rau	Vata	Vayu ↑	Luft
5	Slakshna	Geschmeidig, undurchsichtig	Kapha	Khara	Rau, kann Bruch herbeiführen	Vata	Agni ↔↑↓	Feuer
6	Sāndra	Dicht, vikös, mittelfest	Kapha	Drava / shara	Fließend, flüssig, verteilend	Pitta	Agni ↔↑↓	Feuer
7	Mŕudu	weich	K / P	Kathina	hart	Vata	Jala ↓	Wasser
8	Sthira	Statisch, stetig	Kapha	Chala	Fließend, mobil	Vata	Jala ↓	Wasser
9	Sūkshma	Subtil, fein, winzig	Vata	Sthūla	Grob / dick	Kapha	Prithvi ↓	Erde
10	Vishada	Klar, nicht-schleimig, porös	Vata	Pichila	Undurchsichtig, schleimig, gelantiös	Kapha	Prithvi ↓	Erde

Wenn zwei Gunas mit gegensätzlichen Qualitäten aufeinandertreffen, dann überwiegt das stärkere Guna das Schwächere.

1. a) **Laghu, leicht**: Luft und Feuer sind die oberen Elemente, bzw. gehen nach oben wie eine Flamme. Medizin mit diesem Charakter bringt Leichtigkeit und kann auch zum therapeutischen Erbrechen eingesetzt werden.
   b) **Guru, schwer**: auch das Metall Blei trägt den Namen guru. Süße, fettige und eiweißhaltige Speisen sind besonders schwer.

2. a) **Tiksna, scharf / stechend**: alle Gewürze sind mehr oder weniger scharf.
   b) **Manda, langsam**: schwer verdaubare Substanzen verlangsamen die Bewegung.

3. a) **Sita, kühlend**: Wasser ist kalt, Kapha hat die Eigenschaft kühl zu sein.
   b) **Usna, heiß**: Agni ist heiß. Ein feuriges Gewürz wie Chili brennt auf der Zunge.

4. a) **Snigdha, viskös, zähflüssig**: die Fähigkeit zwei Substanzen zu vermischen. Beispiele: Erde mit Wasser gemischt gibt Schleim, Wasser verfliegt aber mit der Zeit und vorher setzen sich die schweren Partikel am Boden ab. Wasser ist somit nicht snigdha. Erde mit Rhizinusöl vermischt gibt einen Brei, der sehr lange zäh und klebrig bleibt ohne zu trocknen. Rhizinusöl ist ein sehr klebriges und beständiges

Öl, was im Vergleich zu Sesamöl auf der Haut schwerer einzieht und kaum verfliegt.

b) **Ruksha, trocken & rau**: Sand ist ruksha. Auf einer rauen Oberfläche, entsteht bei bewegter Berührung mehr Reibung als bei einer glatten Oberfläche.

5. a) **Slakshna, klebrig & zusammenhaltend**: gekochter klebriger Reis ist slakshna, so wie Töpferlehm, Knochen und Knochenmark.
   b) **Khara, locker & rau**: ungekochter trockener Reis ist khara, so wie auch abgestorbene Baumrinde.

6. a) **Dvara / Sara, fleißend**: wie Wasser oder auch fließendes Blut. Zu wenig oder zuviel dvara ist nicht gut.
   b) **Sandra, mittelfest**: zum Beispiel wie die Konsistenz von dickem Blut, beim Beginn eines Aderlasses.

7. a) **Mrdu, weich**: Wie bei Muskel- und Fettgewebe. Jede weiche Substanz hat einen gewissen Wasseranteil.
   b) **Katina, hart**: harte, stabile Knochen werden durch Substanzen, die Katina fördern gebildet.

8. a) **Sthira, stetig**: Beständigkeit und Stabilität, wie etwa bei Knochen. Eine Rasayana-Kur für gesunde Menschen ist festigend.
   b) **Sara, fließend**: Harntreibende Mittel können das „Abfließen" und somit sara fördern.

9. a) **Sukshma, subtil**: so wie Agni alles im (gesunden) Körper durch seine durchdringende feine Wärme erreichen kann.
   b) **Sthula, grob**: anschwellend, wachsend wie Hefeteig.

10. a) **Pichila, schleimig**: in etwa so wie Speichel.
    b) **Vishada, klar**: Wichtig für die Urindiagnostik, klarer Urin ist vishada, trüber Urin enthält Kapha und hat mehr pichila.

1. Dravyaguna – „Eigenschaften der natürlichen Dinge"

Die Geschichte von Caraka (oder Agnivesha, das ist nicht eindeutig), der mit seinen Mitschülern in die Wälder ausgeschickt wurde um nur eine Substanz zu finden, die keine Heilkraft besäße ist recht bekannt. Der erste Schüler kam mit einem Steppengras zurück und hielt dies für nicht heilwirksam. Der Zweite kam mit einem Stück vertrockneter Wurzel und meinte, sie sei zu nichts zu gebrauchen. Nach vielen Wochen kam ein zerzauster und verzweifelt wirkender Caraka mit leeren Händen zurück und berichtete mit hängenden Schultern seinem Meister, dass es ihm leid tue, er habe in der Natur nichts finden können, das keine Heilkraft besäße. Caraka hatte als einziger die Prüfung bestanden.

Jede natürlich vorkommende Substanz hat eine bestimmte Wirkung auf den Körper. Die Art, wie diese Substanz zubereitet wird und mit welchen anderen Substanzen sie gemischt wird spielt eine entscheidende Rolle.

Im Rasa Shastra, der vedischen Alchymie, geht es vorwiegend darum Metalle und Mineralien so zu bearbeiten, dass ihre Kraft aufgeschlossen und sie vom Körper „verstanden" wird. Die Verfahren sind je nach Substanz mehr oder weniger Komplex. So ist es etwas weniger aufwändig, ein simples Mondstein-Pulver (Pisthi) zuzubereiten, als ein Metall wie Kupfer zu verarbeiten. Immer geht es darum, die an sich als unverdaulich geltenden Substanzen durch Hitze zu kochen und somit zu vegetabilisieren. Etwas humorvoll ausgedrück, will man das „Gold" zum „Gemüse" machen, zumindest was die Assimilierbarkeit betrifft. Es soll ein „Bhasma" entstehen, eine Mineral- oder Metallasche. Bei den leicht verdaulichen Lebensmitteln bedarf es im Vergleich wesentlich weniger Feuer, die Zubereitung geht schneller und wir können und müssen größere Mengen davon aufnehmen.

▶ Regional und Saisonal

Natürlich sind Lebensmittel aus der direkten Umgebung zu bevorzugen, wenn diese von hoher Qualität sind. Transportwege von unter 100 km sind aus vielerlei Gründen sinnvoll. Ein Grund ist, dass wir relativ leicht ein Gefühl dafür bekommen, was gerade saisonal zur Verfügung steht. Erdbeeren im März zu konsumieren, nur weil sie beim Händler günstig verfügbar sind, sind ein einfaches Beispiel dafür, dass wir den Bezug zu unserer uns direkt umgebenden Natur verloren haben. Nicht nur, dass wir uns der weiten Transportwege und deren Auswirkungen nicht bewusst sind, auch unsere Körper brauchen zu dieser Zeit kein derartiges Obst. Ebenso sind Tomaten am Ende des Winters sind eher nicht zu empfehlen, da sie einerseits kühlend wirken und vor allem, wenn unreif geerntet, einen erhöhten Säuregehalt aufweisen. Auf der anderen Seite ist es auch nicht förderlich auf importierte Waren zu verzichten, denn man kann natürlich heimische Äquivalente für bestimmte Gewürze und Lebensmittel finden, bei manchen wird man es vermutlich eher schwer haben. Zimt und Pfeffer werden beispielsweise bereits seit vielen Jahrhunderten gehandelt, auf diese wunderbaren Zutaten möchte ich ungern verzichten. Auch Oliven und Zitronen aus dem mediterranen Raum sind schon sehr lange bis hoch in den Norden bekannt, so dass man diese natürlichen Dinge schon fast als heimisch bezeichnen könnte. Ich meine damit aber eher den Verzehr geringerer Mengen importierter Ware, eher Gewürze, als Obst und Gemüse. Die Basis unserer Nahrung sollte regional angebaut sein. Nahrung als Medizin ist aus ayurvedischer Sicht ein „Muss". Wichtig ist zu bedenken, dass je nach Schwere der Krankheit ein strenges Regime eingehalten werden sollte, da die Gewebsebenen des Körpers hauptsächlich durch unsere aufgenommene Nahrung gebildet werden. Bei einem gesungen Menschen dauert die Verfeinerung und Assimilation seiner Nahrung bis zu Bildung der Fortpflanzungsgewebe, selbst bei einem schnellen Stoffwechsel (Agni) mindestens 28 Tage, meistens aber länger. Somit dauert eine wesentliche und anhaltende Umstimmung des Körperstoffwechsels durch Ernährung allein relativ lange, gemessen an der heutigen kurzen Aufmerksamkeitsspanne im modernen Lebenswandel unserer Gesellschaft.

▶ Appetit und Hunger

Hunger ist das „Langzeit-Gefühl" im Bauch, das heute noch manche unserer Eltern und Großeltern aus der Nachkriegszeit kennen. Wer sich damals als Kriegs- bzw. Flüchtlingskind wochenlang hauptsächlich von Sauerampfer-Suppe oder ähnlichen wenig nahrhaften Dingen ernähren musste, wird das nicht vergessen haben. Solche Erfahrungen können so prägend sein, dass sie sich auf das ganze Leben auswirken.

Während des Wachstums auf eine solche Diät gesetzt zu werden ist äußerst ungünstig. Auch wenn diese Phase ohne gesundheitliche Einbußen überstanden wurde, bleibt oft eine gewisse Art der Traumatisierung aufgrund des langen Hungergefühls. Heute erleben wir zum Glück zumindest im deutschsprachigen Raum überwiegend so viel Wohlstand, dass wir frei sind von solchen existenzbedrohenden Situationen. Ein alter Landwirt sagte einmal die zum Thema passenden Worte zu mir: *„Solange die Äpfel von den Bäumen fallen und unten verrotten, kann's uns noch nicht so schlecht gehen …"* Wir laufen aber lieber zum Discounter, weil es bequemer ist und kaufen unsere geschälten und gehackten Zwiebeln, damit wir mehr Zeit vor dem Flatscreen haben und uns nicht mit so unwichtigen Dingen beschäftigen müssen, wie dem Zubereiten von dem, was uns nährt. Es ist auch ein Dilemma, dass wir scheinbar immer in Eile sind und permanent beschäftigt sein müssen. Besonders für Pitta kann es problematisch werden, nicht rechtzeitig zu essen. „Hunger macht böse" sagte man früher und meinte damit, dass jemand, der ein cholerisches Temperament hat, also ein hohes Pitta und starkes Agni, ohnehin gerne genießt und dann vor lauter beschäftigten Treiben die Essenszeiten verpasst und sich wundert, dass ihn seine Umwelt ohne Mittagessen nach 14 Uhr unausstehlich findet. In einer amerikanischen Studie wurde belegt, dass Richter, die täglich in Gerichtsverhandlungen sind und Urteile fällen, in der Zeit kurz vor Mittag durchschnittlich strengere Strafen belegen als nach dem Mittagessen. Vata muss auch regelmäßig essen, aber aus anderen Gründen. Er hat eher das Problem die Bodenhaftung zu verlieren und zu kalt und luftig zu werden. Er macht sich Sorgen, wird zitterig und zerstreut, also hilft ihm vor allem das Essen von warmen Speisen. In dem Kapitel über die Doshas gehen wir noch detaillierter darauf ein. Der Begriff Appetit hat mehr mit der Menge des aufgenommen Nahrung pro Mahlzeit zu tun. Die Unterscheidung kann in der Anamnese helfen mehr Klarheit über Natur und Gewohnheiten eines Patienten zu gewinnen. In der Caraka Samhita wird auch genau beschrieben, dass sogar die am besten geeignete Nahrung zur falschen Zeit und in der falschen Menge eingenommen wiederum die Doshas stört.

▶ Die passenden Lebensmittel

Wir unterscheiden bei der Wahl der Speisen hauptsächlich zwischen entlastender Nahrung, welche Langhana gennant wird und vom dem Wort *Laghu* = *leicht* kommt und aufbauender Nahrung, welche *Brihmana* genannt wird, was so viel heißt wie kräftigend. Eine übergewichtige Person, deren Agni schwach ist, wird mit Langhana behandelt. Ein krankes Kind, eine stillende Mutter oder Patienten die besonders schwach und ausgezehrt sind werden, zumindest was die Diät betrifft, mit Brihmana behandelt. Diese Logik überrascht nicht, denn auch bei uns wird es prinzipiell so empfohlen. Die Großmütter wußten, dass eine Hühnersupper (aus Suppenhuhn mit Knochen lange gekocht) und Milchreis Kraft geben und die Rekonvaleszenz beschleunigen. Andererseits lesen wir bei älteren naturheilkundigen wie Bernd Aschner, dass die Hyperkalorie (zu viel Essen), bei Menschen die übergewichtig sind und sich wenig bewegen, eines der Hauptprobleme ist.

▶ Babynahrung

Muttermilch wird auch im Ayurveda als hochwertigstes Nahrungsmittel für einen neugeborenen Menschen angesehen. Es gibt auch in Deutschland Eltern, die sich, als die Muttermilch ausblieb eine Ziege angeschafft haben und das Tier im Garten hielten, um ihren Säugling mit deren Milch zu ernähren. Zwar ist das eher eine romantische Vorstellung für Stadtmenschen, die jedoch durchaus interessant sein kann, wenn man sich ohnehin schon nach einer Veränderung sehnt. Wer das oft hektische Stadtleben besonders mit dem eigenen Nachwuchs schwer erträgt, der sollte nach Möglichkeit einen Umzug aufs Land, hin zu mehr Ruhe und Natur erwägen. Mit ein Grund, warum die Rishis begannen Ayurveda zu lehren und aufzuschreiben war, dass sie über die gesellschaftliche Entwicklung mit der steigenden Tendenz hin zur Städtebildung besorgt waren. Die heilsame Atmosphäre, die von der Natur und ihren Tieren ausgeht, wurde damals als essentiell angesehen. Wie weit wir heute davon entfernt sind, können Sie einfach feststellen, wenn sie dieses Buch gerade in der U-Bahn einer Großstadt lesen und nur einen Augenblick aufschauen.

Der Beginn der Zahnung ist zumindest theoretisch der Zeitpunkt, wann einem Kleinkind Beikost gegeben werden kann. Das Kind wird meist jedoch selbst den Moment bekanntgeben, ab wann „zugefüttert" werden soll.

Wichtig ist dann die passenden Dinge zu wählen und dem Kind keine Tamas-verstärkende Nahrung zu geben, also besonders keine Konserven. Brei aus dem Gläschen ist nur eine Option für den „Notfall" und sollte nicht die tägliche Routine darstellen. Muttermilch, reifes Obst, gekochtes kraftspendendes Wurzelgemüse und ab dem 6. Monat weichgekochtes Getreide sind die wichtigsten Lebensmittel für Säuglinge.

Vollkorngetreide wie Dinkel, Hafer, Weizen und Reis sollte so lange gekocht werden, bis es vollständig zerfällt, was deutlich mehr als eine halbe Stunde dauern kann. Baby-Getreidebrei ist praktisch, da er schnell angerührt und servierfertig ist. Dinkel ist aber ein an sich recht fettes Getreide, was durch die industrielle Verarbeitung zu „zartschmelzenden" Flocken wahrscheinlich Einbußen macht.

Das einzige Fett, was Babys (neben dem Fett in der Muttermilch) verdauen können ist nach ayurvedischer Erkenntnis nur Ghee (aus Kuhmilch). Es ist die Essenz von Milch und wird sehr einfach vom Körper assimiliert. Auch Patienten mit schweren Magenkrankheiten und Magenoperationen mit Teilentfernen des Organs, können Ghee immer noch am besten vertragen. Die Verdauungsenzyme von Babys bilden sich besonders während der ersten fünf Lebensjahre aus, daher ist es wichtig ihre Körper nicht mit zu vielen verschiedenen Lebensmitteln in einer Mahlzeit zu belasten. Eine Sorte Obst, eine Getreideart und eher nur 1–2 Gemüsesorten gemischt geben. Erwachsene, die so erkrankt sind, dass sie gar nichts mehr verdauen können, könnten nach einer Entgiftung und Umstimmung auf die aus der frühen Kindheit geprägten Lebensmittel zurückkommen, da ihre Verdauungsenzyme darauf geschult sind und sich „erinnern" können. Ob dies tatsächlich eine Option ist, muss im Einzelfall entschieden werden. Babys und Kleinkinder werden durch zusätzlich gegebene Pasten aus eingeweichten Nüssen (ohne Schale), Ghee und Honig besonders gut genährt. Caraka schreibt Honig und Ghee sollten nicht im Verhältnis 1:1 eingenommen werden, sonst entstehe Ama und die Wirkung wäre toxisch. Jedes andere Mischungsverhältnis ist jedoch wunderbar hilfreich und schmackhaft. Aus ayurvedischer Sicht ist Honig in kleinsten Mengen auch für zu Babys empfehlen, denn die darin enthaltenen Enzyme (Agni) helfen die Verdauung und somit das Immunsystem des Kindes aufzubauen und zu stärken. Natürlich ist dies nur auf eigene Verantwortung zu probieren. Hier gilt wie immer, die Dosis macht das Gift. Einem gesunden 6 Monate alten Kind kann eine Messerspitze Honig zum Probieren kaum schaden. In Indien geben die Eltern den kleinen Kindern manchmal ein Stückchen Amla-Frucht zum Lutschen. Diese ist so unangenehm sauer, dass die Kinder danach froh über jeden anderen Geschmack und später, so zumindest die Hoffnung der Eltern, weniger heikel bzw. wählerisch beim Essen sind. Chavanprash und Leyhams sind trotz des Zuckergehalts für Babys und Kleinkinder aus ayurvedischer Sicht kein Problem. Es wird sogar empfohlen, langsam in kleinen Mengen (ab ca. dem 6.–9. Monat) damit zu beginnen, weil diese Marmeladen einfach zu verdauen sind und auch das Verdauungsfeuer und somit die Abwehrkräfte gestärkt werden.

▶ Frühstück

Die Zeit am Morgen, etwa zwischen 6 und 10 Uhr ist Kapha-Zeit. Das Verdauungsfeuer ist normalerweise nicht besonders stark. Je nach Typ und auch Konditionierung sollte eher leicht verdauliche Nahrung gegessen werden. Das Continental-Breakfast, wie es in Hotels oft angeboten wird, ist nur teilweise zu empfehlen. Es ist erstaunlich, was sich viele Gäste an Menge und Vielfalt einverleiben. Meistens kann am Buffet (oder auch an der Supermarktkasse) gut studiert werden, ob sich jemand seines Temperamentes entsprechend ernährt. Erstmal ein Croissant mit Latte Macchiato, dann Würstchen, Ei, Speck, verdünnter und gezuckerten Orangensaft aus der Tüte, gefolgt von Marmeladenbrot, Käse und Wurst, Früchten oder Joghurt, zum Schluss noch ein Glas Prosecco, weil es ja im Urlaubspaket inbegriffen ist. Dieses übertriebene Bild ist leider kein Witz, sondern im Leben von vielen Menschen Realität. Kaum jemand wird dauerhaft eine so hohe Verdauungskapazität haben, dass eine solche Lebensweise keine Nebenwirkungen hat. Am ehesten sind es Pitta-Typen, die mit dem Durcheinander zurechtkommen und nur hin und wieder etwas gegen das Sodbrennen einnehmen müssen. Kapha-Typen oder Menschen, die übermäßiges Kapha reduzieren wollen, sollten auf das Frühstück komplett verzichten und nur heißes Wasser oder Kräutertee trinken. Für Kapha ist auch das derzeit stark im Trend liegende intermittierende Fasten eine geeignete Möglichkeit Gewicht zu reduzieren und wieder beweglicher zu werden. Angenommen um 19 Uhr wird zu Abend gegessen, dann sollten es mindestens 14 Stunden sein, bis das Frühstück am nächsten Tag eingenommen wird. Besser noch ist, wenn es 16 Stunden sind. Es sollte ein richtiges Hungerfühl entstehen, welches für Kapha als erstes Essen gegen 11 Uhr mit saurem Obst besänftigt werden kann. Der Vata-Typ oder jemand mit zu wenig Gewicht, der zum Frieren neigt und auch nervlich eher angespannt oder flatterhaft ist, sollte gleich früh morgens etwas warmes Essen. Haferschleim (Porridge) eignet sich zum Beispiel sehr gut. Die Nahrung für Vata sollte wärmend, erdend und befeuchtend (ölig) sein. Pitta braucht drei normale bis üppige Mahlzeiten am Tag und verträgt die größte Vielfalt.

▶ Mittagessen

Wenn Agni, wie die auch Sonne, gegen Mittag höher steigt und stärker wird, ist die Zeit gekommen das größte Gericht des Tages einzunehmen. Jetzt wird die größte Menge einer Mahlzeit, aber auch das am schwersten verdaubare Gericht am ehesten optimal aufgespalten. Ein wenig Salat, gekochtes Gemüse und Hülsenfrüchte, auch Fleisch oder Fisch mit Getreide oder stärkehaltigen Gemüsen stellen ein optimales Mittagessen dar. Es kann etwas Joghurt oder auch Kräuterquark zu der Mahlzeit eingenommen werden. Alle Typen sollten normalerweise gut zu Mittag essen.

Ein Mittagsschläfchen sollte, wenn überhaupt, nur sehr kurz ausfallen. Ein „Power-Nap" von maximal 20 Minuten ist vor allem in den heißen Sommermonaten und tendenziell eher für Pitta-Typen erlaubt. Wenn Samanavayu durch längeres Schlafen am Tag ruht, stellt auch Agni seine Arbeit ein. Daher ist eine ausgeprägte Siesta von 1–2 Stunden aus ayurvedischer Sicht nur empfohlen, wenn das vorige Essen bereits 2–3 Stunden her ist. Besonders die langen Tage in den heißen Sommermonaten machen zum Beispiel in Griechenland oder Südspanien eine Siesta unumgänglich. Völlegefühl mit Magenkrämpfen nach dem Essen haben oft mit zu viel körperlicher Aktivität zu tun. Wir kennen die Empfehlung nicht mit vollem Magen schwimmen zu gehen, weil plötzliche Krämpfe lebensgefährliche Auswirkungen haben können. Auch an Land kann dieser Konflikt zwischen Vijana Vayu (zirkulierender Wind) und Samana Vayu (zentrierender Wind) unangenehme Folgen haben. Also besser 20 Minuten nach dem Essen sitzend (und schweigend) ruhen, danach spazieren gehen.

▶ Kaffee-Zeit

Am Nachmittag sind strenggenommen nur für Vata-Typen Snacks empfohlen, da Vata dazu neigt so unregelmäßig und zerstreut zu sein, dass jede Art von Nahrung es besänftigt. Vata profitiert besonders von Ingwertee oder auch sattem Chai (oder auch einfach eine Gewürzmilch ohne schwarzen Tee) und darf dem Agni-Zustand entsprechend herzhaft essen. Pitta trinkt eher grünen Tee und nimmt wenige Plätzchen, Kapha trinkt nur Tee mit Gewürzen wie Kreuzkümmel, Pfeffer und Kardamom und verzichtet auf Essen.

▶ Abendessen

Das Abendessen sollte leicht und nicht zu spät ausfallen. Vermutlich fällt es eher in die zweite (lunare) Kapha-Zeit nach 18 Uhr, dann ist physiologisch die Verdauungstätigkeit bereits reduziert. Viele Menschen haben genau einen anderen Rhythmus, das Mittagessen ist nur eine Suppe oder ein leichter Salat und am Abend wird deftig und spät gegessen. Das kann in Ausnahmefällen passend sein, ist es aber meistens nicht. Gemüsegerichte und Suppen mit weniger Kohlehydraten werden eher besser verdaut. Der Einwand ein solches leichtes Abendessen würde nicht lange vorhalten ist berechtigt, hängt aber vorwiegend mit der Gewohnheit, dem Tagesbedarf und der Schlafenszeit zusammen. Schweinebraten oder Spaghetti mit einer Sauce aus der Tüte und viel Käse darüber zur späten Stunde eher noch für Studenten und jüngere Menschen vertretbar, tendenziell mit steigendem Alter aber immer weniger. Ab 22 Uhr beginnt Pitta seine zweite aktive Phase und wer lange wach bleibt bekommt wiederum gegen Mitternacht Hunger. Die Käseplatte am Mitternachtsbüffet oder das Müsli mit kalter Milch sind mitunter die ungünstigsten Dinge die ausgewählt werden können, vor allem, wenn direkt danach geschlafen wird.

▶ Nahrungsergänzungsmittel

Die einzigen Nahrungsergänzungsmittel, die heutzutage aus ayurvedischer Sicht empfohlen werden können, sind reine Naturpräparate, die kalt verarbeitet und nicht chemisch, thermisch oder auf irgendeine andere Art verändert, behandelt oder extrahiert wurden. Bhasmas (medizinische Asche) gemischt mit Kräuterpulver oder anderen natürlichen Substanzen als Medizinpferd stellen eine Ausnahme dar. Die tägliche und langfristige Einnahme von konventionellen Nahrungsergänzungs-Mitteln kann zu Folge haben, dass sich die spezifische Produktion und Synthese im Körper reduziert und schließlich einstellt. Es ist schwierig und langwierig den Körper davon wieder zu entwöhnen und adäquat die Neubildung anzuregen. Immer wieder wird von Kritikern beschrieben, dass durch chemische Prozesse isolierte Nahrungsergänzungsmittel, die in Kapselform eingenommen werden größtenteils vom Körper nicht aufgespalten werden können. Interessant ist es selbst einmal zu testen, ob sich die entsprechende Kapsel in einem Glas Wasser über Nacht von selber auflöst oder nicht. Ist dies nicht der Fall kann man darauf schließen, dass auch das Aufspalten für die körpereignen Enzyme nicht so einfach ist. Bei der Anamnese ist unbedingt neben Medikamentengebrauch auch die Einnahme von Nahrungsergänzungsmitteln zu erfragen, um ein passendes Behandlungskonzept zu erstellen. In der täglichen Routine wird empfohlen morgens einen Zungenschaber zu benutzen. Eine belegte Zunge ist ein wichtiges Ama-Zeichen und weist darauf hin, dass nicht genügend Verdauungskraft vorhanden ist, um ein Nahrungsergänzungsmittel aufzuschließen und optimal zu assimilieren.

▶ Diäten

Ayurveda empfiehlt sich grundsätzlich ausgewogen zu ernähren und eher nur bei bestimmten Krankheiten und stationärem Aufenthalt zu fasten. Im Zuge der Panchakarma-Kur bzw. deren Vorbereitung, wird immer eine spezifische Entlastungsdiät verordnet, ansonsten gilt saisonal und regional zu essen als logische Wahl. Die meisten Leser werden schon eine vielversprechende Diät ausprobiert oder sogar schon ihre persönlich am besten verträgliche Diät gefunden haben. Wer immer wieder neuen Trends nachgeht, sich mal vegan, dann wieder „Paleo" oder nach der Blutgruppen-Diät ernährt, dabei das Bewusstsein, geschweige denn der Körper nicht mitkommt, riskiert langfristig seine Gesundheit. Auch die psychische Komponente ist nicht zu unterschätzen. Permanenter Wechsel der Essgewohnheiten kann zu einer Art Sucht werden, nicht also die Sucht nach Essen, sondern die Sucht nach Veränderung. Ayurveda kann helfen den eigenen Stoffwechsel und den tatsächlichen Bedarf des Körpers besser kennenzulernen und zu decken. Ehrliche Selbstbeobachtung sollte die Basis unserer täglichen Entscheidungen sein und nicht kopflastige moralische, philosophische oder sonstige Überlegungen. Ayurveda gibt uns die maximale undogmatische Freiheit in unserer selbst gewählten Ernährung.

2. Amapachana – Ama ausleiten

Bei den ersten Anzeichen von Ama ist es wichtig sofort Gegenmaßnahmen zu ergreifen um dieses wieder loszuwerden und das Verdauungsfeuer zu stabilisieren. Störfaktoren finden und eliminieren ist das Ziel, sonst kann sich Ama im Körper verbreiten und in die tieferen Gewebsebenen vordringen. Später wird es umso schwieriger und langwieriger Ama zu mobilisieren und auszuscheiden. Ein moderates Herantasten an die Ausleitungskur ist sehr sinnvoll, um nicht zu extrem in den Stoffwechsel und auch die tägliche Routine einzugreifen. Zuerst beginnt man auf nüchternen Magen warmes Wasser zu trinken, am besten so heiß, dass es gerade trinkbar ist. Dies kann auch den ganzen Tag über durchgeführt werden, um Durst zu stillen. Nach dieser Eingewöhnungsphase wir ein Infus, also ein Tee gekocht und getrunken. Kapha nimmt Kreuzkümmel, Pitta nimmt Koriandersamen und Vata nimmt Ingwer. Nach einigen weiteren Tagen kann ergänzt oder gewechselt werden zu Honigwasser. Hierfür wird etwa 50 g Honig auf 1 L Wasser gegeben und dieses dann warm auf nüchternen Magen getrunken. Nur weniger zu essen bringt nicht genügend Ausleitungseffekt, da die Kanäle (Srotas) wieder frei gemacht werden müssen. Wenn diese verstopft sind, kann bereits ein Löffel Joghurt wieder Ama erzeugen. Ama ist immer im Körper anwesend. Wieviel davon zirkuliert und den Organismus System belastet ist entscheidend.

Es sollte mindestens 3–7 Tage vor Einnahme von Rasayana eine Detox–Kur durchgeführt werden.

Diät: kein Fleisch, kein Käse, generell nichts schwer Verdaubares. Danach kann unter anderem durch folgende Präparate und Rezepte ausgeleitet werden. Hingvasthaka-Churna, Aviphattika-Churna, Trikatu, Ingwer-Steinsalz-Öl-Mischung, Triphala, Haritaki (Haritaki rösten und mit Rhizinusöl einnehmen). Nagakeshara (Mesua ferrea) ist eine der besten Amapachana-Substanzen für jede Art von Ama.

▶ Sanfte Basic – Entgiftung:

Einfache Entgiftungstage sind in Eigenregie nur für Probleme auf Gewebsebene 1–4 (Rasa, Rakta, Mamsa, Meda) sinnvoll und empfohlen. Ab der fünften Ebene 5 von Asthi über Majja bis Shukra ist eine Panchakarma-Kur nötig um tiefgreifende Veränderungen herbeizuführen.

Kräutertee, Honigwasser und gekochtes Gemüse für mehrere Tage eingenommen bringt meistens schon eine spürbare Veränderung.

1. Tag: Generell anfangen mit abgekochten oder länger gekochten Wasser 1 L morgens zubereiten, 1 Tasse auf nüchternen Magen.

2.–4. Tag: Wasser kochen und gemörserte Kräuter dazugeben (Infusion) mit etwas Ingwer (bei Vata), Kreuzkümmel (bei Kapha), Koriandersamen (Kaltauszug bei Pitta)

Dann kann Honigwasser zum Entgiften eingesetzt werden, was durchaus schon unangenehme Auswirkungen aus den Tagesablauf im Alltag haben. Kopfweh, Übelkeit und Müdigkeit können als Folge der verstärkten Ausleitung auftreten. Daher empfiehlt es sich beim ersten Versuch nicht in der Arbeitswoche zu beginnen.

a) **1.Tag**: ½ L – 1 l lauwarmes Wasser mit Tag 60 g Honig auf nüchternen Magen trinken
b) **2.Tag**: ½ L – 1 l lauwarmes Wasser mit Tag 120 g Honig auf nüchternen Magen trinken
c) **3. Tag**: ½ L – 1 l lauwarmes Wasser mit Tag 120 g Honig auf nüchternen Magen trinken

Immer erst Essen, wenn ein starkes Hungergefühl entsteht dann nur basisches gut gekochtes Gemüse und etwas Reis. Zum Durstlöschen während der 3 bis maximal 7 Tage dauernden Honigwasser-Kur nur Fencheltee trinken.

Zusätzlich oder einzeln können diese Mischung genutzt werden:

1. Zimt, Cardamom, Lorbeerblätter zu gleichen Teilen mischen, dann pulverisieren und mit Fencheldekokt trinken.

Oder

2. 1 TL Triphalapulver und ½ TL Trikatupulver mit Honig mischen und nüchtern mit etwas Wasser einnehmen.

Ghee besänftigt Pitta und Vata. Kapha wird, wenn man nicht überdosiert dadurch nicht erhöht. Ghee sollte eher nicht bei hohem Ama eingesetzt werden, weil es durch die blockierende Eigenschaft nicht das Verdauungsfeuer entfachen kann.

Bei Pitta mit Ama – Ghee und brauner Zucker mit Gewürzen mischen
Bei Vata – Sesamöl oder auch Ghee mit Gewürzen mischen
Bei Kapha – Honig mit Gewürzen mischen

▶ Langer Pfeffer mit Honig und Ghee

1. Tag Pipali – Rasayana: 1 Stück Pipali mörsern mit ½ TL Honig und etwas mehr oder weniger Ghee nüchtern nehmen und mit halber Tasse warmer abgekochter Rohmilch einnehmen. Dann nichts essen bis man hungrig wird. **2. Tag**: 2 Stück Pipali mit 1 TL Honig mit etwas mehr oder weniger Ghee mit einer Tasse Milch nehmen.

Dies kann je nach Verdauungskapazität gesteigert werden. Bei Zeichen der Überdosierung, wie Brennen beim Wasserlassen, sollte die Dosis auf die Hälfte reduziert werden. Insgesamt nicht mehr als 7–10 Tage durchführen.

▶ Weizengras-Saft

Selbst angebauter Weizen für die Herstellung von Weizengras-Saft ist nicht zu vergleichen mit gekauften Säften. Er wird besonders hoch gelobt, weil er die konzentrierteste Menge von purem Prana in sich tragen soll. Die reinigende Wirkung ist besonders bei Krebsleiden interessant. Bei einer frischen Krebsdiagnose empfiehlt es sich je nach Gesundheitsstatus, sich auf eine stationäre Fastenkur einzustellen oder zumindest umstimmende Therapien mit dem Therapeuten zu besprechen.

Von dem Saft wird nur in kleinen Mengen pur genommen (ca. 3 x tgl. 10 ml bei schweren Krankheiten), Vata sollte besser etwas Ingwer oder Zitrone dazugeben. Wie bei allem erzeugt auch hier eine Überdosis Krankheit.

3. Die sechs Handlungen – Sadupakarma

Caraka beschreibt die wichtigsten Handlungen für einen Therapeuten so: „Derjenige, der es versteht wie man reduziert, nährt, trocknet, befeuchtet, schweißtreibende und adstringierende Therapien ausführt, ist ein wahrer Arzt."

Es werden immer die Wurzel der Krankheit, Ama, Agni und die Kanäle beim Konzipieren der geeigneten Therapie beachtet und behandelt.

Langhana – reduzieren, erleichtern
Brmhana – aufbauen, zunehmen
Rūksha – trocknen, Reserven aufbrauchen
Snehana – befeuchten, einölen
Svedana – schwitzen, dämpfen (auch medizinische Wickel)
Stambhana – festigen, zurückhalten

Das sind die wesentlichen therapeutischen Maßnahmen im Ayurveda. Für die Ernährung sind besonders die ersten beiden Begriffe wichtig. Wir wollen die Doshas, die Gewebsebenen und dadurch den Körper aufbauen oder reduzieren.

Die Langhana Therapie (von laghu – leicht, erleichtern) beinhaltet insbesondere verdauungsfördernde Maßnahmen. Stimulantien, Fasten, körperliche Anstrengung, sich den Elementen auszusetzen und bestimmte Einläufe durchzuführen wird empfohlen. Bei Fettleibigkeit, Hautkrankheiten und Diabetes werden besonders Personen in der kühleren Jahreshälfte bei erhöhtem Pitta, Kapha und gestautem Ama mit Langhana therapiert. Die Qualitäten leicht, subtil, erwärmend, rau, hart und nicht-klebrig werden durch den Einsatz von Substanzen dieser Art gestärkt.

Brmhana Therapie ist das Gegenteil von Langhana und legt Wert auf besonders nährende und schwere Lebensmittel, frisches Fleisch, Öle und Ghee, Milchprodukte und Süßspeisen, warme Bäder sowie nährende Einläufe. Wichtig ist auch ausreichend Schlaf und eine geschützte Atmosphäre (vor dem Einfluss der Elemente) Besonders während der Sommermonate werden erhöhte Vata-Zustände durch Maßnahmen, die Schwere, Kälte, Geschmeidigkeit, Weichheit und Sanftheit fördern, behandelt.

4. Panchakarma

Neben der Tridosha Theorie ist der Begriff Panchakarma (Panch = fünf, Karma = Handlung) der wohl Bekannteste und in der modernen Welt am weitesten verbreitetste, wenn es um Ausleitungskuren geht. Der größere Teil einer solchen Kur ist Purvakarma, die Vorbereitung auf die Ausleitungs-handlungen. Es ist auch nicht üblich, dass alle fünf Karmas an einem Patienten bei einer Kur durchgeführt werden. Je nach auszuleitendem Dosha wird der ausführende Arzt entscheiden welche Kombination von Methoden gebraucht wird. Die authentische Vorbereitung kann sehr lange dauern, je nachdem, wie stark die Verdichtung im Körper bereits stattgefunden hat. Sicher ist, dass eine 2 wöchige, pauschal gebuchte Kur, mit festgelegten Verfahren nicht viel zu tun haben kann, mit professionell ausgeführten, traditionellen und individuell angepassten Kuren.

Das Konzept von Svedhana und Snehana, dem Schwitzen und Einölen / Befeuchten basiert auf dem grundlegenden Verständnis davon, dass Ama von Fetten und Ölen getragen und abtransportiert werden kann. Die Schlacken gelangen nun auch durch gewebsmobilisierende Massagen zurück zur Leber, wo sie aufgearbeitet werden und über die Gallenflüssigkeit in den Darm zurückgeführt werden können. Nachdem nun der Körper wochenlang bearbeitet wurde, um Ama zu mobilisieren, entscheidet der Arzt bei der Untersuchung wann es soweit ist, wägt anhand von den Körperzeichen ab, ob es Zeit für einen Einlauf oder das Erbrechen ist. Die Maßnahme wird dann meist 1–3x wiederholt, bis alles, was herausgelöst werden kann, auch ausgeschieden ist. Danach ist der Patient sehr erschöpft, denn eine tiefgreifende Kur kostet Kraft. Nach der Kur ist unbedingt noch eine Phase für den Kräfteaufbau nötig, da es die meisten Menschen sonst so sehr schwächt, dass sie noch kränker sind als vor der Kur. Erst nach dieser Aufbauphase werden in der professionellen Handhabung Rasayana, die beliebten Verjüngungsmittel eingesetzt. Panchakarma ist im ursprünglichen Sinne nicht für die Therapie von Kranheiten, sondern als Präventionsmaßnahme gedacht. Wer gesund ist, kann eine kürzere Kur ein bis zwei Mal jährlich durchführen lassen. Bei einem starken Agni braucht es etwa 4 Tage, um ein Dhatu zu durchlaufen, bei schwachem Agni bis zu 10 Tagen. Minimum ist somit bei den 7 Dhatus eine Kurdauer von 28 Tagen zuzüglich anschließender Stärkungsphase. Panchakarma-Kuren waren schon immer kostspielig und zeitintensiv, da sehr viel Personal für wenige Patienten benötigt wird. Deshalb waren sie auch den Königshäusern vorbehalten, die diese Kapha-stabilisierenden Handlungen ausführten, um ihre Blutlinie zu stabilisieren. Es ging dabei auch vorrangig um Vajikarana, die fruchtbarkeitsverbessernden Maßnahmen.

5. Rasayana – Mittel für die Langlebigkeit

Seit einiger Zeit sind sogenannte „Superfoods“ hoch im Kurs und werden heftig beworben, obwohl bei genauerer Betrachtung viele dieser „Neuheiten“ von traditionellen heilkundlichen Systemen schon immer als nützlich eingestuft wurden. Therapien und Nahrungsmittel, die eine Verjüngung versprechen, findet man überall. Doch oft sind der langfristige Nutzen und die Motivation der Anbieter zweifelhaft. Aus ayurvedischer Sicht ist ein trendbedingter Konsum von solcherlei Produkten nicht zu rechtfertigen. Moringa olifeira (auch Moringa- oder Meerrettichbaum genannt) ist ein eher trauriges Beispiel dafür. Teures Blattpulver wird angepriesen, denn ein paar Krümel davon auf das Essen gegeben sollen Wunder wirken. Ohne jedoch die passende Dosis und Art der Verabreichung wird das Mittel, wenn überhaupt, eher eine unklare Wirkung haben.

Rasayana sind zweifelsohne Mittel, die das Leben verlängern können. Vor deren regelmäßige Einnahme ist unbedingt eine Reinigung der Kanäle und Dhatus vorzunehmen, da sonst eine Krankheit, die sich beispielsweise im Muskelgewebe (Mamsa-Dhatu) befindet, noch tiefer in den Körper getrieben werden kann. Sobald eine Krankheit in die 5. Gewebsebene (Knochen = Asthi-Dhatu) vorgedrungen ist, wird es schwieriger diese zu beseitigen.

Chronische Krankheiten dürfen keine Zeichen von Ama (Schmerz, belegte Zunge, etc.) haben, sonst ist von jeglicher Einnahme von Rasayana abzuraten.

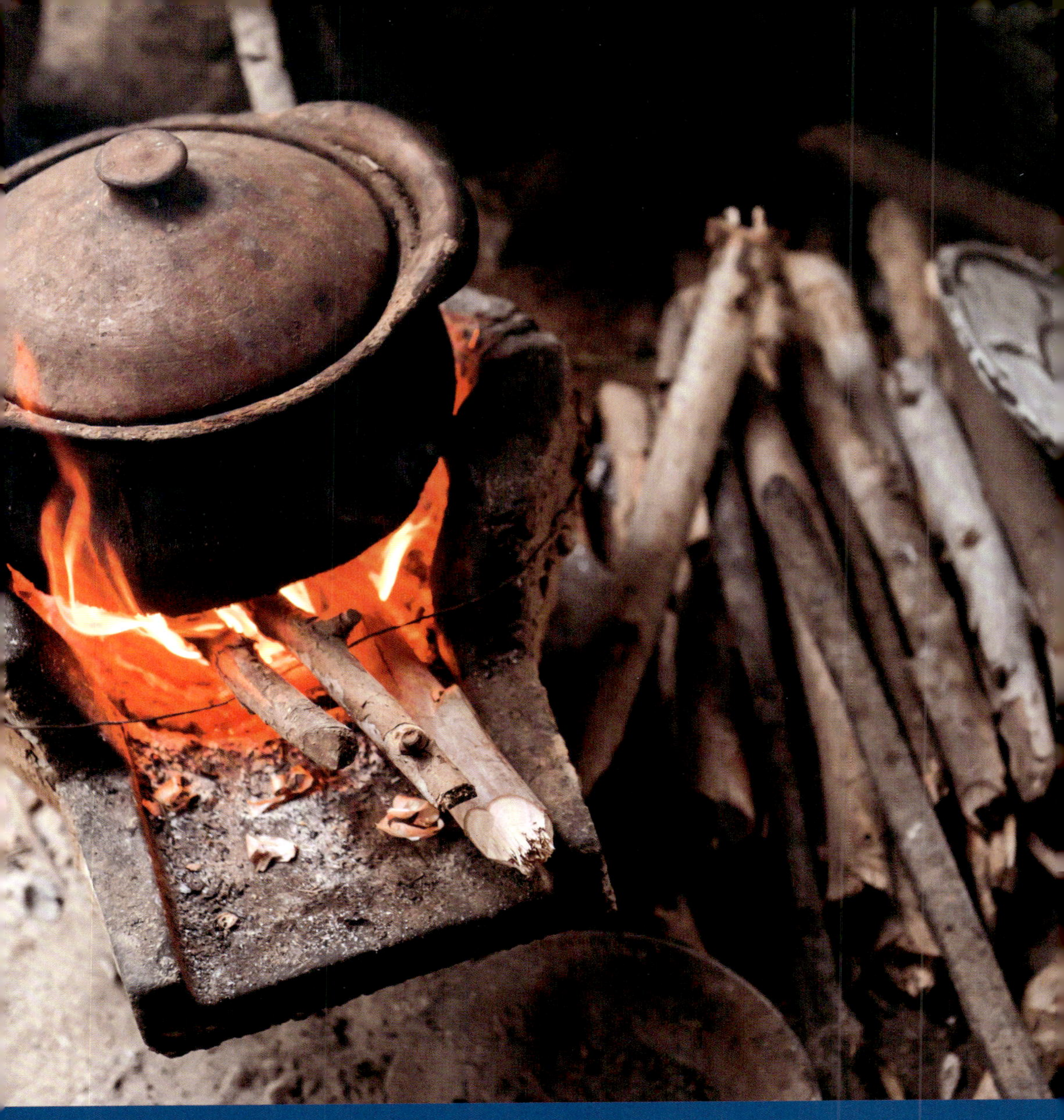

Das Kochen

Idealerweise sollten alle Nahrungsmittel frisch sein und direkt nach der Zubereitung verzehrt werden. Über Nacht Reste aufzubewahren und am nächsten Tag zu essen ist nicht empfohlen. Selbstgekochtes Essen aufzuwärmen ist aber in jedem Fall besser als Tiefkühlpizza oder Konserven.

1. Solar – Kocher & Kochkisten

Durch einen Parabolspiegel gebündeltes Sonnenlicht wird auf einen zentralen Punkt fokussiert und kann so einen Kochtopf sehr schnell und heiß erwärmen. An sich eine tolle Erfindung, jedoch wegen seiner Wetterabhängigkeit und der schwierigen Regulierbarkeit eher ungeeignet für den Alltag. Kochkisten waren schon in alten Zeiten bei uns im Einsatz. Eine schwarz angemalte Holzkiste wurde mit auf das Feld genommen. Das Gericht wurde in den Töpfen am heimischen Herd nur angekocht und dann heiß in die Kiste gegeben. Nach ein paar Stunden in der Sonne war das Essen fertig gegart und schmackhaft. Diese Methode ist in unseren Breitengraden bedauerlicherweise nur an wenigen Tagen im Sommer praktikabel.

2. Holz

Im Verhältnis zur Zeit unserer Urgroßeltern, kochen wir heute leider kaum noch auf Herden, die mit Holz befeuert werden. Die Strahlwärme hat einen beruhigenden Effekt, der je nach Feuerführung, auch auf uns und in die Nahrung mit übergeht. Es braucht Kenntnis von Holz und Ofen, um einen Topf Spaghetti genauso gut zuzubereiten wie einen Rehrücken. Unvergleichlich und unvergesslich sind solche gelungenen Gerichte, wenn sie einem Stadtmenschen auf einer Almhütte im Urlaub gelingen.

3. Kuhfladen

Angeblich gehören Kuhfladen als Brennstoff zum Kochen und für Rituale zu den meist gehandelten Artikeln auf einer indischen Internetplattform. Kuhfladen geben ein ganz besonderes Feuer, der Rauch hat ein gewöhnungsbedürftiges aber auch reinigendes Aroma. Am besten ist es Kuhfladen auf der Alm zu sammeln (nach Absprache mit dem Landwirt) und zu sehen ob sie wirklich brennen, was ein Qualitätsmerkmal ist. Je nachdem wie lange die Fladen bereits auf der Wiese lagen und wie trocken sie sind brennen sie besser oder schlechter. Oft wird vor allem im Rasa Shastra, der vedischen Alchymie, Kuhfladenfeuer (Puta) genutzt, um versiegelte Tongefäße, in denen traditionelle Medizin enthalten ist, zu brennen. Die Kurve der Wärmeentwicklung ist anscheinend besonders geeignet, um alchymistische Präparate herzustellen. Nach etwa einer Stunde sind alle Fladen entfacht. Die Asche der oben verbrannten Fladen isoliert und speichert die Wärme im Inneren, dass je nach Größe der ausgehobenen Grube, oft erst am darauffolgenden Tag das gebrannte Gut entnommen werden kann. Ein Kuhdungfeuer kann ohne Gebläse eine Temperatur von 850 °C erreichen.

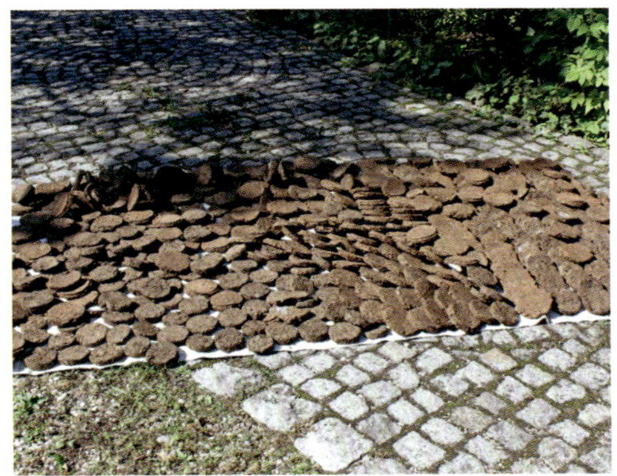

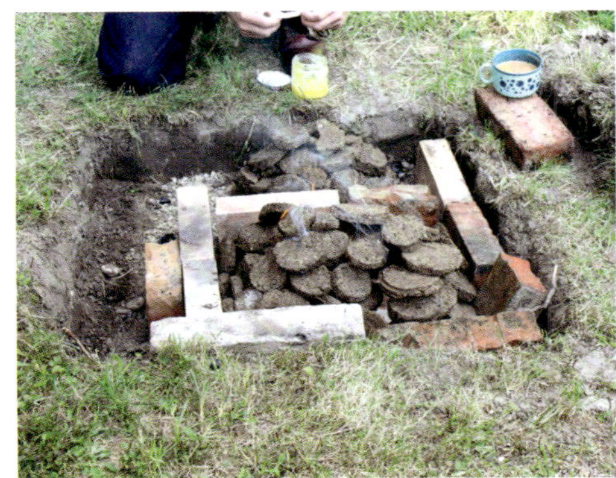

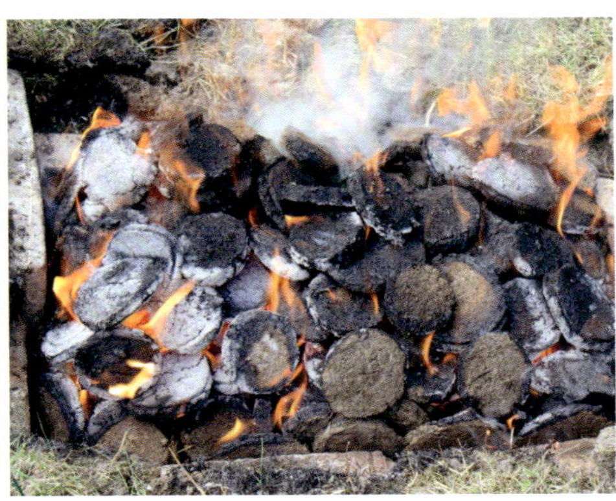

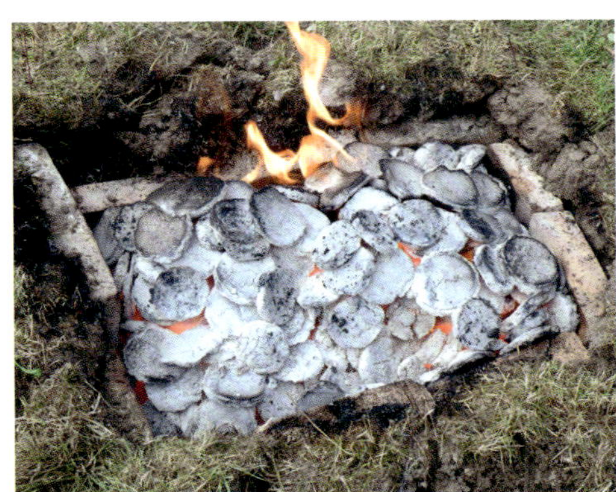

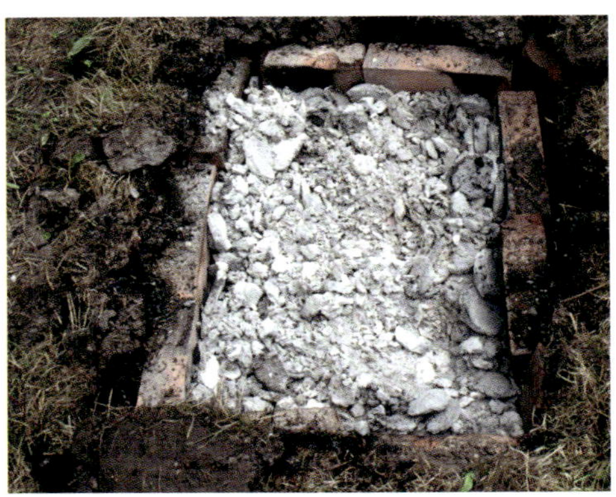

4. Kohle und Gas

Beide dieser Quellen sind den elektrischen Wärmequellen in jedem Fall vorzuziehen, da sie noch naturnah sind und echte Strahlwärme (Infrarot) erzeugen. Natürlich kann nicht jeder gleich seinen Elektroherd entsorgen und auf Gas umstellen. Bei der Neueinrichtung einer Küche ist es eine Überlegung wert. Viele Köche schwören aus verschiedenen Gründen auf Gasherde. Auch die Möglichkeit Gasflaschen zu benutzen, ist für manche wegen der Unabhängigkeit vom Netzversorger interessant.

5. Elektro alt, Ceran, Induktion

Geräte die elektromagnetische Felder erzeugen, sollten unter energetischen Gesichtspunkten gemieden werden. Elektro-Herde sind die in Deutschland wohl am weitesten verbreitet. Der Trend, weg von der offenen Flamme, bedeutet auch eine Entfernung von Ursprünglichkeit und Naturverbundenheit. Der Herd und die Heizung sind elektrisch, die Beleuchtung des Weihnachtsbaumes auch und an Sankt Martin geben wir unseren Kindern billige Weißlicht-LED-Lämpchen aus China in ihre Papierlaternen. Wäre es nicht schöner und auch langfristig wichtiger den Kindern den Umgang mit echtem Feuer zu zeigen. Wahrscheinlich ist es anfangs anstrengender aufzupassen, nachhaltiger wäre meiner Ansicht nach die Flamme nicht zu verbieten sondern die Bedeutung und Macht des Feuers zu vermitteln. Immer wieder höre ich von Freunden und Bekannten, dass sie für ihre Kinder kein Abschirmgitter vor dem Kaminofen benutzt haben und es nie gefährliche Zwischenfälle gegeben hat.

6. Mikrowellenherd

Seit diese Erfindung in den Haushalten der 1980er Jahre Einzug gehalten hat, polarisierte sie die Gesellschaft in „Fortschrittsgegner“ und moderne Nutzer, die mit der Zeit gehen. Was in so einer Maschine passierte war zumindest zu Beginn für viele Menschen sehr faszinierend. Dann kamen die ersten Skeptiker und warnten vor schlechter Isolierung nach außen hin. Man sollte besser nicht direkt vor der Scheibe stehen und zusehen was innen passiert, hieß es. Später kam die Entwarnung, die neuen Geräte seien nun besser abgeschirmt und völlig unbedenklich für den täglichen Einsatz. Heutzutage finden sich leider immer mehr Mikrowellenherde in den modernen Küchen. Neben der Frage der gesundheitlichen Auswirkung auf Essen, das damit zubereitet wurde, ist es eine traurige

Tatsache, dass das Gefühl des Kocherlebnisses, die „Feuerführung", kaum geringer sein kann als bei einem Mikrowellenherd.

Atreya Smith veröffentlichte in seinem Buch „Ayurvedic Nutrition" ein Schreiben des Schweizer Wissenschaftlers Dr. Hans Hertel, der für die Publikation seiner von der Industrie „unerwünschten" Forschungsergebnisse sogar mit Gefängnis bestraft wurde. Zitat: *„Es gibt ausführliche wissenschaftliche Literatur über die tödlichen Effekte, die direkte Mikrowellenbestrahlung auf lebendige Systeme hat. Daher ist es erstaunlich, dass so wenig Anstrengung aufgebracht wurde diese nachteilige Mikrowellentechnik durch Technologien zu ersetzen, die mehr im Einklang mit der Natur sind. Technisch produzierte Mikrowellen basieren auf dem Prinzip von Wechselstrom. Atome, Moleküle und Zellen, die durch diese harte elektro-magnetische Strahlung getroffen werden sind gezwungen ihre Polarität 1 bis 100 Milliarden Mal pro Sekunde zu wechseln. Es gibt keine Atome, Moleküle und Zellen von lebendigen Organismen, die dieser gewalttätigen und destruktiven Kraft für einen längeren Zeitraum überstehen können, nicht einmal im Milliwatt-Bereich. Von allen natürlichen polaren Substanzen reagiert der Sauerstoff in Wassermolekülen am sensibelsten. So entsteht die Kochwärme durch gewalttätige Reibung in den Wassermolekülen. Molekülstrukturen werden zerrissen, Moleküle werden zwanghaft deformiert (sog. struktureller Isomerismus) und somit qualitativ beschädigt. Dies ist gegensätzlich zu konventionellen Erwärmungsmethoden für Nahrung, in welchen die Wärme von außen ins Innere transferiert. Das Kochen mit Mikrowellenherden beginnt in der Zelle und in Molekülen, die Wasser enthalten und wo die Energie in Reibungswärme umgewandelt wird. Diese athermischen Effekte können derzeit nicht gemessen werden, aber sie können die Molekülstruktur so deformieren, dass qualitative Konsequenzen entstehen. Beispielsweise wird die Schwächung der Zellmembrane durch Mikrowellenstrahlung in genverändernden Technologien genutzt. Durch die eingesetzte Krafteinwirkung werden die Zellen tatsächlich aufgebrochen und dadurch ihr natürliches elektrisches Potenzial (das eigentliche Leben der Zelle) zwischen der Zellinnen- und Außenseite neutralisiert. Beschädigte Zellen sind leichte Beute für Viren, Pilze und andere Mikroorganismen. Die natürlichen Reparationsmechanismen werden unterdrückt und die Zellen werden gezwungen sich einem Notzustand anzupassen: sie wechseln von aerober zu anaerober Atmung. Anstelle von Wasser und Kohlendioxid wird nun Wasserstoffperoxid und Kohlenmonoxid produziert."*

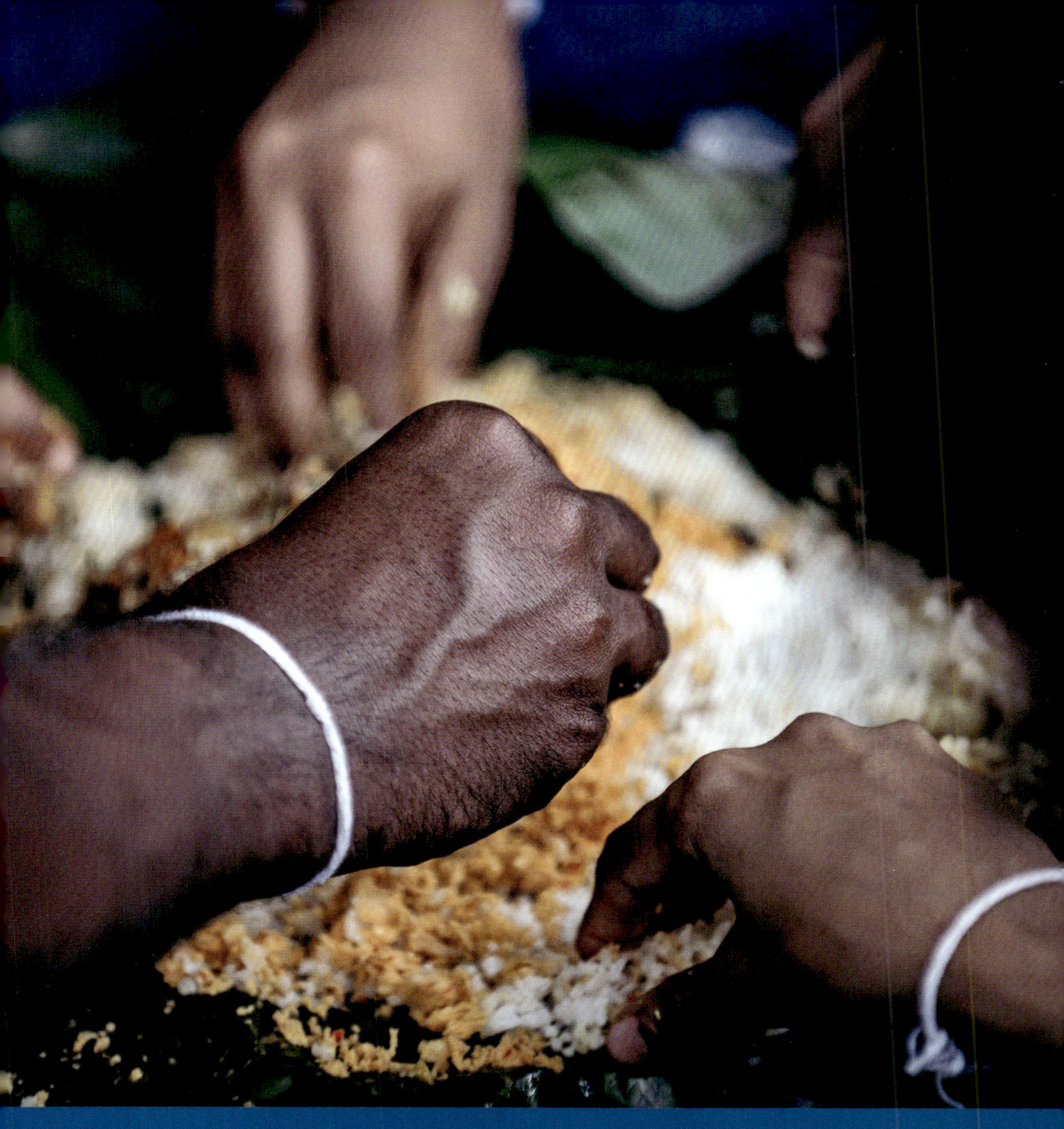

Wie wir essen sollten

Eine Ursache schlechter Verdauung ist neben der Qualität der zubereiteten Lebensmittel die Ablenkung während des Kochens und besonders beim Essen. Die geistige Haltung und der emotionale Zustand wirken sich direkt auf die eigene Verdauungskapazität aus. Die Motivation oder auch Absichtshaltung geht der Energie voraus. Damit sich mein Arm hebt, muss vorher die Idee entstehen und der Impuls an meine entsprechenden Muskeln gesendet werden. Um ein schmackhaftes, typengerechtes Essen zuzubereiten, muss ich vorher die Idee dazu haben und diese in Bewegung umwandeln. Auf welche Art das getan wird, ist entscheidend für das Ergebnis. Eine dankbare Grundhaltung ist empfehlenswert, das Essen ist eine Gabe der Natur, die wir nicht als selbstverständlich hinnehmen sollten. Die Umgebung, in der wir essen, sollte geeignet sein für die Essensaufnahme. Beim Autofahren oder während des Gehens zu Essen ist nicht ratsam. Am besten man schafft sich einen Essplatz an dem überwiegend gegessen wird (also nicht der Büroschreibtisch) und nimmt dort die Speisen in angenehmer Gesellschaft auf. Ayurveda empfiehlt sich beim Essen nicht auf andere Dinge zu konzentrieren um nicht den „nach innen-führenden Wind“ (Samanavayu) nicht zu stören. Man sollte also nicht mit unangenehmen Personen an einem Tisch sitzen und essen. Smartphone, Laptop, TV und sogar Radio sollte ausgeschalten sein. Auch einmal ein gemeinschaftliches Mahl bewusst schweigend einzunehmen, ist für viele eine neue Erfahrung. Plötzlich ist mehr Aufmerksamkeit da für das Schmecken und Kauen. Eine Alternative kann sein, es so wie typische italienische oder französische Großfamilien zu handhaben. Hier wird oft viel geredet, auch mal temperamentvoller, jedoch kaum über Politik, sondern vielmehr über das Essen selbst. Wie es zubereitet wurde, welche Kombinationen besonders gelungen sind und wie gut das Jahr für den Hauswein und die Olivenernte ausgefallen ist.

1. Die Reihenfolge des Essens

Dieser Aspekt wird in der ayurvedischen Literatur weniger oft beschrieben und ist daher auch nicht so bekannt. Nahrung, die zuerst in den Magen gelangt wird normalerweise auch zuerst verdaut. Ausnahme ist Fleisch, besonders rotes Fleisch, das wesentlich länger im Organismus bleibt als andere Lebensmittel, daher soll es erst gegen Ende gegessen werden um Akkumulationen zu vermeiden.

Um Agni anzuregen kann vor dem Essen ein halber Teelöffel feines Gewürzpulver mit einem kleinen Schluck warmem Wassers eingenommen werden. Pitta kann generell Wasser mit Raumtemperatur trinken. Wichtig ist, dass es sich nicht um lange gelagerte, bereits als Pulver gekaufte Gewürze handelt, sondern um möglichst frisch gemahlene Zutaten, die noch ihr volles Potential enthalten.

Am einfachsten können die erhöhten oder gestörten Zustände folgendermaßen beeinflusst werden.

Vata nimmt Fenchelsamen, Kapha nutzt Kreuzkümmel und Pitta profitiert von Koriandersamen als feines Pulver oder gut gekaut eingenommen.

Die Gewürze werden für diesen Zweck nicht angeröstet wie oft bei Masala-Mischungen üblich. Die Samen werden in einer elektrischen Kaffee- oder Gewürzmühle nur recht kurz (besser mehrfach das Gerät mit Abständen einschalten) gemahlen, um eine zu hohe Hitzeentwicklung zu vermeiden. Dann wird das Pulver durch ein feines Sieb gerieben, die groben Rückstände werden erneut gemahlen. Wenn Agni halbwegs stabil ist, kann besonders für Vata und Pitta noch ein wenig Ghee (½ TL) zusammen mit dem Pulver oder alleine eingenommen werden.

Der süße bzw. neutrale Geschmack sollte zuerst gegessen werden, heißt es im Ayurveda. Damit ist nicht Schokolade oder ein Dessert wie Tiramisu gemeint, sondern das Nährende, also Getreide, Fette und Eiweiße. Obst wird am besten verdaut, wenn es 15–30 Minuten vor der Hauptmahlzeit gegessen wird, da es schneller verdaut wird und die Mischung mit anderen Lebensmitteln potenziell problematisch sein kann. Vata sollte mit gekochtem Gemüse und Getreide fortfahren. Erst danach sollte der Salat, da dieser tendenziell kühlend und adstringierend und dadurch Vata erhöhend wirkt, gegessen werden. Darauf folgt der Verzehr von Milchprodukten, Fisch, Geflügel rohes Gemüse, gekochte Hülsenfrüchte und rotes Fleisch. Pitta und Kapha essen nach den Früchten bereits den Salat, anschließend gekochtes Gemüse und Vollkorngetreide, gekochte Hülsenfrüchte und rohes Gemüse, danach Milchprodukte gefolgt von Fisch und Geflügel, abschließend erst rotes Fleisch. Natürlich ist dies nur als Leitfaden zu verstehen, nicht bei jeder Mahlzeit sollen alle aufgelisteten Lebensmittel gegessen werden. Die Veränderung der Reihenfolge in der Nahrungsaufnahme stellt eine relativ einfach zu verwirklichende Maßnahme dar, die aber eine deutliche Verbesserung der Assimilation der Nährstoffe bewirken kann. Obst wird am besten verdaut, wenn es separat gegessen wird und nicht zu viele Obstsorten gemischt werden. Ähnliche Sorten wie Apfel und Birnen vertragen sich besser als z. B. Bananen und Johannisbeeren. Eine Sonderstellung nimmt die Melonen-Familie ein, da sie eine eigene Enzymgruppe zur Verdauung benötigt und besser mit keinem anderen Lebensmittel gemischt werden sollte. Das Aufspalten von verschiedenen gemischten Eiweißen ist für Agni schwieriger als einzeln eingenommene Eiweißarten. Reis mit Linsen und etwas Joghurt dazu ist meistens kein Problem, jedoch Fleisch und Milch, oder auch Käse und Ei erschwert das Aufspalten der Proteine in Aminosäuren. Als ungünstig wird die Einnahme von Nachschattengemüse wie Kartoffeln, Tomaten und Auberginen mit Joghurt und Milch beschrieben. Kartoffeln und Quark sind bei uns ein traditionelles Gericht, das ayurvedisch gesehen mit kühlenden Kräutern trotzdem noch ein wärmendes Gericht ist.

2. Trinken während des Essens

Aus ayurvedischer Sicht sollte zum Essen nicht zu viel Flüssigkeit aufgenommen werden, am besten nur wenig (warmes) Wasser ohne Kohlensäure oder leichter Kräutertee. Grund dafür ist, dass einerseits bei einer großen Trinkmenge vor allem die Magensäure verdünnt wird und somit die Säure nicht mehr so gut auf die zerkleinerte Nahrung wirken kann, andererseits beeinflussen andere Getränke die Geschmäcker und können die Enzymtätigkeit erschweren. Ein Glas warmes oder heißes Wasser ist am besten, um die Verdauung nicht negativ zu beeinflussen und trotzdem den Nahrungsbrei und die Schleimhäute zu befeuchten. Auch in der chinesischen Medizin ist der Spruch bekannt: „Wenn Du Deinem Magen etwas Gutes tun willst, esse eine warme Suppe".

3. Die Menge des Essens

Herauszufinden wie viel Nahrung man tatsächlich einnehmen muss, um optimal genährt zu sein, ist eine nicht zu unterschätzende Aufgabe. Der Magen ist bekanntlich ein Muskel, der sich an die gegebene Nahrungsmenge anpasst, er wächst oder schrumpft. Wer regelmäßig zu viel isst, wird bald seinen Magen trainiert haben, wiederholt nach mehr Nahrung zu verlangen. Umgekehrt funktioniert es auch, ist aber weniger genussvoll und oft nicht von Dauer. In ayurvedischen Texten wird darauf hingewiesen, dass der Magen nur zu zwei Dritteln gefüllt werden sollte. Also ein Teil Nahrung, ein Teil Flüssigkeit (Speisebrei / Suppe, nicht Wasser) und das letzte Drittel sollte frei bleiben, damit sich der Muskel besser bewegen und somit arbeiten kann. Wenn die Nahrung nicht genügend gekaut und dann noch zu viel gegessen wird, ist die Vorbereitung auf die nächste Phase, der weiteren Aufspaltung im Zwölffingerdarm durch den Magensaft nicht ausreichend gewährleistet. Es wird in vielen Traditionen empfohlen sich nicht zu überessen und von allen geeigneten Nahrungsmitteln zu sich zu nehmen, nur eben weniger. Als rechtes Maß wird die Menge an Nahrung genannt, die in beide Handflächen passt, wenn man sie wie eine Schale zusammenhält. Wer körperlich nicht hart arbeitet und kein Leistungssportler ist, kommt in der Regel mit weniger Nahrung zurecht als allgemein angenommen wird. Bei der Entwöhnung eines überdehnten Magens können Bitterdrogen wie Wermut sehr hilfreich sein. Auch die frische Amla-Frucht, geraspelt und mit Honig gemischt kann in diesem Fall gute Dienste leisten. Für die Entwicklung des Geschmacks im Mund ist gutes Kauen wichtig. Es sollte so gut gekaut werden, dass alle Nahrung gut zerkleinert ist und sich mit ausreichend Speichel vermengt hat. Erst durch die Feuchtigkeit des Speichels können wir die Nahrung schmecken. Nach dem Essen sollte man sich nicht hinlegen, auch wenn es sehr verlockend ist. Wer sich nach dem Essen wie erschlagen und träge fühlt hat etwas „Falsches“ oder die unpassende Menge gegessen.

4. Essenszeiten, typenbezogen

Drei Mahlzeiten pro Tag sind normalerweise ausreichend, lehrt auch Ayurveda. Es ist wichtig, dass der Magen bereits den Speisebrei vollständig an den Dünndarm weitergegeben hat, bis wir wieder etwas essen. Etwa 5 Stunden sollten zwischen den Mahlzeiten ohne Essen vergehen, dann sollte sich Hunger einstellen. Falls dies nicht geschieht, kann mit appetitanregenden Helfern gearbeitet werden. Es gibt Ausnahmen, wie zum Beispiel einen Vata-Typ, der noch eine Vata-Störung hat. Der friert, ist hektisch und unruhig und kann sich auf nichts länger als 3 Minuten konzentrieren. So jemand muss durch Vata-beruhigende Maßnahmen „geerdet“ werden. Vata ist unter anderem kalt, rau und beweglich und sollte mit warmen, nährenden und öligen Substanzen harmonisiert werden. Zuerst ist es aber wesentlich, dass so eine Person überhaupt isst, egal was, weil jede Art der Nahrungsaufnahme Vata beruhigt. Hungrig Sport zu treiben ist übrigens eine sichere Variante, um Vata zu erhöhen.

Gerade Großstadt-Singles sind potenziell prädestiniert dafür, Schwierigkeiten mit dem eigenen Rhythmus zu haben. Vata sollte, erst nachdem gelernt wurde ausreichend und regelmäßig zu essen, vermehrt darauf achten, warme und nährende Speisen einzunehmen, da sonst die Gefahr besteht wegen Überforderung schnell demotiviert zu sein.

Wenn der Vata-Typ ausreichend strukturiert ist, gilt es morgens eine mittlere Menge, am besten warmen Brei zu essen, wenn nötig zwischen 10–11 Uhr eine Zwischenmahlzeit einzunehmen und dann nur eine moderate Menge zu Mittag zu essen. Zwischen 16 und 17 Uhr gibt es wieder eine Kleinigkeit und ein mittelgroßes Abendessen. Späte Snacks sind für keinen der drei Typen empfohlen. Nach dem vielleicht zu frühen Abendessen, gegen Mitternacht an den Kühlschrank zu gehen, ist möglichst zu vermeiden. Besonders Eiscreme und andere Süßigkeiten, aber auch Chips & Co. spät abends gegessen, sind ein Garant für die Bildung von Ama.

5. Yoga Asanas

Die Ausübung der vedischen Körperhaltungen (Yoga Asanas) wird normalerweise mit leerem Magen empfohlen, bis auf diese beliebte Ausnahme. Die Vajra-Asana, eine Körperhaltung, in der der Yogi den Oberkörper aufrecht auf den Schienbeinen und Fersen sitzend hält, ist eine hilfreiche Körperhaltung nach dem Essen. Sie wird auch Blitz- oder diamantenähnliche Position genannt und unterscheidet sich nur wenig von der förmlichen gesellschaftlichen Sitzposition, dem Seiza in der japanischen Kultur. Die Blutzirkulation in den abgewinkelten Beinen, vor allem der Unterschenkel und Füsse wird reduziert und so steht nach ayurvedischer Sicht mehr Blut und Wärme für die Verdauung im Bauchraum zur Verfügung. Die Atmung wird durch den aufrechten Rücken und das entspannte Zwerchfell tiefer und der Bauchraum entspannt sich. Bereits 5–10 Minuten direkt nach dem Essen in dieser Position zu verweilen kann helfen eine spürbare Verdauungsverbesserung herbeizuführen.

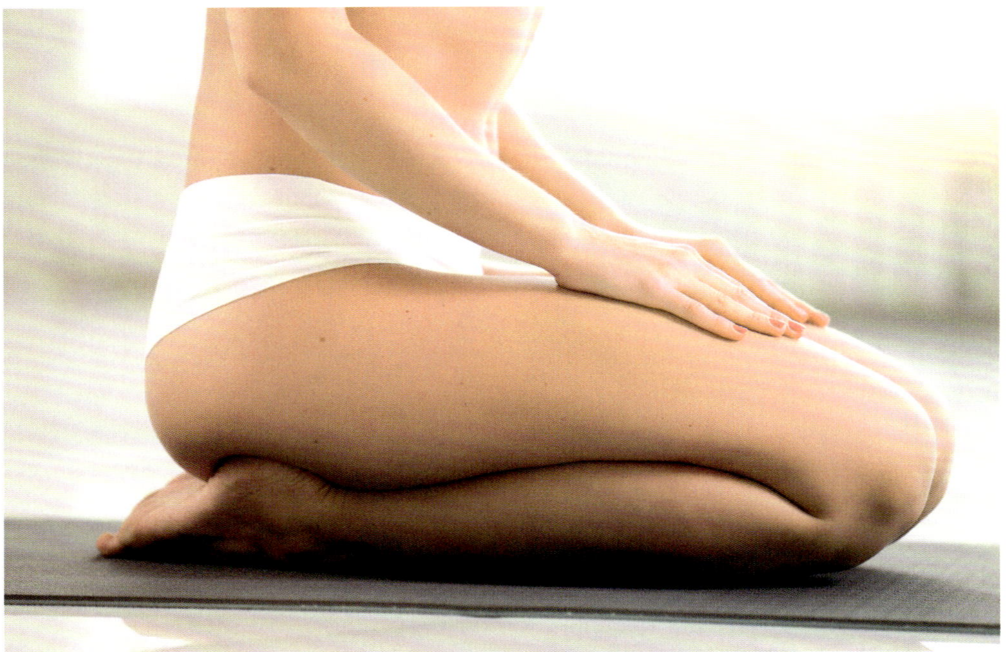

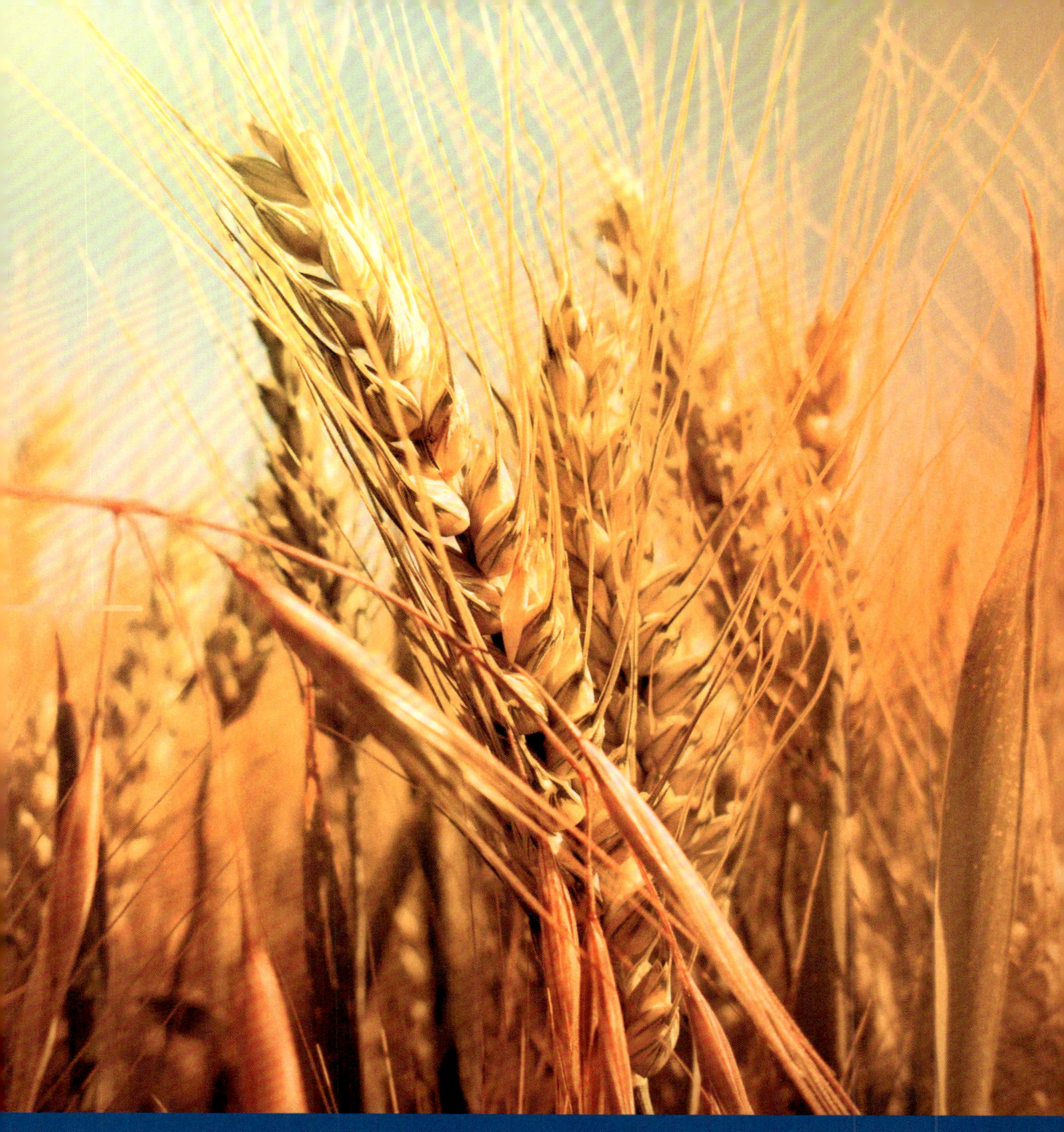

Ayurveda kennt 12 Gruppen von Nahrungsmitteln

Caraka beschreibt seitenweise die verschiedenen Früchte und Gemüsesorten welche teilweise nicht mehr klar zu identifizieren oder bei uns kaum erhältlich sind, daher ist es wichtig, die bei uns üblichen Lebensmittel aus ayurvedischer Perspektive zu betrachten. Ayurveda geht vom Bedarf des menschlichen Körpers aus und ist nicht moralisierend. Für einen gesunden Menschen, dessen drei Doshas im Gleichgewicht sind wird empfohlen täglich alle sechs Geschmacksrichtungen zu sich zu nehmen. Daher ist die Amla-Frucht auch so beliebt, da sie bereits 5 der 6 Rasas enthält (salzig fehlt). Knoblauch hat auch 5 Geschmäcker, hier fehlt nur das Saure.

Für alle Typen ist es wichtig, etwa die Hälfte des Nahrungsbedarfs mit Getreide zu decken und die andere Hälfte in Gemüse, Hülsenfrüchten, Obst, Nüssen, Chutneys, Fleisch/Fisch und Milchprodukte aufzuteilen.

Das Thema Lebensmittelunverträglichkeiten und Lebensmittelallergien wird immer präsenter und es sind anscheinend heute mehr Menschen davon betroffen als je zuvor. Chemisch veränderte Lebensmittel, Umweltbelastungen und schwaches Verdauungsfeuer sind zumindest aus ayurvedischer Sicht die Hauptgründe dafür. Eine Allergie wird im Ayurveda wie eine Krankheit behandelt.

1. Getreide

Generell ist es wie bei unseren Vorfahren bis vor etwa 100 Jahren. Es wird nur Vollkorngetreide verwenden, das entweder gut durchgekocht ist (auch Müsliflocken) oder Nudelprodukte, die vorverarbeitet sind. Wer viel Pasta isst, sollte darauf achten auch viel Gemüse zu essen, um den relativ hohen Glutenanteil des Getreides wieder auszugleichen.

Weizen unterscheidet sich hauptsächlich durch Virja von den anderen Getreiden und ist wegen der kühlenden Wirkung besonders für Kapha „verboten". Weizenallergie kann mit zu früher Gabe von Getreide zu tun haben (vor 6.–12. Lebensmonat). Auch zu früh gegebene Milchprodukte können später Allergien begünstigen, weil die nötigen Enzyme im Körper des Kleinkindes noch nicht gebildet worden sind.

Dinkel, Roggen, Gerste, Kamut, Emmer, Urkorn und Einkorn sind warm und mit Weizen am beliebtesten. Hafer und Buchweizen sind noch wärmer und enthalten wenig oder kaum Gluten, was man beim Kochen und Backen beachten muss und gegebenenfalls durch die Kombination von verschiedenen Getreiden ausgleicht. Luftige Getreide wie Hirse und Amaranth (eigentlich kein Getreide), sind weniger nährend und eher geeignet für Pitta und Kapha.

„Geschälter und gereinigter Reis ist leicht, wenn er heiß gegessen wird. Gebratener Reis ist hilfreich bei Vergiftungen und Kapha-Krankheiten. Reisgerichte mit Fleisch, Gemüse, Muskelfett, Öl, Ghee, Knochenmark und Früchten förderen Kraft, sind erfrischend, herztonisierend, schwer und nährend." (Caraka Samhita, Kap. 27, 257–259)

Reis sollte gegessen werden solange er nach dem Kochen noch warm ist. Erneut erwärmter, kalter oder gefrorener Reis wird als ungesund beschrieben. Die Kompositionen und die Art des Kochens und Rezeptierens ergeben logischerweise neue Verbindungen und so kann beispielsweise der an sich schwere (guru) Reis durch Braten die gegensätzliche Qualität leicht (laghu) erhalten. Roter Reis gilt als besonders hochwertig, gibt mehr Kraft und vermehrt Kapha.

2. Gemüse

Tendenziell erhöht alles grüne Blattgemüse das Vata Dosha, also das Merkur Prinzip. Vata ist unter anderem kalt, rau und trocken, daher sollten Personen, die schnell frieren, trockene Schleimhäute und eine raue Haut haben Blattgemüse und Salate eher meiden. Kapha profitiert durch das Essen von Salat, Spinat, Lauch, Kohl, Mangold und anderen, solange sie zusätzlich wärmende Lebensmittel essen. Für Pitta sind Blattgemüse und auch der größte Rohkostanteil von allen Doshas besonders geeignet.

Wurzelgemüse sind tendenziell nährender und wärmender als Blattgemüse. Karotten, Rote Beete, Selleriewurzel, Gemüsefenchel und viele andere.

Fruchtgemüse wie Kürbis und Gurke erhöhen generell Kapha, jedoch wird es für einen Kapha-Typen sehr schwierig sein durch den Verzehr von solchen Gemüsen an Gewicht zuzulegen. Es geht um die Relation von „Dichte", zum Beispiel hat eine Gurke einen höheren Wasseranteil als eine Karotte.

Andere Gemüsesorten sind Nachtschattengewächse wie Tomaten, Paprika, Auberginen und Kartoffeln und gelten wegen ihrer minimal „giftigen" Substanzen (Alkaloide, u.a.) im Übermaß verzehrt als Pitta erhöhend. Manche Ayurveda-Ärzte meinen sogar, dass auf gekochte Paprika vollständig verzichtet werden sollte. Gekochte Kartoffeln sind in Ordnung, wenn sie mit befeuchtenden und kühlenden Gewürzen gekocht werden. Pitta sollte auf tägliche Zufuhr von Kartoffeln (vor allem frittiert oder ölig zubereitet) und den anderen Nachschattengewächsen verzichten.

3. Obst

Obst hat prinzipiell sattvische Eigenschaften, ist leicht verdaulich und wirkt, je nach Süße-Grad, eher kühlend. Meistens wird jedoch in den Supermärkten vorzeitig geerntetes Obst angeboten, das durch ein unausgewogenes Verhältnis der Geschmäcker sauer und süß schlecht vertragen wird. Auch wenn uns kleine bunte Aufkleber mit dem vielversprechenden „Genussreif" zuwinken, sind die Früchte schlicht und einfach zu früh geerntet. Wer schon einmal das Erlebnis hatte, eine Ananas oder Avocado reif zu ernten und diese sofort genießen zu können, wird wissen was gemeint ist. Wenn die Sonnenkraft zur vollständigen Reifung fehlt, herrscht eher sauer vor, was sich ungünstig auf Agni auswirken kann und Ama erzeugt. Melonen, mit anderen Lebensmitteln gemischt gegessen, erzeugen in jeder Kombination Ama.

4. Hülsenfrüchte – Erbsen, Bohnen, Linsen

Viele Menschen meiden die Pflanzenfamilie der Leguminosen, da sie erfahrungsgemäß Winde (Vata) im Gastrointestinaltrakt erzeugen. Gründe hierfür können sein, dass diese zu wenig gekocht, zu viel davon oder nicht die passenden Gewürze zum Ausgleichen der Eigenschaften benutzt wurden. Von Nepal über ganz Indien bis nach Sri Lanka steht regelmäßig die Linsensuppe, das Dal auf dem Speiseplan. Am besten kann Vata, das durch den Trocknungsprozess noch mehr verstärkt wird, harmonisiert werden, indem man die Hülsenfrüchte über Nacht in Wasser einweicht, sie am darauffolgenden Tag in frischem Wasser aufkocht und sie dann schließlich mit wiederum frischem Wasser weichkocht. Der beim Kochen entstehende Schaum wird abgeschöpft.

Wichtige Zutaten für die bessere Verträglichkeit ist ausreichend Fett, gerösteter Knoblauch und Ingwer. Bockshornkleesamen und Gelbwurz als Pulver passen grundsätzlich immer dazu und helfen auch beim Verdauen und Assimilieren. Die geeignete Menge ist unbedingt zu beachten, ein langsames Gewöhnen an den Verzehr von Hülsenfrüchten ist hilfreich. Thali ist ein typisches Gericht in Indien, das aus meist einer eher kleinen Menge Dal, mindestens der gleiche Menge Gemüse, mehr als doppelt so viel Reis und eine kleinere Schale Joghurt besteht.

Sojaprodukte werden hoch gelobt und besonders von Vegetariern und Veganer häufig verzehrt. Besonders Vata-geprägte Personen vertragen aber gerade die schwer verdaulichen Sojaprodukte eher schlecht. Mung-Bohnen werden von manchen Autoren als Vata erhöhend, von anderen als ausgleichend für alle Doshas (Tridosha) beschrieben. Die

Urad- Linse (auch Urid) ist mit Schale schwarz und kompakt und gilt als Proteinreichste Linse überhaupt, angeblich enthält sie mehr Eiweiß auf 100 g als Rindfleisch.

5. Fleisch (Fisch, Ei)

Grundsätzlich sind Fleisch, Fisch und Ei süß in Rasa, erhitzend in Virya und süß in Vipaka.

Caraka beschreibt seitenweise die verschiedenen Gunas von Fleisch. Heute kann davon ausgegangen werden, dass vor allem Wild als hochwertiges Fleisch angesehen werden kann, denn die sich frei in der Natur bewegenden Tiere kommen am ehesten an den ursprünglichen Zustand heran, der noch zu Carakas Zeiten vorherrschte. Fleisch aus konventioneller Tierhaltung mit Lebendtransporten und übermäßigem Einsatz von Antibiotika und anderen chemischen Substanzen kann nicht als hochwertiges Nahrungsmittel angesehen werden. Auch bei dem Verzehr von bestem Fleisch sollten verschiedene Aspekte berücksichtigt werden. Zuerst ist die Menge des immer weiter steigenden Fleischkonsums bedenklich, geht es doch in unserer zunehmend technisierten und digitalisierten Gesellschaft weniger um wirklichen Bedarf des Kraftspenders Fleisch. Caraka beschreibt Fleisch grundsätzlich als Vata-reduzierend. Ein Erklärungsversuch, warum der Konsum weltweit stetig steigt, könnte somit als „Gegenmittel“ gegen die zunehmenden Vata-Störungen gesehen werden. Wir leben so stark im Geistigen und Informationellen, dass Fleisch zu dieser flüchtigen Luftigkeit das „erdige Pendant“ darstellt. Aber selbst gut durchgegartes Fleisch bleibt im Schnitt an die 72 Stunden im Verdauungstrakt und ist daher ein recht sicherer Verursacher von Ama.

Die Nahrungsmittel im Abendland wurden früher oft nur ungenügend gekocht und waren sehr fleisch- und getreidelastig. Das führte häufig zu einer schlechten Verdauung. Die verdorbenen Gedärme unserer Vorfahren waren deshalb ein wichtiges Arbeitsgebiet der Ärzte und Naturheiler. Wie schon viele große Lehrer der Heilkunde, wie Paracelsus und andere, gesagt haben: „Der Tod sitzt im Darm“ Darauf ist auch die Wichtigkeit der vielen purgierenden Maßnahmen, die damals ausgeführt wurden, zurückzuführen.

Es gilt der Leitsatz: „Du kannst alles Essen, was Du wirklich verdauen kannst.“

Rindfleisch ist am schwersten zu verdauen, Schwein ist schwer und macht träge. Daher sollten diese beiden Fleischsorten lange gekocht werden und eher von Vata-Typen oder nur in der entsprechenden kalten Jahreszeit gegessen werden. Huhn und Geflügel dagegen sind leichter, weniger heiß und sollten am ehesten von Pitta-Typen oder im Sommer verzehrt werden. Wild ist auch warm und gilt als hochwertigstes Fleisch. Süßwasserfisch ist wärmend und wird auch für eine bessere Fruchtbarkeit empfohlen. Salzwasserfisch ist wärmer als Süßwasserfisch und sollte besonders von Pitta gemieden werden. Hühnereier sind relativ schwer zu verdauen und erzeugen Hitze im Körper.

Bei Wurstwaren vom Metzger ist es wichtig zu wissen, was drinnen ist, denn es werden oft Zucker, chemische Salze, Fette und Geschmacksverstärker mit eingearbeitet. Somit sind Salami oder Leberwurst „ungesünder" als Schinken, der noch die faserige Struktur des Fleisches behalten hat.

6. Öle

Ghee
Kommt vom Sanskritwort „Ghri" und heißt „Fliessen", (auch brennen, feucht, besprühen, flüssig, strahlen, leuchten). Ghee ist geklärte Butter, das reine Butterfett, das sich aber in der traditionellen Herstellung etwas von der modernen Produktionsmethode unterscheidet.

Sesamöl
stabiles Öl, oxidiert beim Kochen kaum. Sehr beliebt in Indien. Am meisten für Vata geeignet, da es wärmt und erdet. Innerlich das kaltgepresste und äußerlich das „geheilte / gereifte" Sesamöl verwenden.

Olivenöl
Oxidiert teilweise, besser kalt verwenden. Olivenöl ist je nach Säuregehalt relativ neutral, Südspanisches ist auf Grund der vermehrten Sonnenstunden in der südlicheren Lage eher wärmender als Norditalienisches.

Sonnenblumenöl und Rapsöl
relativ hitzestabil, auch zum Braten. Gilt als neutral.

Cocosfett
ist hitzestabil und wird eher als kühlend eingestuft. Im Übermaß eingenommen verstopft es die Srotas. Cocosfett und Cocosmilch kühlen im Sommer oder bei hohem Pitta.

Alle Öle, die ohnehin schon schnell oxidieren, würden über das Erwärmen noch schneller oxidieren und könnten so im Körper nicht mehr ihr vollständiges Potenzial entfalten oder sogar Toxine erzeugen.

Kürbiskernöl, Walnuss, Maiskeimöl, Weizenkeimöl, Hanföl und andere sollten gar nicht erhitzt werden. Von Distel-Öl wird im Ayurveda abgeraten.

7. Milch

Ayurveda liebt die Verwendung von Milch, gemeint ist allerdings die naturbelassene Milch von gesunden Kühen mit Hörnern und nicht ein Industrieprodukt das ultrahocherhitzt, homogenisiert und von hunderten Tieren gemischt wurde. Heute ist es üblich, dass sogar biologische Milch vollständig in seine Einzelbestandteile (hauptsächlich Wasser, Fette und Eiweiße) zerlegt und später wieder zusammengemischt wird. Das relativ neu eingeführte Etikett „Länger frisch" ist im Wesentlichen nicht mehr weit weg von der H-Milch und hat auch mit einem weiteren Problem zu „kämpfen".

Von mehreren namhaften Herstellern von „länger frisch" Bio-Milch habe ich am selben Tag im Laden gekaufte Milch (mit einem mehr als 14 Tage späteren MHD) benutzt, um größere Mengen Chai zu kochen. Die Milch wird dazu mit Wasser gemischt und mit frischem Ingwer, Schwarztee und braunem Zucker aufgekocht (später kommen noch Kardamom und Zimt hinzu). Ich habe mehrfach die Beobachtung gemacht, dass die Milch weder schlecht roch noch schmeckte, aber beim Aufkochen fiel das Eiweiß aus und die Milch „flockte auf". Der Chai war somit nicht genießbar und wir beschwerten uns bei dem vertrauensvollsten Hersteller. Das Antwortschreiben viel freundlich, aber oberflächlich aus. Wir bekamen einen Zehn-Euro-Gutschein und einen Löffel, mit der Erklärung, dass die genannte Charge bei der Durchsicht der Protokolle keine Auffälligkeiten aufwies. Es passiert also etwas mit der Milch, dass sie auf gewisse Weise verändert, was chemisch gesehen mit den heutigen Messmethoden nicht direkt zu erklären ist. Ayurvedisch betrachtet geht es hier um die Zerstörung der in der Milch enthaltenen Verdauungsenzyme und die Mikrofilterung der Fettpartikel, welche für viele Unverträglichkeiten verantwortlich sein sollen. Der Körper erkennt die „Milch" nicht mehr als solche, nach dem Motto: „Das Ganze (die volle Rohmilch) ist mehr als die Summe seiner Teile."

Ich habe mit Patienten, die unter einer Laktoseintoleranz litten, interessante Erfahrungen gemacht. Milch mit einem Demeter–Siegel, also aus Landwirtschaft, die bio-dynamisch arbeitet, wurde auf einmal vertragen. Es kommt auf die Menge, den Zeitpunkt und die Art der Zubereitung an. Kaum jemand verträgt bzw. verdaut eine große Schüssel Müsli mit 500 ml kalter Milch, am Abend, vor dem TV gegessen, vollständig.

Der Konsument hat sich an ein Produkt gewöhnt und will dieses stets in unveränderter Qualität möglichst billig im Supermarkt kaufen. Es ist keinesfalls zu empfehlen solche von der Natur entfremdete, irreführend etikettierte „Milch" zu konsumieren. Dies ist im traditionellen Sinn keine echte Milch mehr. Keine natürlich gefütterte Kuh gibt Milch mit einem konstanten Fettgehalt von 1,5 %, 3,5 % oder 3,8 %. Je nach Jahreszeit und Weideort können diese Werte deutlich variieren.

Manche Bergbauern können morgens oder abends gemolkene Milch unterscheiden oder, ob diese einen oder zwei Tage alt ist geschmacklich voneinander unterscheiden. Ähnlich, wie bei reinen Naturprodukten, etwa Honig oder Wein, wird es denselben Geschmack nie zweimal geben. Konstante und homogene Produkte, im Sinne von Kombinationen der Geschmäcker, widersprechen dem, was die „intakte" Natur prinzipiell hervorbringt. Bestenfalls kennt man den Erzeuger in seiner Region, besucht ihn hin und wieder und beobachtet dabei, welch ein Mensch er ist und wie er mit seinem Vieh umgeht. Es muss nicht unbedingt sein, dass er kostspielige Siegel kauft und sich zertifizieren lässt.

Milch – Zapfautomaten sind eine wunderbare preisgünstigere Variante um an gute Kuhmilch zu kommen. Viele Bauern haben sich so ein „Milchhäuschen" bereits auf dem Hof eingerichtet.

In heutigen Ayurveda-Schulen wird gelehrt, dass eher das Fett der Milch starke Knochen bildet und nicht das Kalzium. Kuhmilch hat zehn Eigenschaften, die sich genau mit denen von Ojas decken. Daher ist es naheliegend, dass Kuhmilch Ojas aufbauen kann. Reine Kuhmilch ist süß, kalt, weich, unktuös, dicht, geschmeidig, schleimig, schwer und langsam.

Büffelmilch ist kälter und schwerer als Kuhmilch und hilft besonders Personen, deren Verdauung zu schnell ist und die an Schlaflosigkeit leiden.

Kamelmilch ist unktuös, heiß, etwas salzig, leicht und hilfreich für Personen, die an Verstopfung, Parasiten, Ödemen, Aszites, Hämorrhoiden und anderen Krankheiten, denen eine Verunreinigungen von Vata und Kapha leiden.

Milch von Eseln und Stuten (und anderen Unpaarhufern) sind alle stärkend, stabilisierend, heiß, sauer, salzig, unktuös, erleichtern Vata-Konstitution. Ziegenmilch ist adstringierend und süß im Geschmack, kalt, Darmverbessernd, leicht und hilft besonders Menschen, die an Rakta-Pitta (Blutungen aus verschiedenen Körperöffnungen), Diarrhoe, übermäßigem Konsum, Husten und Fieber leiden.

Schafmilch ist heiß. Sie erzeugt Schluckauf und Dyspnoe, besänftigt aber auch Pitta und Kapha.

Elefantenmilch ist kraftspendend, schwer und stabilisierend.

Menschliche Muttermilch ist belebend, nährend, heilsam und einölend. Inhaliert ist sie besonders gut für Rakta-Pitta, außerdem hat sie besonders erleichternde Eigenschaften für Menschen mit Schmerzen in den Augen. Ein Tipp aus der heimischen Hebammenpraxis bei Konjunktivitis des Kindes ist Muttermilch direkt von der Brust tropfenweise in die Augen zu geben.

Als ein ausgesprochen wichtiges Element der vedischen Kultur gilt die Kuh, ist sie doch eine der fünf Mütter. Die fünf Mütter sind folgende: die leibliche Mutter, Mutter Erde, die Ehefrau des Guru, die Königin und die Kuh. Die Kuh liefert selbstlos wichtige Nahrungs-, Heil- und Heizmittel. *Milch, Urin, Dung*. Allein schon sich in der Gegenwart von Kühen aufzuhalten gilt als heilsam.

„Welches Lebewesen könnte Heiliger sein als die Kuh, da sogar ihr Dung brennt und Opferaltäre reinigt und heiligt?"

„Kühe sind die Mütter alles Lebewesen. Sie gewähren jede Art von Glück. Kühe sind segensspendende Göttinnen, daher gebührt ihnen immer Ehre."

Es gilt als religiöser Verdienst und gutes Karma, wenn man einem rechtschaffenden Bedürftigen eine Kuh oder ein Kalb spendet. Krishna ist als Inkarnation Gopala (Der, der die Kühe beschützt) ein Kuhhirte mit der Flöte, der alle verzaubert. Oder auch Govinda (Der, der den Kühen Freude bereitet). „Go" heißt in Sanskrit Kuh und bildet die Vorsilbe für viele Begriffe des Alltags, wie etwa:

Gorasa (auch dugda) = Kuhmilch, Gomutra = Kuhurin, Gokrta = Kuhdung, Gotama = beste Kuh (Gautama Buddha), Goloka = Kuh-Welt (spiritueller Ort, eigener Planet der Kühe), Gosvami = Guru, Meister der Sinne

Wenn eine Mutter keine Milch für ihr Baby hat, wird / wurde meist Kuhmilch gegeben. Daher kommt auch die Bezeichnung „die zweite Mutter", auch das ist ein Grund warum Kühe in Indien nicht gegessen werden oder wurden.

▶ Nicht jede Kuh ist heilig (was selbst viele Inder nicht wissen)

Mahatma Gandhi soll gesagt haben: "Man kann die Großartigkeit einer Nation und ihre moralische Entwicklung daran messen, wie sie mit Ihren Tieren umgeht."

Im Ayurveda sind ganz genaue Vorgaben für die wertvollsten Kühe beschrieben. Diese sind anhand von Farbe (weiß / braun), Schulterhöcker und Falten an der unteren Halspartie (Gurgel) als Unterart klar definiert. Ganga Dolu, heißt diese Kuh, weil ihr Halsfell wie die Wellen des heiligen Flusses Ganges aussieht. Für medizinischen Ghee ist besonders das Vechur berühmt: Das Vechur ist eine seltenere Rinderderrasse (bos indicus), die nach dem Dorf Vechur im Distrikt Kottayam in Kerala, Indien, benannt ist. Sie ist die kleinste Rinderrasse der Welt und produziert in Relation zur Futtermenge die größte Menge Milch. Angeblich ist Vechur ein direkter Verwandter des ausgestorbenen Auerochsen. Es gibt Berichte die aussagen, dass die Milch der „Vechur"-Rinder bessere und gesündere Caseine enthält, was die vedische Ansicht bezüglich der Heilwirkung der Milch und deren Produkte bestätigt. *(„Beta casein A1 and A2 in milk and human health", Report to New Zealand Food Safety Authority)*

Da nur diese Kuhart, natürlich mit Hörnern, auch wahrhaft Göttliches in sich hat, wurden diese Kühe besonders behandelt. Heute sind sie schwerer zu finden als damals, da das Bewusstsein dafür im westlicher werdenden Indien immer weniger vorhanden ist.

Kühe, von deren Produkten man spezielle Medizin herstellte, wurden auf besondere Art gefüttert. Um beispielsweise prädestinierte Milch für ein wirksames Ghee zu erlangen, erhielten sie das passende Heilkraut, eingemischt in ihr Futter.

Übrigens wurde die Kuh dazu benutzt, um Pigmente zu gewinnen. Bis vor einigen Jahrzehnten gab es sogar bei unseren Künstlerfachgeschäften das Pigment „indisch Gelb", was gewonnen wurde indem man Kühen nur Mangoblätter zu fressen gab und dann ihren Urin einsammelte und einkochte. Es blieb ein Pulver der typischen Farbe. Heute ist es bei uns in dieser Form nicht mehr erhältlich, vermutlich, weil die Gesundheit der Kühe unter der Profitgier und der einseitigen Ernährung litt oder andere Herstellungsarten lukrativer wurden.

▶ Ghee – Das flüssige Gold im Ayurveda

„Ein trockener Bambusstock ist spröde und bricht im Wind, ein geölter Bambusstock ist biegsam und geschmeidig." (aus Asien)

Die traditionelle Herstellung von Ghee

Generell wird Milch gleich nach dem Melken (am besten von nur einer Kuh, keine Mixtouren streng genommen) aufgekocht, dies ist wichtig für die Interaktion und Harmonisierung der Gunas. Diese werden durch das Aufkochen „vereint", es entsteht dadurch erst eine Synergie der Qualitäten. Dann lässt man die Milch abkühlen auf unter 30 Grad, gibt etwas stichfesten Joghurt hinzu um die Fermentation einzuleiten und rührt um. Anschließend wird die Milch zum Säuern etwa 12–24 Stunden bei 18–25 °C stehen gelassen. Es entsteht Joghurt, welcher, wenn leichte Bläschen an der Oberfläche zu sehen sind und er stichfest ist, gerührt wird. Man rührt so lange bis sich das Fett trennt und schöpft es ab. Man kann weiterrühren, jedoch mit Vorsicht, da sich bei zu heftigem Rühren das Fett wieder in die Buttermilch auflöst. Die Buttermilch kann u. a. durch Fermentation und Kräuterbeigabe zu einem medizinischen „Lassi" verarbeitet werden. Dieser nennt sich „Takra Aristha". In Indien sammelt man dieses Fett in der Buttermilch ein paar Tage lang bis man genug hat und kocht dann erst Ghee. Eine gesunde indische Kuh, die ohne Chemie auf dem Land lebt gibt nicht annähernd so viel Milch wie unsere hochgezüchteten Rinder-Arten. Außerdem gibt die Kuh auch nur Milch solange sie „stillt", dafür aber genug, oft mehr als ein Kalb trinken kann. Daran sieht man, dass die Natur von sich aus jovial ist, also „gönnerhaft", es gut meint und gerne gibt (Jupiter-Prinzip). Das so gewonnene Butterfett ist sehr hochwertig, medizinal wirksam und sehr nahrhaft. Die Essenz daraus wird durch langsames Kochen gewonnen, der Schaum bleibt im Topf und es entsteht flüssiges Gold. So einen Ghee würde ich nicht zum Kochen einsetzen. Nach seiner Reifung ist es zu wertvoll und sollte deshalb am besten als Medizin oder Opfergabe verwendet werden.

Butter hat im Ayurveda nicht annähernd so einen hohen Stellenwert wie in Europa, was vermutlich auch an den klimatischen Bedingungen liegt. Ghee ist aus der indischen bzw. vedischen Kultur nicht wegzudenken und Bestandteil des täglichen Lebens. Die rituell genutzten Butterlämpchen finden sich in nahezu jedem Tempel und auch beim Essen wird Ghee oft benutzt. Die Herstellung von Ghee und viele nützliche Hinweise dazu erläutert der Autor in einem Video. Weitere Informationen dazu auf Seite 181.

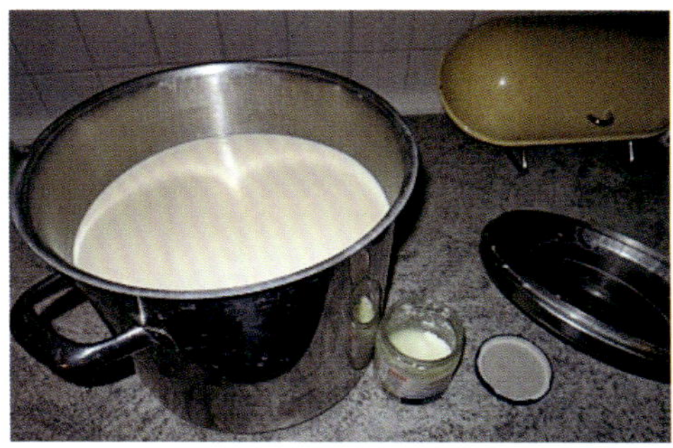

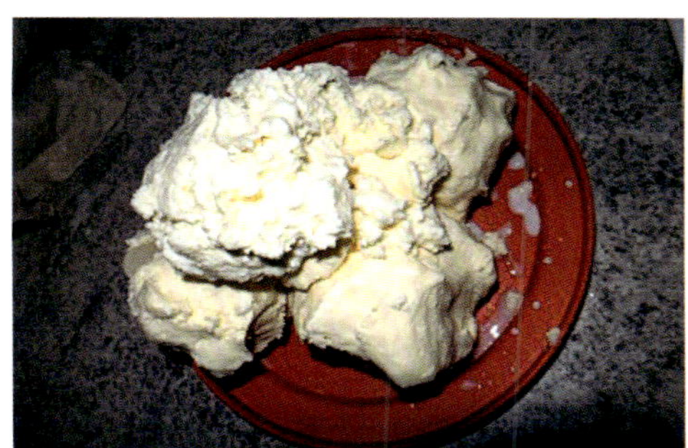

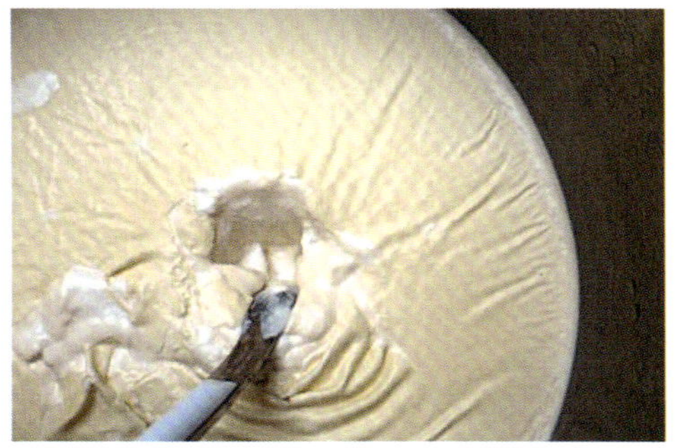

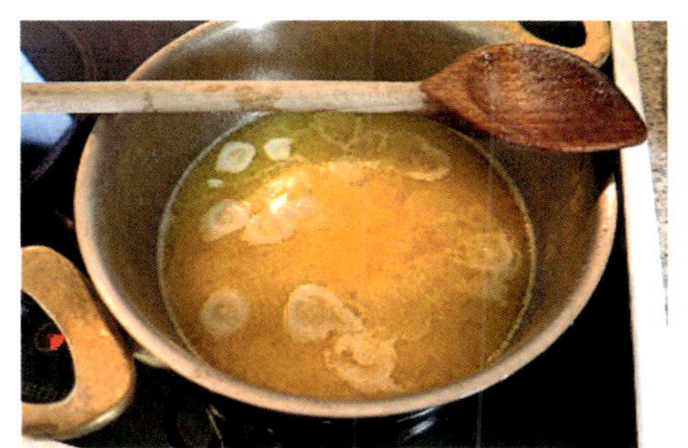

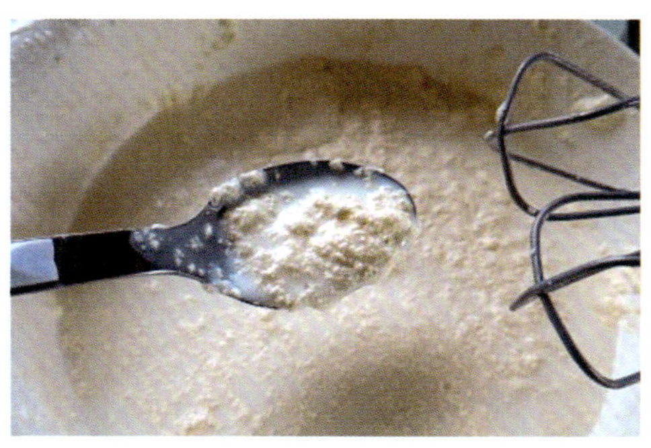

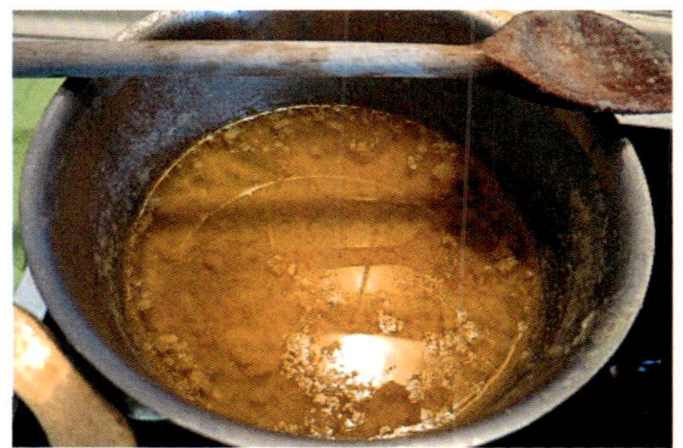

Für die meisten Anwender ist dies in der Regel zu aufwändig. Deshalb hier die einfachere Variante: Ausgangsmaterial ist die beste Butter, die man bekommen kann. Bio – Heumilchbutter frisch von der Alm wäre toll, biologische Butter aus dem Supermarkt ist auch ok. Besonders gut ist DEMETER, da hier die Kühe noch ihre Hörner besitzen! (Die Hörner und die Höcker sind die kosmischen Antennen der Kuh) Butter entsteht bekanntlich aus Milch, diese wird geschlagen (wie Sahne, bzw. nach spezieller Tradition: Ansäuern mit Joghurtkultur) dann hat man das Fett, dass sich Butter nennt und den Rest der Flüssigkeit, die Buttermilch. Traditionell wird ungesalzene Sauerrahm-Butter verwendet. Süßrahmbutter ist möglich, angeblich aber weniger bekömmlich und meines Wissens erst seit dem Einsatz moderner Zentrifugen üblich. Milch ist generell dem Planeten Mond zugeordnet, also kolloidal, da Fett-Teilchen in Wasser als Emulsion schwimmen bzw schweben (vgl. Signatur von Mistel). Ghee nährt insbesondere die Nerven und das Gehirn (Mond), beruhigt Pitta und besteht ungefähr aus 2/3 gesättigten Fettsäuren und 1/3 ungesättigten Fettsäuren. Es sind nur wenige mehrfach ungesättigte Fettsäuren enthalten. Dennoch hat Ghee einen riesigen Stellenwert im Ayurveda, besonders beim Entgiften und als Transporter/Vehikel. Er ist ein wichtiger Bestandteil der großen Verjüngungs- und Reinigungskur (Panchakarma). Hier wird der Patient meist mit einer täglich ansteigenden Dosis Ghee behandelt. Richtig zubereiteter Ghee wird nicht schlecht sondern reift heran und wird durch die Reifung „leichter", heißt es. Eine Besonderheit ist der „Alte Ghee", genannt Purana Ghrita (ab 10 Jahre alt). Weil er alle 3 Doshas reguliert, gilt er an sich schon als Universal-Medizin. Ein solcher Ghee schmeckt nicht mehr so gut wie frischer Ghee. Er kann kristallin oder flockig, meist heller bis weiß aussehen und ranzig riechen.

Äußerlich dringt Ghee sehr tief in die Haut ein. Oral eingenommen wird der Ghee von Magen und Darm optimal aufgespalten. Im Ayurveda wird Säuglingen bereits kleinste Mengen Ghee gemischt mit Honig gegeben um das Immunsystem zu stimulieren. Ghee soll das Gedächtnis und die Intelligenz/Intellekt (medhya) stärken, die Verdauung verbessern und den männlichen Samen positiv beeinflussen in Qualität und Quantität. Ghee wird zum „Nähren" und Befeuchten der Schleimhäute benutzt, dafür wird ein wenig Ghee mit dem Finger in den Nasenvorhof gerieben. Traditionell kann so auch Schnupfen und Erkältungen vorgebeugt werden. Bei Kuren wird damit die Nase gespült nach entsprechender Vorbehandlung. (Sanskrit: Nasya)

Grundrezept

Es ist sinnvoll gleich eine größere Menge Ghee herzustellen, denn erfahrungsgemäß steigt der Bedarf, vor allem dann, wenn man viel ausprobieren will. Im ausreichend großen Topf aus Edelstahl, Emaille oder Eisen die Butter schmelzen, dann zurückdrehen auf eine kleinere Stufe. Butter besteht aus 82 % Fett, die anderen Bestandteile sind Wasser, Milchzucker und Milcheiweiße, welche anfangs als weißgelber Schaum aufsteigen und sich später verfärben und absetzen. Der Wasseranteil verdampft während des Kochens vollständig. Viele Köche schöpfen den Schaum ab, jedoch ist dies in den Veden nicht angegeben, obwohl sonst der gesamte Prozess, angefangen bei der Milch bis hin zum fertigen Ghee beschrieben wird. Wir starten der Einfachheit halber gleich mit der fertigen Butter. Die flüssige Butter immer wieder umrühren und so lange heiß halten bis der Schaum sich setzt und am Boden des Topfes zu kupferfarbener Masse verwandelt. Zwischendurch kann auch kurz ein Glasdeckel aufgelegt werden, daran kann man sehen wie schnell und ob sich Wasserdampf absetzt.

Es gibt zwei traditionelle Tests, die anzeigen ob der Ghee fertig ist: 1. Tropfen – Test: Man nimmt einen Tropfen Wasser etwa mit dem Finger und lässt ihn genau in die Mitte des Topfes in den Ghee fallen. Der Ghee ist fertig, wenn umgehend das prasselnde bis quäckende Geräusch gehört wird. Tritt dieses erst nach mehreren Sekunden auf muss noch weitergekocht werden. 2. Docht – Test: Man dreht einen Doch aus einem Stück Stoff oder Küchenrolle und taucht es kurz in den Ghee, dann wird der getränkte Docht entzündet. Der Ghee ist erst fertig, wenn die Flamme lautlos abbrennt. Knistert und pufft es, so ist noch zu viel Wasser enthalten und es muss weitergekocht werden. Es gibt 3 verschiedene Grade für Ghee: 1. Mrdhu Paka – leicht „unterkocht", gut für Augen – Ghee (Netra Tarpana Grtam) 2. Sama Paka – Perfekt! Gut als Anupana und medizinische Einnahme (z. B. als Vehikel für Rasa Shastra – Medizinal-Aschen genannt Bhasma) 3. Kara Paka – braun, karamellisiert, welcher nur noch gut zum Kochen und nicht mehr therapeutisch wirksam ist. Reines Butterfett wird nicht schlecht, wenn es gut gemacht ist.

Ghee hat eine Pitta regulierende Qualität, die durch Kühlung verringert werden kann. Bei uns benutzt man gerne Schraubgläser oder Weckgläser, auch Violettglas ist interessant. Im Himalaya-Gebiet wird Ghee traditionell in Holzgefäßen gelagert, die aus einem runden Stamm geschnitzt oder gedrechselt sind. Gekaufter Ghee im Bioladen kann auch gut sein, wird aber in großen Chargen hergestellt. Das Kilo kostet derzeit etwa 26 €. Beim Selberkochen des Ghees (vom Buttergewicht verliert man etwa 25 %) hat man Materialkosten von ungefähr 13 € / kg. Die Faktoren Zeit, Strom, Gläser und Abspülen müssen natürlich auch beachtet werden und so ist es von den Kosten her betrachtet wahrscheinlich gleichgültig. Ein selbst gekochter Ghee ist aber immer besser, da auch die eigene Aufmerksamkeit einfließt und man einen direkteren Bezug zum Produkt hat.

Während des Kochens kann auch eine reine Goldmünze mit in den Topf gegeben werden, um das solare Prinzip zu stärken und diese Information miteinzubringen. Andere alchymistisch hergestellte Metall-Mineral-Präparate finden auch hier ihren Einsatz.

Butter
Ist süß, kühlend und schwer. Butter hilft Gewebe aufzubauen und die Effekte des Alterns zu reduzieren. Ayurveda bewertet Butter als ein starkes Rasayana (Verjüngungsmittel),

besonders für alte oder gebrechliche Menschen. Butter wird gern als Anupana genommen, wenn die Verdauung schwach ist oder ein Tonikum verabreicht werden soll.

Buttermilch
Ist auch kühlend und nährend, wirkt besonders gut auf die untere Körperhälfte.

▶ Käse – Panir

Ayurveda verwendet nur ganz frischen Käse, er kann recht einfach hergestellt werden und ist sehr gut verdaubar. Er kann einfach in Curries untergerührt werden oder auch separat mit Gewürzen angebraten werden. Frische Milch wird aufgekocht und mit etwas frisch gepresstem Zitronensaft (oder auch gutem Essig) vermischt, bis das Eiweiß ausfällt und sich absetzt. Die festgewordenen Teile können entfernt werden und weiterer Saft eingerührt, bis sich keine festen Bestandteile mehr aus der Molke absetzen. Die Molke wird entweder verworfen oder zum Baden und Waschen benutzt. Der krümelige Frischkäse wird fest durch ein Baumwoll- oder Leintuch gepresst damit er später seine Form hält. Der Panir sollte schnittfest sein und kann sofort verarbeitet oder auch wenige Tage im Kühlschrank gelagert werden.

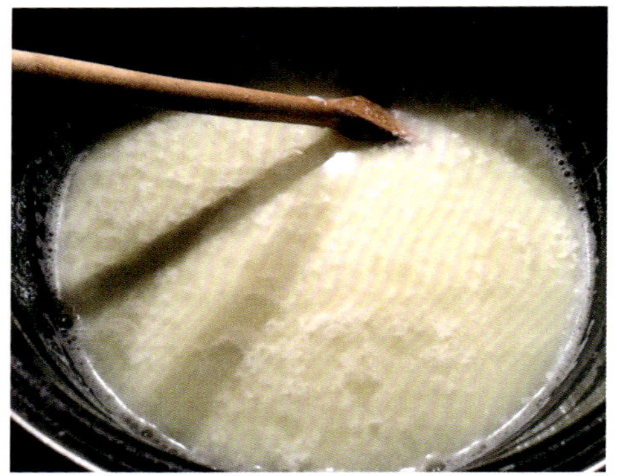
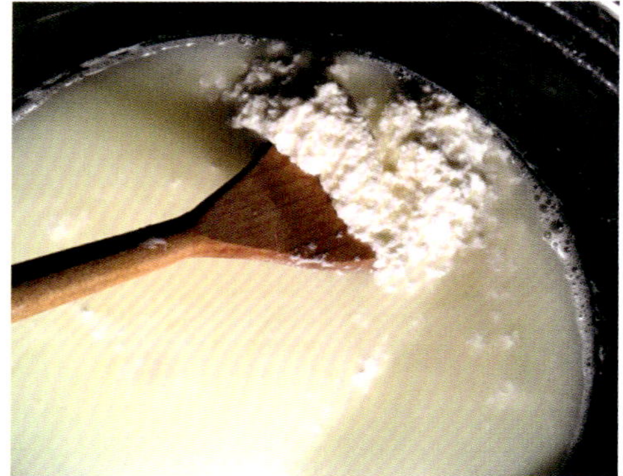
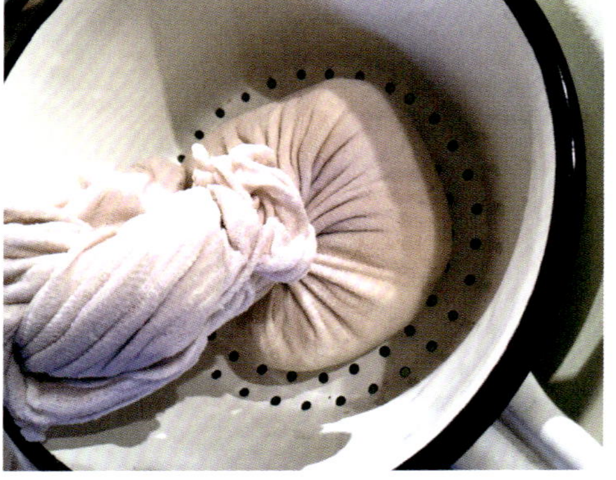
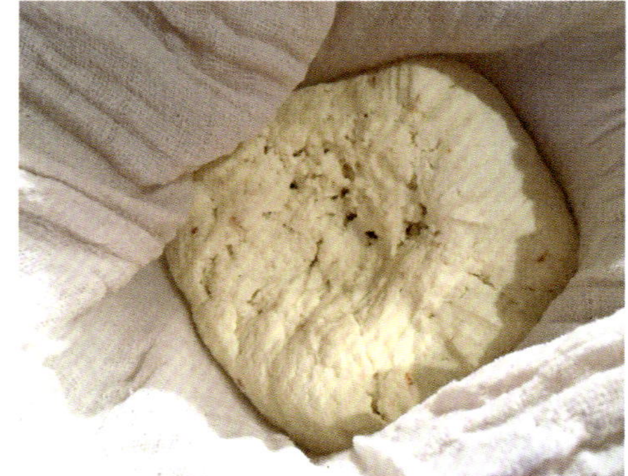

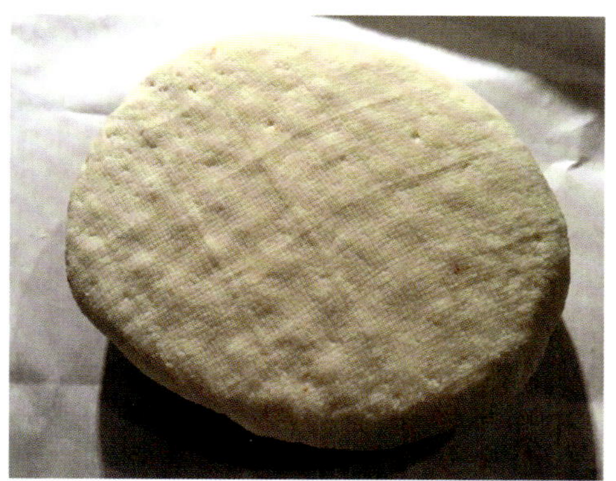

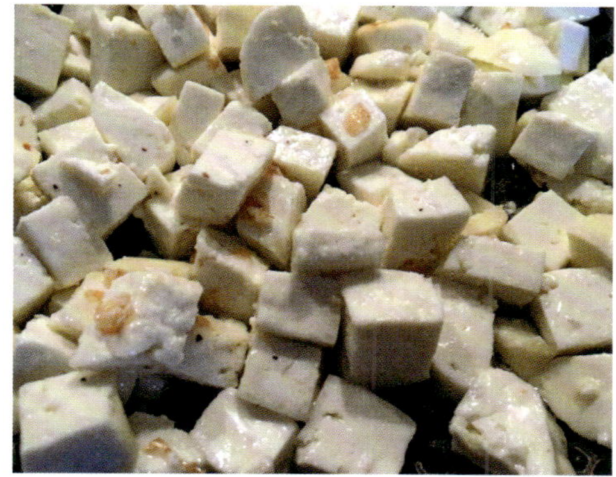

8. Zucker (K+)

Industrieller weißer Zucker war der Auslöser etlicher Handelskriege und ist eine Droge mit Suchpotenzial, die nicht zu unterschätzen ist. Immer mehr moderne Studien und Dokumentationen belegen, dass Zucker ein wahrer Krankmacher ist. Zuckerhaltige Pflanzen werden dafür extrahiert und energieaufwändig gereinigt (raffiniert = gereinigt, geläutert). Sie werden aber auch von wichtigen Mineralien, eben der Erde gereinigt, was besonders wichtig ist um den nährenden Effekt von Zucker zu erhalten. Weißer Zucker ist, wie weißes Kochsalz (mit Chemikalienzusatz) ein Zeichen unserer Zeit. Wir extrahieren alles bis auf die reinste Einheit und addieren dann wieder Mineralien, Spurenelemente und Nahrungsergänzungsmittel, um ein „gesundes Produkt" zu erhalten.

Rübenzucker (Melasse), Rohrzucker, Ahornsirup, Agavendicksaft, Kokosblütenzucker sind einige der traditionellen Zuckerarten. Stets war durch die „ungereinigte Erde" noch zu erkennen aus welcher Pflanze der Zucker ursprünglich stammte. Chemische Süßungsmittel und Zuckerersatzprodukte (Stevia) sind nicht zu empfehlen. Der moderne Birkenzucker (Xylit) ist an sich schon interessanter. Wer einmal im Frühjahr eine Birke angebohrt hat, um etwas Birkenwasser (Venus-Prinzip) für eine Nierenkur zu gewinnen, weiß, dass der Saft leicht süßlich und herrlich frisch schmeckt. Der Zuckergehalt liegt aber nur bei 1–2 % und wenn man den Saft einkocht ist er auch nicht so polarweiß wie das Produkt aus dem Bioladen, außerdem geht die Frische verloren. Chemische Reinigungsprozesse, die Xylit so strahlend machen, sind eher mit Skepsis zu begegnen. Die Tatsache, dass Zucker nichts „Schlechtes" ist, sollte bei der ehrlichen Analyse des eigenen Konsums bedacht werden. Die Dosis und die Kombination mit anderen Geschmacksrichtungen erhöhen die Verträglichkeit und die positive Wirkung auf den Körper.

▶ Honig (K–)

Honig gilt als sattvisches Nahrungs- bzw. Heilmittel, da es bereits von den Bienen vorverdaut wurde. Neben dem süßen Geschmack hat Honig die Besonderheit, dass es im Vipaka adstringierend wirkt, was verdauungsregulierenden und entgiftenden Effekt hat.

Für alle Typen ist Honig empfohlen, besonders Kapha profitiert von der Einnahme (als Zuckerersatz). Er erleichtert die Heilung, hilft bei Erschöpfung und nervlicher Überlastung. Honig ist vermutlich das beste Anupana oder Yogavahi – Medizinpferd, dass das Heilmittel an seinen Wirkungsort befördert. Die hervorstechendste Eigenschaft von Honig sind die „Un-unktuösität" und die adstringierende Wirkung. Caraka beschreibt Honig grundsätzlich als Vata-störend, schwer, kühlend und hilfreich bei Rakta, Pitta und Kapha.

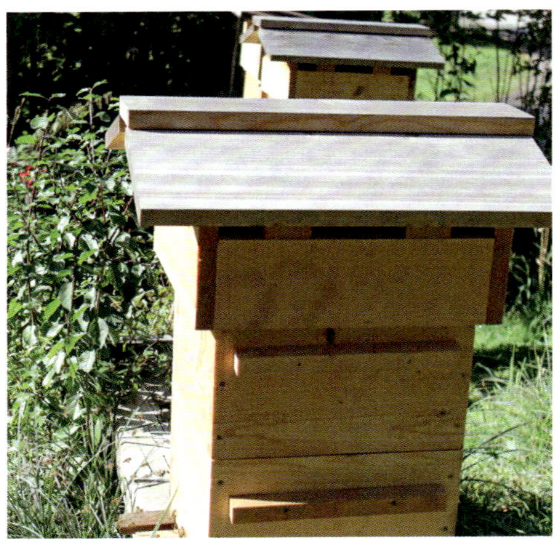

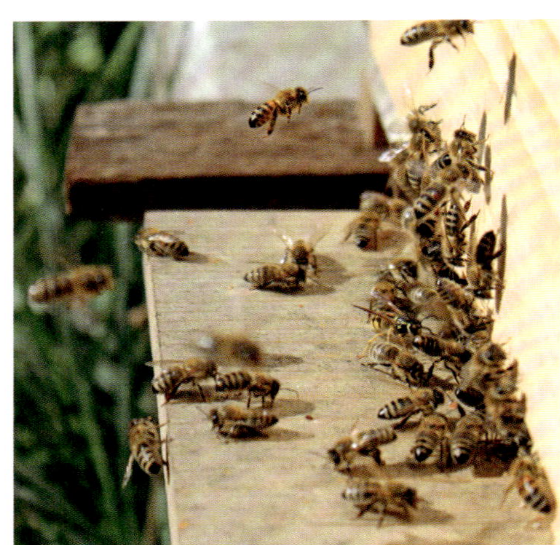

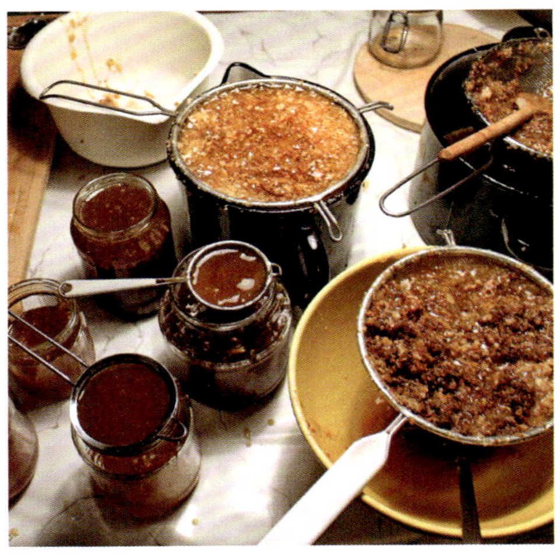

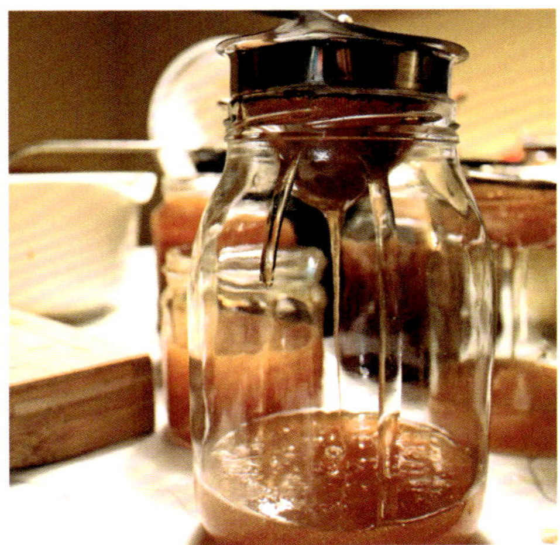

Die von der Biene angeflogene Pflanze holt Wasser und Nährstoffe langsam über die Wurzeln, den Stamm über die Photosynthese hoch in die Blüten, das Reproduktionsgewebe (Shukra). Der dabei entstehende süße Nektar aus der Blüte ist bereits Essenz der Pflanze und viel feiner „raffiniert" und „gewebegängiger" (Dhatu) als Rübenzucker. Die Essenz des Lebens, Ojas ist auch süß, das ist grundsätzlich bei Pflanzen und beim Menschen gleich. Honig wirkt direkt süss auf alle Gewebsebenen und ist gut für die Immunmodulation, für Vata – Pitta – Kapha. Bienenhonig wird durch Lagerung / Reifung erhöht in der therapeutischen Wirkung, da er seine Schwere verliert und eine trockene Leichtigkeit erlangt. Dieser Kristallisationsprozess dauert einige Jahre und ist nach etwa 10 Jahren vollendet.

Es heißt, dass frischer Honig nährend und aufbauend wirkt und mindestens ein Jahr lang gereifter Honig dagegen eher leichter und reinigender. Um schwache und kranke Menschen zu stärken, würde man vermehrt auf den jungen Honig setzen, bei Übergewichtigen und chronisch Kranken tendenziell auf den Gereiften.

Es werden verschiedene Arten von Bienenhonig beschrieben, was für uns keine wesentliche Rolle spielt, da mit der erwähnten „großen" Biene, vermutlich eine Wildbiene des Himalaya-Gebietes gemeint ist. Wichtig ist für uns nur, dass es an sich 3 grobe Einteilungen für Honig gibt, die sich nach dem Erntezeitpunkt richtet.

Die Frühjahrsernte, der helle Blütenhonig (Kapha), der die Kraft und Information von vielen Blumen enthält wäre besonders für Kinder und Jugendliche geeignet, Sommerhonig (Pitta), der meist bis zum Ende der Lindenblüte gesammelt wird würde dem mittleren Alter entsprechen und der späte Waldhonig mit seinem durch die Hilfe von Nützlingen gewonnen Nadelsirup entspräche dem späteren Lebensalter (Vata). Es gibt Imker, die nur einmal im Jahr von der „Bienen-Gabe" etwas nehmen, der Spätsommer ist dafür geeignet. Die Bienen verändern den eingelagerten Zucker immer wieder, sie vermengen ihn mit Verdauungsenzymen und addieren Honig von neu gesammelten späteren Blühpflanzen. Dies ist als Querschnitt des Bienenjahres zu sehen und besonders interessant, da das gesamte Blütenjahr im Honig enthalten ist.

Macht es nun Sinn biologischen Honig zu kaufen? Die Bienen fliegen ja sowieso die Pflanzen an, die sie am liebsten mögen, mit oder ohne Bio-Siegel des Imkers. Hier stellt sich also nur die Frage: Was macht den Honig zum Bio-Produkt? Es ist hauptsächlich die Art, wie der Imker die Bienen gegen Krankheiten behandelt. Es gibt bestimmte Produkte, wie Plättchen mit Kampfer- und Thymianextrakten, die ein Bio-Imker benutzen darf und andere, schärfere chemische Produkte die für seine Betriebsweise nicht zugelassen sind. Hier stellt sich auch wiederum die Frage nach der ökologischen Verantwortung und der Nachhaltigkeit beim Arbeiten.

Ein bulgarischer Imker erzählte mir, dass er seit Jahren einen starken Tee aus frischen Chili-Schoten kocht und diesen dann ins offene Bienenvolk hineinversprüht mit äußerst positiven Ergebnissen. Solche Methoden würde ich den chemischen unbedingt vorziehen. Anscheinend kommen die Bienen sehr gut mit dem Geschmack scharf zurecht, auch ihr Honig hat mehr oder weniger Säure und enthält ein Feuer, das sich besonders bei alchymistischen Honig-Arbeiten zeigt. Die Milbe, die es zu bekämpfen gilt, hat mit der Schärfe zu kämpfen. Es soll aber auch der natürliche Putztrieb bei den Bienen angeregt werden, denn bei der gegenseitigen Reinigung könnten sie sich die Varroa-Milben mit ihren Werkzeugen sehr wohl aus dem Genick entfernen, sie erkennen diese aber offenbar nicht als Feind. Die jahrzehntelange Zucht der Bienen hatte meist die Schwerpunkte die Stechfreudigkeit zu senken und die Erträge zu erhöhen mit dem Nebeneffekt, dass die Krankheiten mehr wurden. Es fehlte und fehlt die „Bissigkeit", das hitzige Temperament wurde abgeschwächt.

Eine interessante „Bewegung" stellt das naturnahe Imkern dar, das sich mit den natürlichen Schwärmen beschäftigt. Eine schöne Möglichkeit ist das Beutensystem nach Abt Emilé Warre. Hier wird so wenig wie möglich ins Leben der Bienen eingegriffen, viel beobachtet und relativ wenig Honig geerntet. Biologisch betrachtet kann man vereinfacht sagen, dass wir uns aus der Inzucht in der Bienenhaltung befreien müssen und den Bienen wieder freien Lauf lassen sollten. Die Biene ist bereits länger auf dem blauen Planeten als wir Menschen und dennoch meinen wir mehr vom Leben zu verstehen als sie. Wenn wir weniger auf hohen Honigertrag aus wären und mit mehr Demut das Beobachten erlernen würden, könnten wir durchaus noch die erbärmliche Situation der Bienen retten. Wir sollten die Bienen wieder schwärmen lassen und die Königinnen sich paaren lassen mit wem sie wollen und nicht aus einem fraglichen Zuchtprogramm heraus auf Reinrassigkeit Wert legen. Die so entstandene „moderne" Biene kann vermutlich besser mit den aktuellen Umweltbedingungen zurechtkommen und leichter weiterbestehen, als eine „alte Rasse". Soweit zumindest die Theorie ganz nach dem Prinzip von Darwin – „survival of the fittest" – das Überleben des Anpassungsfähigsten (nicht wie oft falsch übersetzt „Überleben des Stärksten).

Bei einem Vortrag der Stadtimker von München erfuhr ich, dass Bienen, die ausschließlich im dicht besiedelten Stadtgebiet Nektar sammelten, zwar in ihren Körpern Umweltgifte angesammelt hatten, nicht aber im Honig, den sie im Bienenstock weitergaben, wie im Labor nachgewiesen werden konnte.

▶ Jaggery (Sharkara)

Jaggery, besonders die Kitthul-Art, ist ein Zuckersirup, der durch gezielte Verletzen der Palme gewonnen, in Töpfen aufgefangen und dann durch Einkochen zu einem feuchten dunkelbraunen Zucker weiterverarbeitet wird. Er ist besonders reich an Mineralien und wird im Ayurveda sehr gerne benutzt. Anders als Rohrzucker (auch Vollrohrzucker wird mitunter Jaggery oder Gur genannt) wirkt er wärmend und sollte daher nicht mit kühlender Milch gemischt werden. Jaggery wird traditionell zur besseren Aufnahme bis in die tiefen Gewebsschichten immer mit etwas saurem wie Tamarinde, Joghurt oder Limette gemischt.

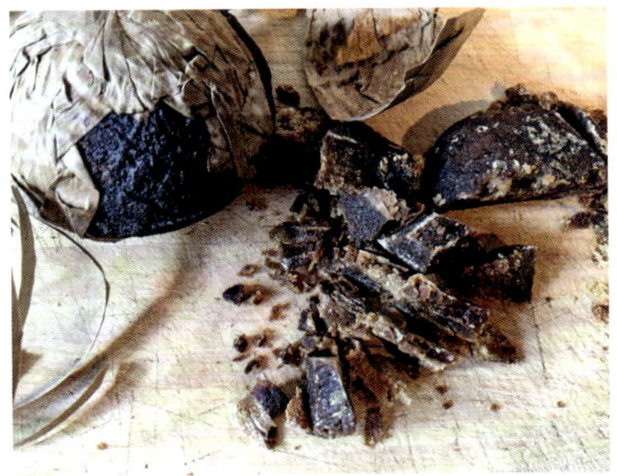

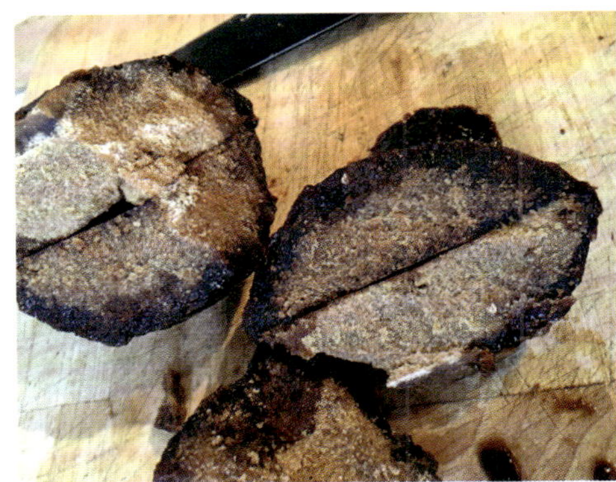

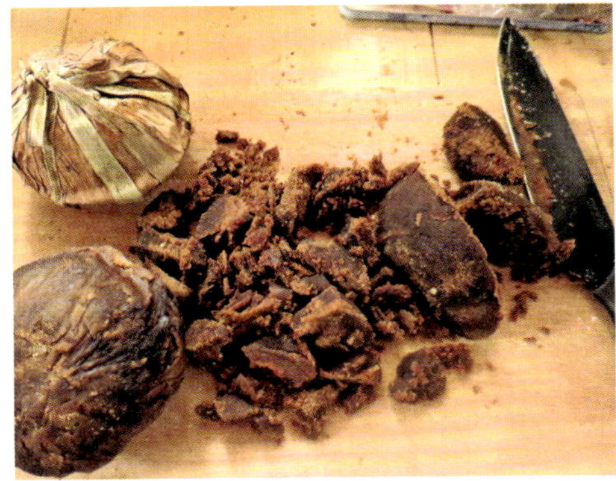

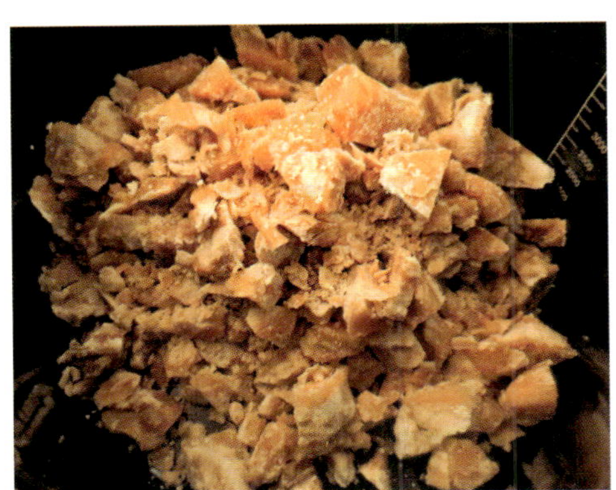

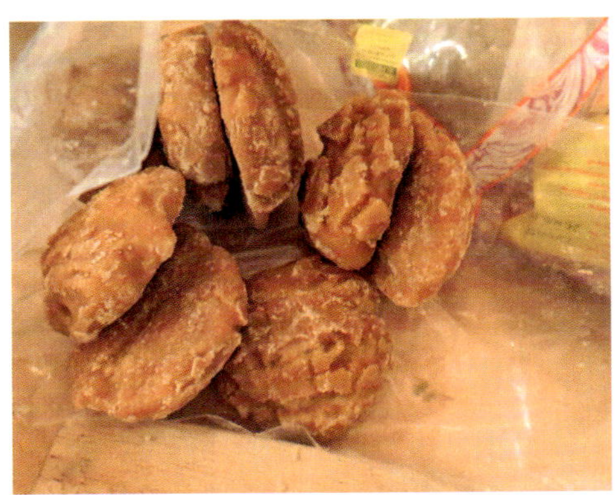

Kitthul-Jaggery & Limette

Eine besondere Leckerei ist einfach herzustellen und ähnelt dem bekannten Zuckerguss von Omas Kuchen. Kitthul-Jaggery ist sehr reich an Mineralien und gilt als besonders nährend. Von diesem Zucker nimmt man so viel bis der Mörser etwa halb gefüllt ist, dann addiert man frisch gepressten Limettensaft und beginnt zu mörsern bis eine honigartige gesättigte Mischung entsteht. Dieser Sirup wird nun einige Stunden in der Sonne (oder einer anderen sanften Wärmequelle) stehen gelassen bis die Reaktion abgeschlossen ist. In ein Schraubglas füllen und gerne auch auf der Fensterbank in der Sonne lagern, da diese Mischung keiner Kühlung bedarf. Wenn das Verhältnis optimal ist, kann dieser Kitthul-Lime-Sirup als bester ausbalancierter Zucker angesehen werden. Er erreicht im Körper seinen Bestimmungsort und reguliert auch den Heißhunger auf Süßigkeiten. Als Variante wäre ein eher langsam gereifter Zucker möglich. Eine dunkle Melasse aus Zuckerrüben ist dem Zuckerrohr zu bevorzugen, da die Rübe durchschnittlich von April bis Oktober wächst, wohingegen Zuckerrohr wesentlich schneller heranreift. Auch zuckerhaltiger Baumsaft wie Ahornsirup ist eine mögliche Variante. Dieses Rezept wird als gefäßverbessernd beschrieben, da es die Gefäßwände elastischer macht und Plaques löst. Thrombophlebitis, Hämorrhoiden und gestaute Venen werden dadurch angeblich verbessert. Die empfohlene tägliche Einnahme beginnt mit 12 ml in etwas Wasser gemischt und getrunken, dann die doppelte Menge also 24 ml bis 48 ml. Danach bei dieser Dosierung bleiben und wieder reduzieren.

9. Weine

Aristhas (und auch Asavas) werden bei Anämie, Anorexie, Fieber und Kapha-bedingten Krankheiten eingesetzt. Diese Weine sind Karminativa und Digestiva. Aristhas und Asavas, die bei uns am ehesten erhältlichen ayurvedischen Weine stellen nur einen kleinen Teil der von Caraka beschriebenen Weine dar. Sie werden hauptsächlich durch die Vermischung und Vergärung von Honig, Rosinen und Zuckerrohr mit bestimmten Kräutern gewonnen. Generell wird Wein als berauschend und nährend eingestuft. Er eliminiert Angst, Trauer und Ausgezehrtheit. Er fördert Zuversicht, Stärke, Intelligenz und Zufriedenheit. Wenn gute Menschen, die alle Regeln befolgen, Wein trinken, wirkt er wie ein Elixir, heißt es. Junger Wein ist schwer und stört alle drei Doshas, alter Wein hingegen reinigt die Kanäle, verbessert die Zirkulation, ist verdaubarer, leicht und wohlschmeckend. Bei uns ist besonders guter Rotwein als Lebenselixier seit jeher geschätzt. In alchymistischen Texten wurde immer wieder beschrieben, man soll seine aufwändig und kunstvoll hergestellte Medizin am besten in 100-jährigem Wein einnehmen. Kräuterweine sind bei uns nicht mehr so viel im Gebrauch wie früher. Bekannt ist wohl am ehesten der Herzwein nach Hildegard von Bingen. Viele Kräuter und Gewürze können in Wein gesotten, „ausgezogen" oder abgekocht werden. Die Haltbarkeit ist jedoch meist eher kurz und der baldige Verzehr wird oft empfohlen. Rezepte hierzu finden sich in der heimischen Literatur zu genüge. Auch die geharzten Weine aus dem Mediterranen sind medizinisch interessant.

10. Nüsse

Nüsse gelten als schwer verdaubar und werden vermehrt in der kalten Jahreshälfte gegessen, da Pitta eher im Inneren und Agni normalerweise stärker ist. Daher werden alle Nüsse vor dem Essen eingelegt, mitgekocht, geröstet oder sehr gründlich gekaut, um sie besser „aufzuschließen". Besonders Mandeln, die bitter und süß im Geschmack sind, sollten eingeweicht und geschält werden. Die anderen bekannten Nüsse sind hauptsächlich neutral und mehr oder weniger nährend und süß.

11. Wasser und andere Getränke

Aus ayurvedischer Sicht ist das Trinken von eisgekühlten Getränken auf jeden Fall zu vermeiden. In vielen kapitalistisch geprägten Ländern ist diese Unart weit verbreitet und leistet einen großen Beitrag zum weit verbreiteten Problem der Adipositas. Der Magen wir dadurch heruntergekühlt und muss erst die getrunkene Menge durch Blutzirkulation und Muskelkontraktion erwärmen. Softdrinks und Limonaden sind meistens mit viel raffiniertem Zucker versetzt. Colahaltige Getränke wären ohne den zugesetzten Anteil von Phosphorsäure so süß, dass sie kaum trinkbar wären. Kapha wird durch Getränke in denen Eiswürfel schwimmen sehr stark erhöht, die Auswirkungen gehen langfristig auf Kosten von Agni, also ein doppelt negativer Effekt. Caraka beschreibt Regenwasser (auch Hagel, Schneewasser und Tau) als geeignetes Getränk, dessen Eigenschaften sich danach richtet, auf welchen Grund es gefallen ist, bzw. sich gesammelt hat. Außerdem sind Zeit und Ort des Niederschlages wichtig.

„Sämtliches Regenwasser (während es vom Himmel fällt), kommt in Kontakt mit dem Mond, der Luft und der Sonne und wird imprägniert durch die Zeitqualität. Ähnlich ist es nachdem es auf die Erde gefallen ist. Das Wasser kommt in Kontakt mit den naheliegenden Eigenschaften der Erde, die es berührt, wie kalt, heiß, unktuös, nicht-unktuös etc."
(Caraka Samhita, Kap. 27, Vers 197)

Susruta unterscheidet weiter in zwei Qualitäten, gāṅga und sāmudra. Gāṅga ist das reinste Wasser, welches nicht durch Staub, Gifte etc. kontaminiert wurde, wohingegen sāmudra das verunreinigte Wasser bezeichnet. Weiter wird auf die Monate eingegangen, welche die entsprechenden Eigenschaften des Regens hervorbringen. Er erklärt, dass Regen, der auf weißen Boden fällt adstringierend, der auf gelblichen Grund fällt eher bitter, auf braune Erde fällt alkalisch, auf salzige Erde salzig schmeckend, in hohe Bergtälern fällt scharf und auf schwarze Erde fällt süß im Geschmack wird. Relevant für uns ist bei der heutigen Umweltverschmutzung eher nur das reinste Regenwasser, das mittlerweile recht schwer zu sammeln sein wird. Interessant ist grundsätzlich, dass auch verschiedene Ayurveda-Ärzte den Verzehr von Regenwasser oder auch destilliertem Wasser heute noch empfehlen, was der aktuellen Meinung der Schulmedizin widerspricht. Die dort herrschende Meinung ist, destilliertes Wasser würde dem Körper Mineralien entziehen. Aus den alten Texten der westlichen Alchymie kennen wir die Verwendung von Regenwassern und Tau besonders aus den Monaten April und Mai. Es heißt, der Regen aus diesen Monaten würde besonders viel ätherische Kraft oder Information tragen und helfe die Blätter der Pflanzen grünen zu lassen.

Der Maientau wird besonders hoch gelobt, zum täglichen Verzehr eignet er sich bestimmt weniger, da er aufwändig zu sammeln ist. Entweder in Glasschalen oder besser noch mit ausgekochten Baumwoll- oder Leintüchern, die über die feuchten Wiesen frühmorgens gezogen und danach die Feuchtigkeit ausgewrungen und gefiltert wird. Diese Wässer sind eher für die Herstellung spagyrischer Essenzen und dergleichen interessant. Regenwasser konnte man bis vor etwa 150 Jahren ganz regulär in Gasthäusern als Delikatesse bestellen. Dies deckt sich wiederum mit den ayurvedischen Überlieferungen. Wichtig war im Abendland auch die Erde, die das Wasser berührte. Kupfer, Silber und Gold wurden als hochwertigste Materialien angesehen um das Wasser zu „imprägnieren". Sonst wurde eher Ton und Glas benutzt um Regen zu sammeln. Nach längeren Regenphasen, wenn die Atmosphäre von Staub und Pollen gereinigt ist, kann es heute auch noch interessant sein Regen zu sammeln, zu filtern und zu verarbeiten. Ich würde ein mehrfach gefiltertes und abgekochtes Regenwasser auch heute noch trinken. Destilliertes Wasser aus dem Handel ist nicht zu empfehlen, da es als „energetisch" tot bezeichnet werden kann, weil wir unter anderem unter Vakuum und ohne Kenntnis über Qualität des zugrundeliegenden „Ausgansmaterials" destilliert wurde. Selber destilliertes reines Wasser hingegen kann zumindest aus ayurvedischer Sicht durchaus verzehrt werden. Zumindest grobstofflich gesehen kann dieses annähernd an Tropfen die sich gerade aus einer Wolke herauslösten heranreichen. Natürlich hat Regenwasser oder destilliertes Wasser an sich keinen nutritiven Charakter, ist grobstofflich eben leer und aufnahmefähig, was je nach Situation durchaus gewünscht sein kann.

Wasser an sich ist selbstlos und nimmt den Charakter der direkten Umgebung in sich auf. In der Stratosphäre ist das die kosmische oder ätherische Kraft, die die „neuen Ideen" für die Erde mit sich bringt und diese befeuchtet und belebt. Insbesondere bei Entgiftungskuren kann es sinnvoll sein als Teil der Therapie zumindest leichtes Wasser zu trinken. Wer sich stärken und nähren will mit Wasser, der nimmt besser frisches Quellwasser oder eben sogar ein Heilwasser zu sich, das die gewünschte Mineralienkonzentration erhält. Flusswasser, das aus dem Himalaya kommt und Steine berührt wird als heilig und ganz beschrieben, die göttlichen Weisen tränken solches Wasser. Auch sandiges und trübes Flusswasser enthält als wesentlichen Bestandteil klares Wasser, welches angeblich wie Nektar sei. Interessant sind auch die Beschreibungen der Himmelsrichtungen: „Flüsse die nach Westen fließen haben heilsames und klares Wasser, welche nach Osten, (Richtung Meer) fließen haben eher weiches und schweres Wasser ..." so ist es aufgezeichnet. Diese Beschreibungen betreffen eher Indien und die Nachbarländer. Über die Qualitäten der Wässer herrscht in den Texten keine Einigkeit. Wir wollen uns auch nicht zu sehr im Detail verlieren.

Ein paar Sätze noch zu Heilquellen, die es immer noch in ausreichender Zahl und Qualität bei uns gibt. Viele kennen das französische Lourdes mit dem Heilwasser der Quelle, die der heiligen Bernadette offenbart wurde. Dieser Ort ist trotz oder gerade wegen dem starken Pilgertourismus aus meiner Sicht hochenergetisch. Sogar die katholische Kirche hat über 60 peinlich genau dokumentierte Fälle von Wunderheilung ohne medizinische Erklärbarkeit durch das Heilwasser bestätigt. Nun stellt sich die Frage wie oft soll oder muss an ein solches Wasser trinken bis es wirkt? Das ist schwer zu beantworten, da eben die persönlichen Glaubenssätze, die Bereitschaft und Möglichkeiten zu Heilung sehr unterschiedlich sein können. Prinzipiell wäre es bei so einem „segensreichen" Wasser ausreichen, wenn man es einmal trinken würde. Da der Körper zu einem Großteil aus Wasser besteht und dieses in Bewegung ist und resoniert, würde wie in der „Hochpotenz-Homöopathie" oder eventuell auch bei Grander-Wasser die gezielt einverlaibte Information auf den gesamten Organismus wirken. Ähnlich wie bei einem Konzert, ob Klassik oder Jazz, wäre es optimal, wenn der Zuhörer sich einlässt, einschwingt, mitschwingt und belebt und ergriffen wird von der Musik. Ein solches Erlebnis kann unglaublich tief wirken und als „Einmaldosis" sehr viel verändern. Das Fließen – Lassen auch auf psychischer / Gemütsebene scheint ein wesentlicher Aspekt zu sein, was auch bei Dr. Bachs „Blütenessenz" – Rock Water beschrieben wird.

Alkohol

Im Ayurveda wird Alkohol, bzw. alkoholhaltige Flüssigkeiten hauptsächlich als medizinische Kräuterweine (Aristha und Asava) angewendet. Wichtig ist aber vor allem, die dem Alkohol innewohnende Eigenschaften zu verstehen. Alkohol entsteht bei der Vergärung von stärke- bzw. zuckerhaltigen Rohmaterialien. Getreide, Kartoffeln, Obst und Zucker sind die gängigsten Naturalien, die nach Zerkleinerung und unter Zugabe von Wasser, (Zucker) und Hefe zu Gärung gebracht werden. In ayurvedischen Präparaten werden eher natürliche Hefen, die durch Beimengung von dafür typischen Kräutern sichergestellt wird, benutzt. Wir haben eine große Auswahl an Hefe-Sorten im Fachhandel, die für die verschiedenen Ausgangsmaterialien empfohlen werden. Als relativ einfach oder roh kann die Bier- oder auch Backhefe bezeichnet werden, Champagnerhefe hingegen vergärt sicher sauberer, betont andere Aspekte und bringt auch feinere Aromen hervor. Eine Möglichkeit, die zum Teil auch bei Spagyrikern zum Tragen kommt, ist das vorsichtige Abwaschen von biologischen Weintrauben, an denen natürliche Hefen haften. Das lauwarme Wasser wird gesammelt und dem zu vergärenden Gut beigegeben. Bei der Gärung wird chemisch gesehen Wasser, Zucker und Hefe in Alkohol und Kohlendioxid verwandelt, oder alchemistisch ausgedrückt wird der Merkur geboren. Solange der Alkoholgehalt niedrig ist, schmeckt man noch seine „Herkunft", je höher er destilliert wird, umso „neutraler" wird er. Einen 80 % vol. Alkohol aus Kartoffel wird kaum jemand von einem Gerstenschnaps mit demselben Alkoholgehalt unterscheiden können.

In der traditionellen indischen Medizin wird meist mit Kräuterweinen gearbeitet, die selten über 12 % Alkohol haben. Schnäpse und Tinkturen sind dort eher nicht üblich obwohl das destillieren in Kupfergefäßen bekannt ist. Vom Wirkspektrum kann eine galenische Tinktur eher nur bis auf die 2. Gewebsebene wirken, also können Rasa und Rakta beeinflusst werden. Eine Tinktur nach dem historischen Mediziner Galen, ist ein einfacher alkoholischer Auszug einer Substanz, die keine weiteren Kunstgriffe und Veredelungsprozesse bedarf.

Die tieferen Ebenen brauchen mehr „Substanz", ein wichtiger Grund dafür, dass oft Churnas verabreicht werden. Im getrockneten Pflanzenkörper ist wesentlich mehr vom Erdelement enthalten als in einem alkoholischen und / oder wässrigen Auszug. Eine interessante westliche Ausnahme stellen echte spagyrische Tinkturen und Essenzen dar, die das durchs Feuer gereinigte Erdelement in sich tragen. Hier werden die festen Pflanzenteile des abgefilterten Ausgangmaterials der Tinktur (Merkur und Sulfur) getrocknet und verascht und dem Auszug entweder roh zugegeben oder eben noch feiner gereinigt und als kristallines Salz (Sal) mit der Flüssigkeit vermählt. Spagyrische Medizin kann somit wesentlich tiefer in den Organismus einwirken, das Sal-Prinzip ist dafür der Schlüssel. Nun gibt es, wie fast überall, Ausnahmen in der praktischen Anwendung von Alkohol. Fakt ist, dass Alkohol grundsätzlich durch das durch Fermentation bzw. Vergärung entstandene verborgene Feuer (sauer) im Körper vermehrend auf Pitta wirkt. Die Schärfe die durch das Brennen eines Schnapses entsteht ist für Pitta noch irritierender. Natürlich kommt es auf die eingenommene Menge an, die sich sehr nach Konstitution und Gewohnheit des Einzelnen unterscheiden kann.

Nach dem vermehrten Konsum ist ein Hitze- und Durstgefühl zu beobachten, der berühmte „Brand" nach der durchzechten Nacht. Die alten heimischen Heilkundigen hießen kleine Mengen vor allem von Rotwein als gesundheitsfördernd willkommen. 1/8 L bis ¼ L galten als medizinische Dosis, was sicher seinen Platz in der gezielten typen- und jahreszeitengerechten Empfehlung heute noch hat.

Beim Bier ist es etwas anders. Damals wurden große Mengen Bier getrunken, wie aus Klosterschriften hervorgeht, standen Mönchen besonders in der Fastenzeit bis zu 8 L täglich zu. Der Alkoholgehalt war aber auch deutlich geringer als heute üblich. Während Bier als nährendes Getränk wie ein Grundnahrungsmittel behandelt wurde, das um die 2 % Alkohol aufwies um eine gewisse Haltbarkeit und Lösekraft auf beigegebene Kräuter (vor dem Reinheitsgebot) zu erreichen, ist es doch heute mit seinen durchschnittlichen 5 % Alkohol eher ein Rausch- bzw. Beruhigungsmittel geworden. In kleinen Mengen von etwa 0,25 L eher herben Bieres vor dem Essen getrunken, wirkt es anregend auf Agni. Trinkt man mehr davon, so vergeht der Appetit nach jedem weiteren Bier. Würzige Snacks ersetzen die Mahlzeit, das Verdauungsfeuer wird „erschlagen". Da das Bier so nahrhaft ist, wird lapidar gescherzt, dass 3 Bier wie ein Schnitzel seien. Die Hefe und der Alkohol sind jedoch bei dem Konsum von größeren Mengen Wein oder Bier immer ein Problem. Es dauert Tage bis sich eine gewisse Normalität im Darm wieder einstellt.

Es ist oder war jedoch auch als reinigende „Kur" angesehen, denn ein Rausch kann so manche festgefahrene Meinung über sich und andere relativieren und deshalb sehr erkenntnisreich sein. Selbst Hippokrates soll empfohlen haben, sich jeden Monat einmal bis zum Erbrechen zu betrinken, vermutlich aus genau diesem Grund.

Kräuterliköre oder Schnaps haben bei uns Tradition, jedoch ist die Gefahr zu viel davon zu trinken sehr hoch. Als medizinische wirksame Dosis gilt besser ein Fingerhut als ein großes Schnapsglas und dieses eher nach als vor dem Essen.

12. Gewürze – Masalas

Stimulierende (Verdauungssäfte anregende), karminative (lat. Carminare = reinigen, wirkt v. a. blähungswidrig) & verdauungsfördernde Gewürze

Die Gewürze dieser Gruppen haben meist viel „Pflanzen-Agni", oft in Form von aromatischen Ölen, die uns helfen das „Körper-Agni" zu stabilisieren. Es ist immer das äußere Feuer, das das innere Feuer erweckt. In der chinesischen Medizin heißt es auch man könne kein Holz anzünden, sondern nur mit einem äußeren Feuer (Blitzschlag, Reibung, Zündholz, etc.) das innere Feuer hervorholen. Jedes Gewürz ist wichtig für uns, da es Feuer hineinbringt und Agni in seiner Stabilität unterstützt (Agni Dipana). Dieses Feuer soll gut balanciert werden um ein langes Leben zu erreichen, heißt es. Vorsicht ist geboten bei Zuständen von Trockenheit im Körper und Entzündungen, besonders der Schleimhäute, hier sollte nicht selbstständig experimentiert, sondern mit einem erfahrenen Therapeuten die angemessene Anwendung und Dosierung gefunden werden. In der überlieferten europäischen Medizin werden auch bittere Kräuter als Verdauungsförderer eingesetzt, nach ayurvedischer Lehre sind diese aber besser geeignet, um Toxine auszuleiten als eine normale stabile Verdauung zu unterstützen.

Als „basic spices" gelten vor allem Senfsaat, Kreuzkümmel, Kurkuma, Curryblätter (auch frisch aus dem Asialaden, nicht im Kühlschrank lagern) Koriandersamen (nicht braten), Lorbeerblätter, Bockshornkleesamen, Kardamom, Zimt, Asafoetida (nur sehr wenig, da zuviel das ganze Gericht ungenießbar machen kann)

▶ Garam Masala

Diese berühmte Gewürzmischung wird immer wieder erwähnt, ein einheitliches Rezept gibt es nicht.

Es ist nicht einmal klar, ob das Wort Garam aus dem Sanskrit stammt oder eher aus der persischen Sprache. Es heißt jedenfalls so viel wie heiß oder scharf. Garam Masala ist daher logischerweise sehr scharf. Da die meisten Zutaten feurig sind, sollte es nur in geringen Mengen zum Kochen verwendet werden. Pitta-Typen sollten besonders sparsam damit sein. Hauptbestandteil eines Rezeptes von Dr. Joshis sind: schwarzer Pfeffer, schwarzer Kardamom (nur die Samen ohne Schale) und Zimt, etwa zu gleichen Teilen (z. B. zusammen 100 g), dann Sternanis, Nelken und großer Kreuzkümmel (zusammen etwa 70 g) und als dritter Teil Bockshornkleesamen (Der Geschmack Bitter reguliert das Feuer der anderen Zutaten, je mehr davon genommen wird, desto milder wird die Mischung) und Lorbeerblätter. Die Gewürze vorsichtig in einer Pfanne leicht anrösten bis ein feines Aroma aufsteigt. Das äußere Feuer des Herdes schließt so das innere Feuer der Gewürze auf und aktiviert diese. Nach dem Abkühlen in einer Mühle zu feinem Pulver mahlen und in ein luftdichtes Glas füllen. Eine elektrische Kaffeemühle eignet sich gut dafür. Manchmal wird auch nur die Hälfte der ganzen Mischung geröstet und später gemeinsam pulverisiert. Eine Prise frisch gemahlene Samen von grünem Kardamom (besser nicht geröstet, da die ätherischen Öle sehr subtil sind) runden die Mischung wunderbar ab. Variationen können durchaus interessant sein, so kann man statt Zimt auch Koriandersamen verwenden oder statt Lorbeer und Bockshornkleesamen auch eine Mischung aus Muskatnuss, schwarzem Salz und wenig Asafoetida. Dieses Masala wirkt verdauungsfördernd, blähungswidrig, appetitanregend und wird im Allgemeinen sehr gut vertragen.

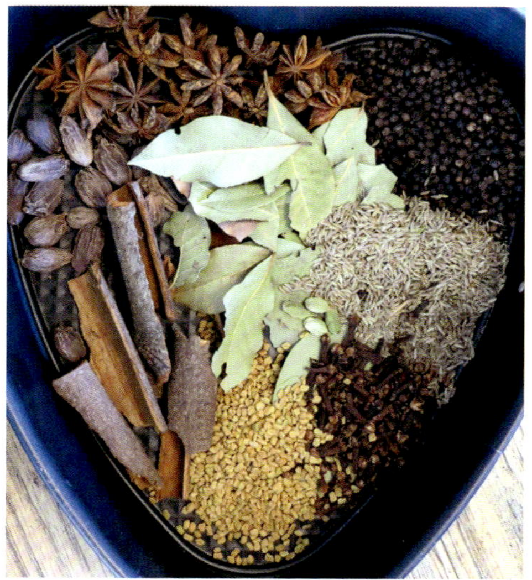

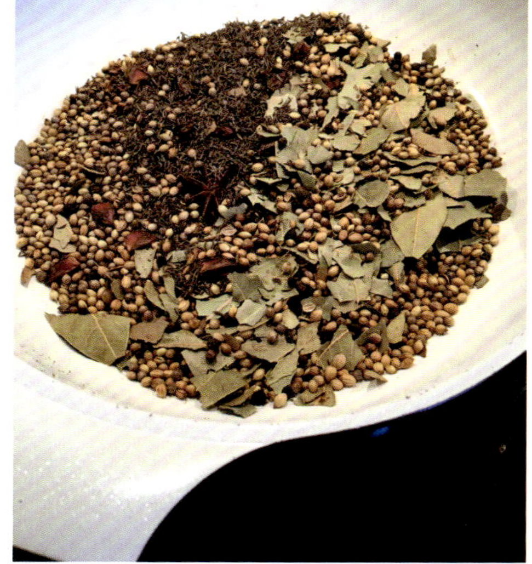

▶ Sambar Masala

Dieses Masala eignet sich besonders für Gerichte mit Hülsenfrüchten. Es werden Kichererbsen, Toor-Linsen und Urad-Linsen gemeinsam mit Kreuzkümmel, schwarzem Pfeffer, Lorbeerblättern, Koriandersamen und Bockshornkleesamen trocken angeröstet und danach gemahlen.

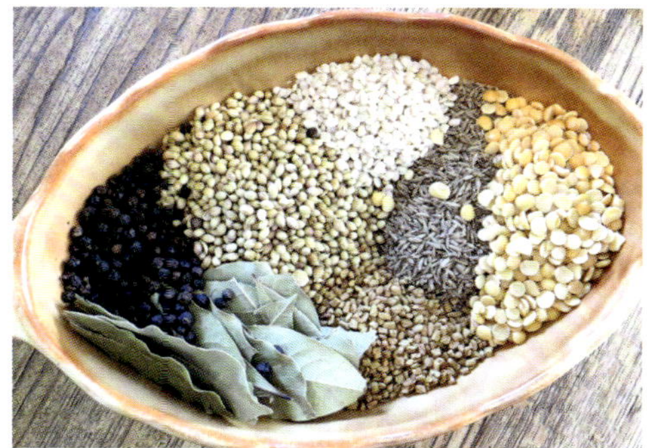

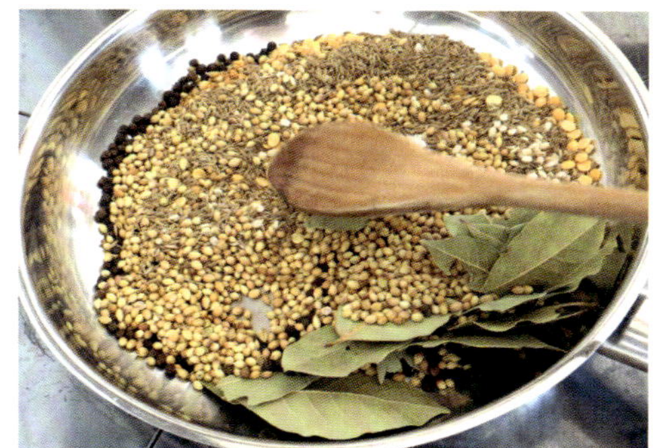

▶ Hingvastaka Churnam

Eine traditionelle verdauungsfördernde Rezeptur, die in der Mitte der Mahlzeiten eingenommen wird. Agni wird so gestärkt und dadurch wird die Bildung von Ama verringert, auch wenn die Mahlzeit weniger ayurvedisch ist. Vata und Kapha werden reduziert, im Übermaß eingenommen wird Pitta erhöht. Asafoetida (hing) wird meist separat trocken geröstet, auch die anderen Zutaten können, müssen aber nicht geröstet werden. Hing, Kreuzkümmel, Selleriesamen (Arjuna), Steinsalz, schwarzer Pfeffer, langer Pfeffer, Ingwerpulver (Shunti) und Schwarzkümmelsamen werden zu gleichen Teilen gemischt, gemörsert und manchmal gleich mit Ghee zu einer Paste vermischt, die im gut verschlossen auch länger haltbar ist (oder der Ghee wird erst vor Gebrauch hinzugefügt). Etwa ¼ bis 1 TL hilft bereits viel und ist besonders geeignet für Vata-Störungen.

Gerösteter Sesam – Sanftes Rezept für die Verdauungsförderung
Sesamsamen trocken rösten, abkühlen lassen und mit gleicher Menge Selleriesamen mischen und mörsern. Etwas Steinsalz dazugeben und etwa 1 TL nach dem Essen einnehmen.

▶ Kandierte Gewürze

Im indischen oder nepalesischen Restaurant bekommt man manchmal die Rechnung mit einem Schälchen gezuckerter Fenchelsamen gereicht. Da die Inder es bunt und süß mögen, wird meistens Zuckercouleur verwendet, was besser nur ausnahmsweise gegessen werden sollte. Man kann auch ganz einfach selber so eine kleine verdauungsfördernde Leckerei herstellen. Meistens werden Fenchel oder Koriandersamen auf kleiner Flamme kurz angeröstet um das Samen-Agni zu aktivieren, dann wird etwa die Hälfte brauner Vollzucker zugegeben und vorsichtig weiter erwärmt, bis der Zucker beginnt zu zergehen.

Mit einem Holzlöffel ständig in Bewegung halten. Wenn keine Zuckerkristalle mehr sichtbar sind schnell aus der Pfanne in eine kühle Schale geben, abkühlen lassen und wenn der Zucker ausgehärtet ist und sich um die Samen gelegt hat bald in ein Luftdichtes Gefäß schütten und besonders nach dem Essen je nach Belieben einen Teelöffel oder mehr genießen. Zucker bzw. der Geschmack „Süß“ ist wichtig, um das Feuer der Gewürze zu stabilisieren (siehe Chavanprash). Durch den Zucker akzeptiert der Körper die Gewürze besser. Er stellt das stabilisierende Erdelement in der Mischung mit den feurigen Gewürzen dar. Zuckerfreie moderne Abwandlungen von traditionellen Rezepten sind unbedingt zu meiden!

▶ Trikatu – dreifachscharf – besonders bei übermäßigem Kapha

Dreifach – Mischungen von Kräutern bringen Synergie-Effekte, wirken also besser als die 3 Kräuter einzeln eingenommen. Vergleiche bei uns gebräuchliche Kombinationen wie Anis-Fenchel-Kümmel für Babys und stillende Mütter.

Zu gleichen Teilen wird gepulverter langer Pfeffer und schwarzer Pfeffer mit Ingwerpulver gemischt. Diese Kombination wirkt besonders gut bei erstaunlich vielen Beschwerden. Vor allem bei schwacher Verdauung, schleimigen Erkältungen und Problemen im Nervensystem und bei der Atmung. Wichtig sind Dosis und Dauer der Anwendung. Begonnen wird mit ca. ½g Trikatu-Pulver in Wasser, Honig der Ghee eingenommen. Dann wird am 2.–3. Tag die Dosis verdoppelt. Am 4. Tag können bereits 2g Trikatu eingenommen werden. Sobald die Reaktionen spürbar werden, die Dosis beihalten oder pausieren bis zum Abklingen der Reaktion und mit halbierter Menge weitermachen. Pitta-Typen sollen Trikatu eher meiden. Auch zum einfachen Kochen kann es benutzt werden. Zum Beispiel: 50g Reis und 50g Mungbohnen separat trocken rösten, dann gemeinsam mit 16 – facher Menge Wasser (1,6L) weich kochen. 10–20% (der Reis-Bohnen-Menge) von Trikatupulver hinzufügen und mit etwas Öl und Salz abschmecken. Auch als nährendes Getränk zum Beispiel so: Je 200ml Wasser und Milch mit 4g (1%) Trikatu kochen und warm trinken.

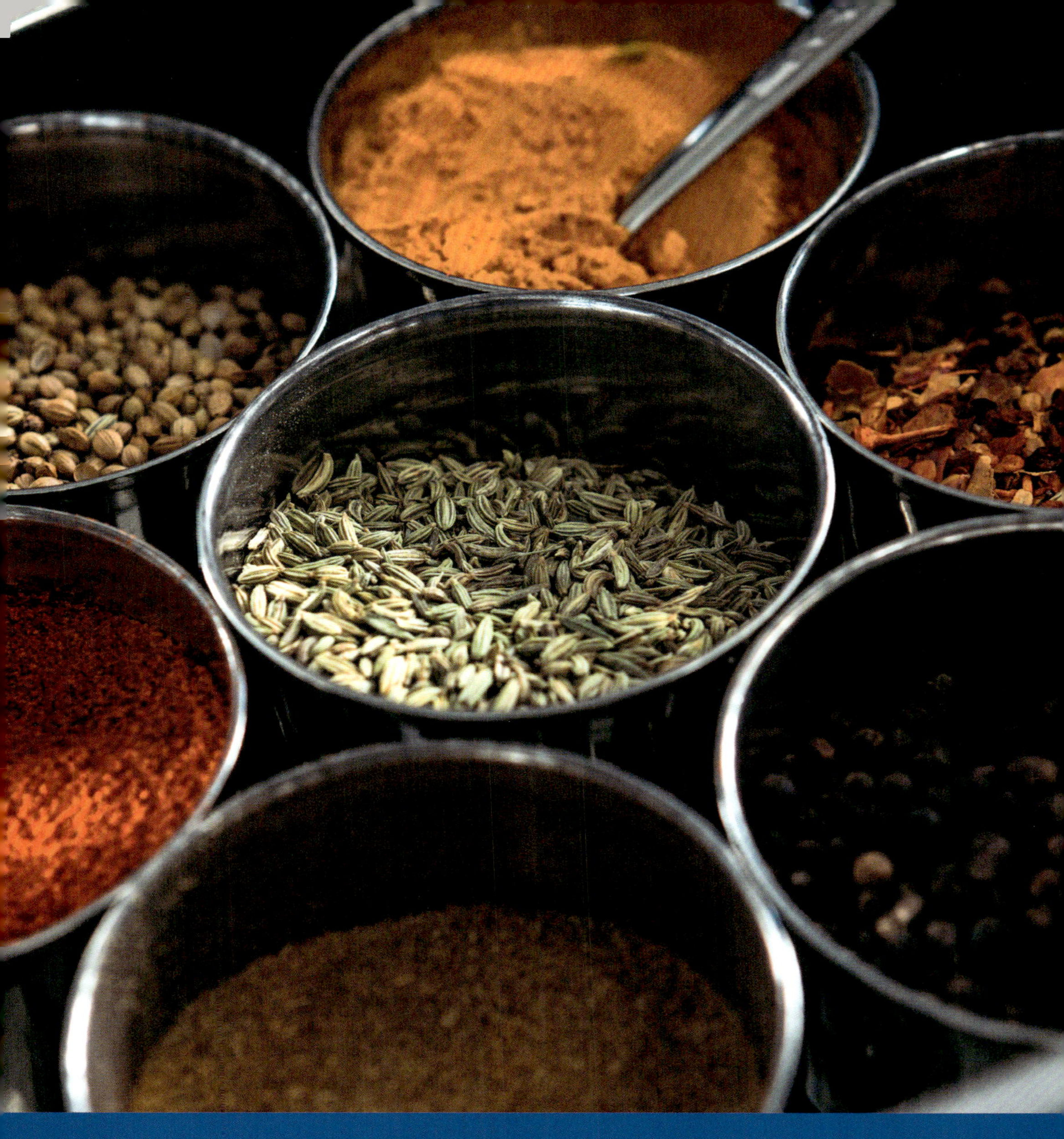

Kochen – Basisrezepte

Lebensmittel, die gegensätzliche Qualitäten haben, sollten nie gemischt werden. Eiscreme mit Chili oder Fisch mit Milch zubereitet sind also „No-Gos". Auch Sesam und Salz gemeinsam geröstet und gemahlen (vgl. Gomasio) sollten nur in Verbindung mit anderen Geschmäckern eingenommen werden.

Freude am Kochen und vor allem am Essen ist zentrales Thema des Ayurveda. Es werden vier Gruppen von Lebensmittel eingeteilt, von jeder Gruppe sollte täglich gegessen werden.

1. Nahrung die zerkaut werden muss, wie Nüsse und Salate.
2. Nahrung die weich ist, wie gekochte Speisen, Getreide und Brot.
3. Nahrung die „geschleckt" werden kann wie Leyhams (Marmeladen) und Chutneys (Gewürzpasten) und Eingelegtes.
4. Nahrung die getrunken werden kann wie Milch, Suppen und Säfte.

Rohkost wirkt grundsätzlich kühlend, dennoch wird viel Galle produziert, um die ungekochte Nahrung zu verdauen. Pitta profitiert zwar anfangs von der kühlenden Eigenschaft von Rohkost, dennoch wird es nach mehreren Monaten deutlich vermehrt werden und schließlich aus der Balance kommen.

1. Vollkorngetreide

Das wichtigste bei der Umstellung der Ernährung von konventionellem Weißmehl zu Vollkornprodukten ist die richtige Zubereitung und das vollständige Kauen der Getreidekörner. An sich ist die Zubereitung sehr einfach und auch ohne Dampfdruck-Kochtopf möglich. Ähnlich wie beim Destillieren unter Vakuum, wie es im modernen Chemielabor üblich ist, ist es auch bei Überdruck zu Kochen mit dem einzigen Zweck der Beschleunigung. Jedoch ist Entschleunigung genau das, was die meisten Menschen heutzutage benötigen, daher ist die Verlangsamung und Rückbesinnung hin zum „echten" Feuer zu empfehlen. Im Topf wird zu einem Teil Getreide 2 Teile Wasser hinzugefügt und mit Deckel zum Kochen gebracht. Sobald es oben aus dem Topf herausdampft wird die Flamme abgestellt und der Topf verschlossen einfach für etwa 1 Stunde ungeöffnet(!) in Ruhe gelassen. Das Wasser wird mehr oder weniger vollständig aufgesaugt sein und es entsteht ein sehr leichter gekochter Reis (oder anderes Getreide) mit erhaltenem echten Getreidegeschmack. Das auf diese Art gekochte Getreide wird wunderbar schonend aufgeschlossen und durch gutes Kauen einfach zu verdauen sein. Da der Luft- und Feueranteil des Wassers enthalten bleibt wird der Reis leicht. Wer mit offenem Deckel kocht wird eher das Wasser- und Erdelement des Wassers im Reis betonen und der so gekochte Reis wird schwerer und klebriger. Da Reis als nicht heimisches Getreide gilt, beginnt nun auch eine Marketing-Bewegung, die heimischen Getreidesorten wie Reis zu kochen und vielfältig zu nutzen.

2. Frühstücksbrei

Vollkornflocken werden in einer trockenen Pfanne etwas angeröstet, nur bis es angenehm anfängt zu duften, es soll sich nicht braun färben oder sogar rauchen. Auch gemahlene Nüsse können, falls sie nicht separat eingeweicht waren, mit angeröstet werden, Leinsaat, Mariendistelsamen oder ähnliche Zutaten werden besser vorher geschrotet oder im Mörser etwas aufgebrochen. Dann gibt man immer wieder etwas Wasser hinzu und köchelt alles unter ständigem Rühren bis zur gewünschten Konsistenz. Gegen Ende wird der Brei mit einem Schuss Milch, Sahne oder Ghee abgerundet. Vata kann mehr fetthaltiges vertragen, Kapha weniger und Pitta moderate Mengen, wichtig ist, dass Agni stark genug ist um die gegessene Menge aufzuschließen. Zimt und Kardamom sind die beliebtesten Zutaten, die fein gepulvert zum Schluss hinzugefügt werden. Wer mehr Milch nimmt, sollte als dephlegmierenden (entschleimenden) „Gegenspieler" mehr von den Kardamomsamen benutzen. Warm essen. Erst trinken, wenn das Frühstück vorbei ist und sich Durst einstellt.

3. Fladenbrot (Chapati)

Das einfachste und beliebteste Fladenbrot hat den Vorteil, dass keine Hefe enthalten ist. Somit muss der Teig nicht so lange gehen. Deshalb ist das Brot generell bekömmlicher als Hefe- oder Sauerteigsorten. Vollkornweizenmehl und eine kleine Brise Salz mit Wasser vermenge bis ein geschmeidiger Teig entsteht. Die Wassermenge muss man wie beim Palatschinken-Teig selbst herausfinden und ein Gefühl dafür entwickeln. Der Teig soll etwas klebrig sein, es kann auch wenig Öl hinzugefügt werden um die Geschmeidigkeit zu erhöhen. Mit feuchten Händen kleine Bälle formen (etwa Tischtennisball-Größe) und ausrollen. In einer eisernen Pfanne ohne zusätzliches Öl beidseitig braten, mit einem Baumwolltuch leicht andrücken, wenn sich der Teig hebt. Wenn gewünscht mit etwas Ghee besteichen und am Besten im Backofen zugedeckt bis zum Verzehr warmhalten.

4. Gemüsecurry

Sesam- oder Sonnenblumenöl in einer Pfanne recht stark erhitzen, schwarze Senfsamen, Kreuzkümmel, Gelbwurzpulver (Curcuma) anrösten bis die Senfsamen anfangen zu zerspringen. Die Senfsaat nicht in Ghee rösten (da Senf wärmt und Ghee kühlt) und bei Pitta generell eher auf Senfsamen verzichten. Dann sofort Wärme reduzieren und Gemüse dazugeben und einen Moment anschwitzen. Wasser dazugeben und auf kleiner Flamme langsam garen damit die den Zutaten innewohnende Kraft vollständig aufgeschlossen werden kann. Wenn man Zwiebeln und Knoblauch dazugibt, kann man auf Asafoetida verzichten.

5. Hülsenfrüchte (Dal / Channa)

Da Linsen, Bohnen und Kichererbsen von Natur aus Vata erhöhen und bei den meisten Menschen Blähungen erzeugen ist es wichtig sie so zuzubereiten, dass die Winde gar nicht erhöht werden. Dafür weicht man die Hülsenfrüchte am besten bereits einen Tag vor dem Kochen ein, lässt über Nacht ziehen, dann wird das Wasser verworfen und in frischem Wasser einmal aufgekocht. Dieses Wasser wird wieder durch neues ersetzt und erst dann werden die Linsen weich gekocht. Weißer Schaum ist ein Ausdruck von Luftelement der den Hülsenfrüchten entweicht, dieser sollte abgeschöpft werden. Ein wenig Curcuma-Pulver beim Garen dazugegeben hilft bereits die Verdaubarkeit zu verbessern und dann wird noch eine Gewürzmischung in einer separaten Pfanne zubereitet. Dafür nimmt man wiederum Sesam-, Sonnenblumen- oder auch Senföl und erhitzt Senfsaat, gehackten Knoblauch und gehackten Ingwer darinnen bis der Senf anfängt zu zerspringen. Kurz etwas abkühlen lassen und in die Linsensuppe geben, umrühren und ziehen lassen oder noch 5 Minuten auf kleiner Flamme weiterköcheln. Es kann auch die Sambar Dal Mischung von oben verwendet werden. So zubereitete Leguminosen sind generell für alle Typen verträglich, jedoch sollten Vata-Typen die Menge, die sie davon essen eher gering halten. Grundsätzlich benötigen wir viel weniger Eiweiß als allgemein angenommen wird. Wenn Proteine aus Milchprodukten, Hülsenfrüchten, Ei und Fleisch passend zubereitet werden und zur „richtigen" Zeit in der geeigneten Menge aufgenommen werden, fällt Agni die Arbeit nicht so schwer und die strukturgebende Kraft der Eiweiße kann optimal genutzt werden.

6. Leyhams – Lattwergen (medizinische Kräutermarmelade)

Die wohl bekannteste „Verjüngungs-Marmelade" ist das Chavanprayash benannt nach einem berühmten Yogi namens Chavan, der diese Marmelade = Prash / Prayash gekocht haben soll und durch tägliches Essen davon um viele Jahre verjüngt worden sein. Um einen derartigen Effekt zu erzielen zog sich Chavan in die Berge zurück und reinigte seinen Körper durch Yoga Asanas, vorbereitende Diät und schließlich einer Panchakarma Ausleitungskur.

Nach der Kur baute er seine Kräfte durch den Verzehr von reiner Kuhmilch und Reis wieder auf und aß sonst nichts, außer dieser Marmelade. In großer Menge allerdings, angeblich um die 500 g täglich. Hauptbestandteil ist die grüne Frucht des Myrobalanen-Baumes genannt Amla. Der Hauptgeschmack von Amla ist sauer, daher auch die Namensgleichheit zu einem der 6 Rasas.

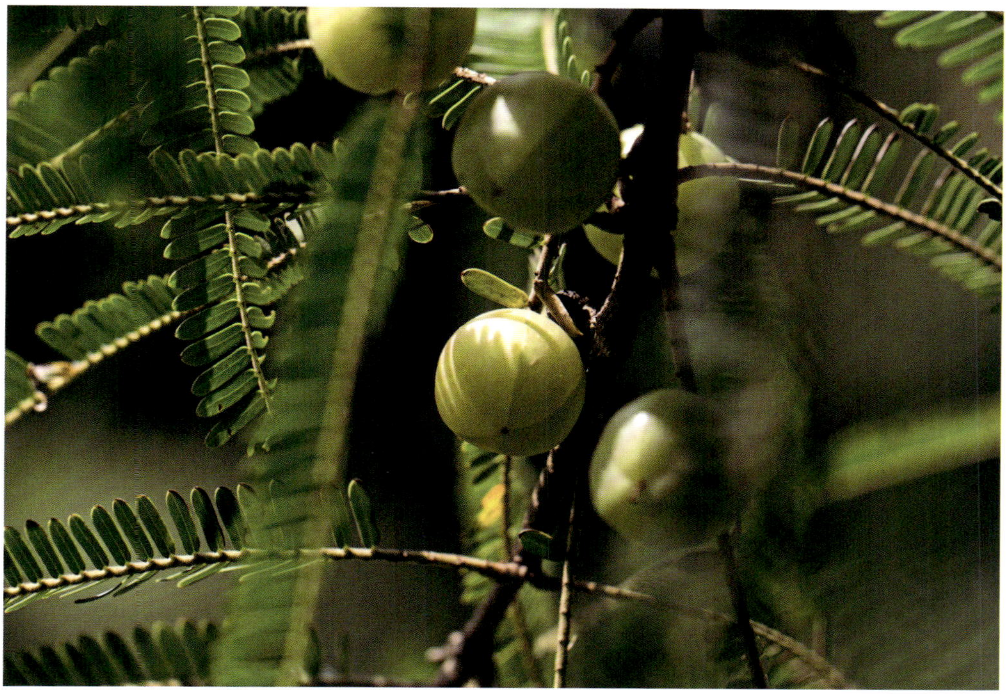

Besonders bei der Amlafrucht ist vor allem, dass sie neben sauer noch die Geschmacksrichtungen süß, scharf, bitter, adstringierend beinhaltet. Nur salzig ist sie nicht. Da es als Grundsatz in der Gesunderhaltung im Ayurveda angesehen werden kann täglich alle 6 Geschmäcker zu sich zu nehmen ist allein schon deswegen diese Frucht sehr wertvoll. Amla besitzt einen sehr hohen Vitamin C-Gehalt, der in seiner Stabilität wohl mit Sauerkraut mithalten könnte, daher eignet sich diese Frucht auch gut zum Einkochen. Es gibt verschiedene Verfahren diese Marmelade zuzubereiten und es werden auch fertige Kräutermischungen dafür angeboten. Wenn sie weichgedämpft sind, werden sie zerdrückt und die Steine entfernt. Das weiche Fruchtfleisch wird danach zerstoßen und durch ein Stofftuch gepresst. Das übrigbleibende Mus wird mit Ghee unter Zugabe von Kräutern (ca. 38 Heilkräutern) vorsichtig geköchelt, der ausgepresste Saft wird mit einer zweiten Charge von Kräuterpulver zum Dekokt eingedickt, danach werden die beiden

Teile wieder vereint und es kommt noch relativ viel Zucker, Ghee und Honig hinzu, was dazu beiträgt, dass Chavanprash lange haltbar ist. Mittlerweile werden auch zuckerfreie Varianten angeboten, was ein deutliches Zeichen dafür ist, dass es den Anbietern nur um die bessere Vermarktung geht und nicht um die Gesundheit der Konsumenten und den Erhalt von klassischen Rezepturen. Der Verzehr von zuckerfreien Varianten kann aus ayurvedischer Sicht überhaupt nicht empfohlen werden, da der rohe braune Palmzucker (Jaggery) die nötige Stabilität (Erdelement) für die Ausgewogenheit der Rezeptur bringt. Es gibt natürlich noch viele andere ayurvedische Marmeladen, die weniger aufwändig sind in der Rezeptur. Amla ist ein großes Verjüngungsmittel und obwohl es vorherrschend sauer ist, reduziert es die Azidität im Körper. Amla wirkt auf jedes Dhatu und wird gerne eingesetzt bei großen Unterschieden zwischen körperlicher und geistiger Entwicklung von Heranwachsenden und auch bei vorzeitiger körperlicher Alterung. Amla passt sehr gut zu Honig, Salz oder Dal (auch als Chutney). Wenn man den Presssaft vom Amla mit Salz mischt und einnimmt, erhält man alle 6 Geschmäcker in einem Getränk. Es lohnt sich diese Frucht kennenzulernen, manche Asiamärkte bieten sie an oder können sie auf Anfrage besorgen. Prinzipiell kann auf diese Weise mit verschiedenen sauren heimischen Obst und Gemüse verfahren werden.

Eine andere Variante für ein Amalaki-Leyham

Bei dieser Amla (oder Amalaki) – Leyham werden weniger Gewürze verwendet als bei Chavanprash. 200 g Amlafrüchte werden gedämpft, entsteint und das ausgepresste Mus mit Ghee geröstet. Danach wird der Presssaft und 200 g Jaggery addiert und weiter eingekocht. Dann noch etwas mehr Ghee und das Gewürzpulver hinzufügen bis eine angenehme Geschmeidigkeit entsteht. Die Marmelade sollte sehr würzig sein und darf 10–20 % Gewürzanteil haben. Je 3 g Zimt, grüne Kardamomsamen ohne Kapsel, Lorbeerblätter, Nagakeshara (geht auch ohne), Koriandersamen, Kreuzkümmel und langen Pfeffer gemeinsam mahlen. Das Amalaki Leyham etwas weiter köcheln und schnell in Schraubgläser einfüllen und zum Abkühlen umdrehen, wie beim Marmeladekochen üblich.

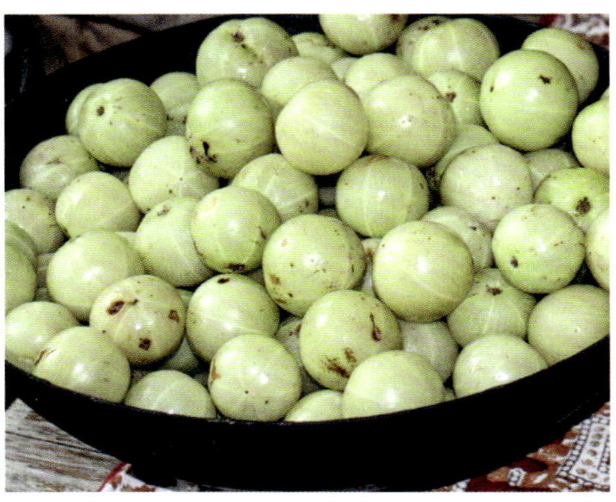

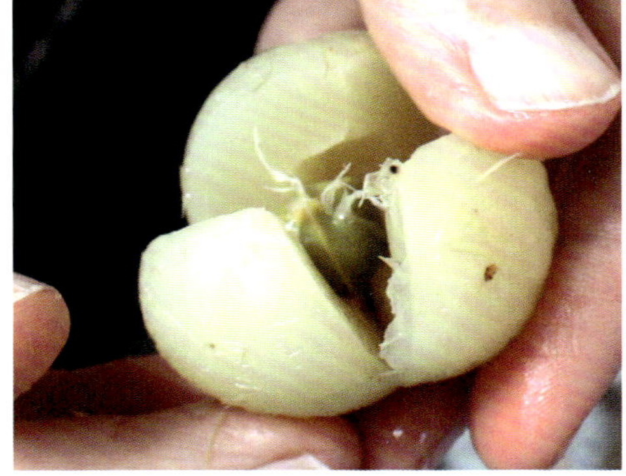

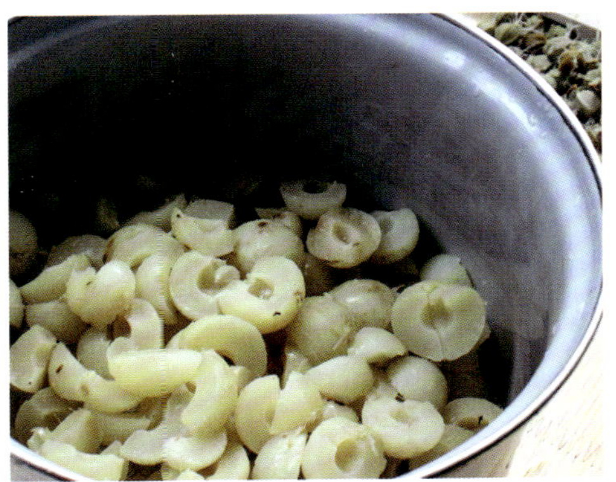

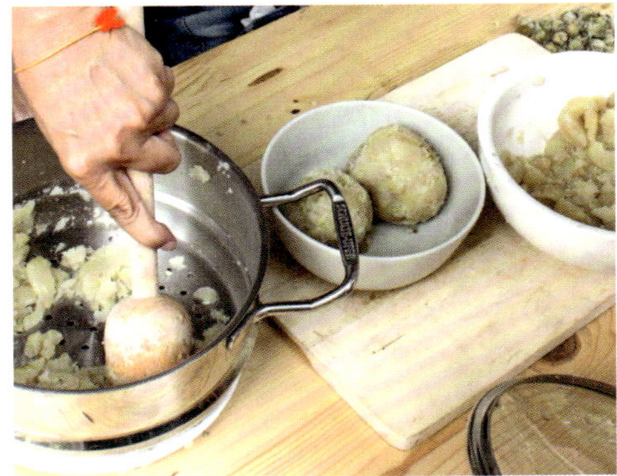

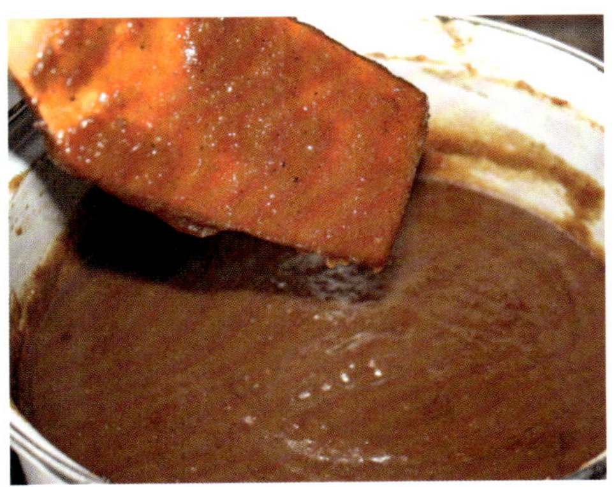

Amla – Chutney

Ganze grüne Amlas in wenig Öl mit Deckel anbraten. Wenn aufgeweicht, zerstoßen und Stein entfernen. Gehackten Ingwer und Jaggery mit Amla-Stücken wieder in die Pfanne geben und köcheln, dann etwas gepulverte Fenchelsamen dazugeben und etwa 3 Minuten nachziehen lassen.

Amla-Chutney (nicht gekocht)

1 Teil grüne Amla mit 1 Teil frischer Gelbwurz mit Olivenöl sehr fein pürieren, mit beliebiger Menge besten Honig vermengen, kühl lagern und täglich als Tonikum etwa 1 TL davon essen. Diese Mischung unterstützt jede Stoffwechselkrankheit (vor allem bei gerade entstehendem Diabetes mellitus), verbessert die Haut und hilft Ama auszuscheiden.

Chutney Rezept für Rhabarber / Mango / Tomaten / Apfel (saure Früchte)

Öl mit Basisgewürzen (Senfsamen, Kurkumapulver, Kreuzkümmelpulver und etwas Asafoetida) rösten und gehackte Früchten dazugeben. Dann so viel Jaggery addieren, bis die Säure ausbalanciert ist, danach etwas salzen und eine Prise Garam Masala hinzufügen, wenn gewünscht. Es ist kein Wasser nötig, wenn stets der Deckel auf dem Topf behalten wird. So lange köcheln bis eine sirupartige Konsistenz entstanden ist und der Jaggery sich vollständig aufgelöst hat.

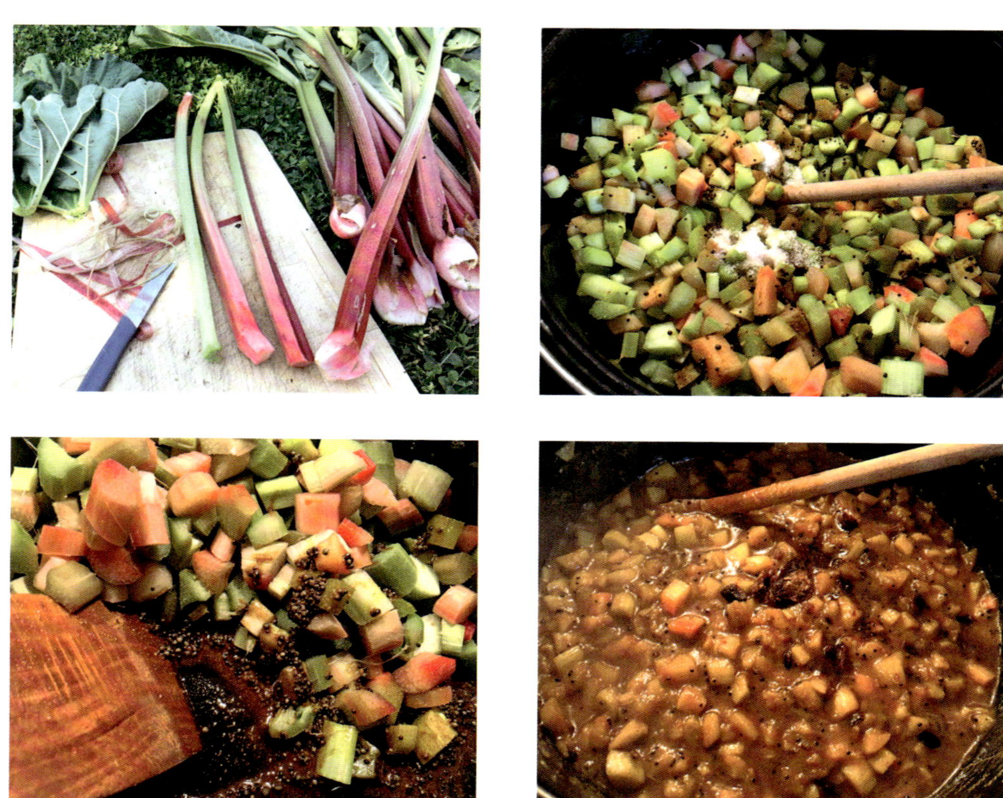

7. Gewürzte Getränke

▶ Ayurvedischer Chai

Die Qualitäten (Gunas) der Zutaten sind ausgewogen und somit entsteht ein wunderbar verträglicher Gewürztee ohne negative Auswirkungen. Milch fördert Kapha, vermehrt also Schleim, ist aber gleichzeitig auch nährend, süß und kühlend. Um diese Eigenschaften zu verbessern und auszugleichen braucht es folgende Gewürze: Kardamom, grün (wirkt u. a.: dephlegmierend, tonisierend, erfrischend) VK– P(+); Ingwer, frisch (wirkt u. a. stärkend aus das Immunsystem, verbessert die Verdauung, wirkt sich günstig auf die Funktion von Darmflora aus und gilt als schmerzlindernd) VK– P(+); Zimtrinde (wirkt u. a.: einhüllend, entzündungshemmend, durchblutungsfördernd, reinigend, harntreibend, belebend und entspannend zugleich) VK– P(+). Wer ein Kapha – Typ ist und es schärfer mag, kann etwas gestoßenen schwarzen Pfeffer dazugeben. Je nachdem wie nahrhaft der Chai gewünscht ist, nimmt man mehr oder weniger Milch. Im Sommer kann ein dünnerer Chai und im Winter ein sehr dicker Chai passend sein. Es wird im Vergleich zu anderen Rezepten viel mehr Milch benutzt und der frische Ingwer macht einen entscheidenden Unterschied. Hier die Mengenangaben für etwa 2 große Portionen (Haferl) Chai:

Zuerst Wasser (ca. 150 ml) in einem hohen Topf erwärmen und frischen Ingwer (biologisch auch mit Schale) ca. 1–2 cm langes, fingerdickes Stück zu Brei gemörsert oder gerieben dazugeben und kurz köcheln lassen. Dann etwa 500 ml Vollmilch (ca. 1 Teil Wasser zu 2–3 Teilen Milch) und den braunen Zucker nach Geschmack einrühren (Rohr- oder Rübenzucker, keinen Jaggery). Wenn viel gewürzt wird, ist mehr Zucker geeignet (pro Tasse ca. 1 TL). Zeitgleich das Chaipulver (aus dem Asia-shop) dazugeben (sehr starker Tee, ähnlich dem norddeutschen Friesentee oder auch Assam-Sorten, eigentlich eine minderwertige Tee Sorte, relativ günstig unter 20 €/kg) ca. 1 TL pro Tasse. (Schwarzer Tee wirkt unter anderem anregend, antioxidativ, trocknend) V+ P– K– . Alles einmal aufwallen lassen, dann die Flamme auf ganz klein stellen oder ausschalten, damit nichts überkocht. Danach erst die Gewürze dazugeben, weil die ätherischen (flüchtigen) Öle sich besser mit den schweren Milchfetten verbinden und in Wasser gekocht zu schnell verfliegen würden. Etwa ¼ TL grünen Kardamom und ½ TL Zimt (für das beste Ergebnis beides selbst in einer Mühle gemahlen, Kardamom auch mit Schale), 2–3 Gewürznelken, wenn gewünscht, hinzugeben und noch ein paar Minuten mit Deckel nachziehen lassen, durch ein Sieb abseihen, genießen. Manchmal sind 1–2 Tassen davon morgens genug und ersetzen das Frühstück, dann kann pünktlich mit gutem Appetit Mittag gegessen werden.

▶ Takra – Lassi auf Ayurvedisch

Viele Lassi-Rezepte sind zwar lecker aber eher indisch als ayurvedisch. Beliebt ist Mango-Lassi bei den Deutschen. Diese Kombination ist aber recht schwer verdaubar und nicht zu empfehlen, besonders nicht, wenn es zu den Mahlzeiten eingenommen wird. Das folgende Rezept ist sehr gesund und hilft, nach dem Essen getrunken, der Verdauung:

2 EL Kreuzkümmel und 1 EL Koriandersamen mit 3–4 Pfefferkörnern und einer Prise Salz pulverisieren. Dann frisches Koriandergrün (mehr vom Grün als Samen) und frischen Ingwer kleinschneiden und alles gemeinsam in einen Standmixer geben. 1 Teil Joghurt mit 4–5 Teilen Wasser dazu und sehr fein durchmixen. Nach etwa einer Minute Mixdauer setzt sich an der Oberfläche ein fettiger Schaum ab. Dies ist das Zeichen, dass der Takra fertig ist.

8. Diverse Rezepte

Babybrei mit Linsen (erst ab ca. 9. Monat)
1 Teil Linsen und 4 Teile volles Getreide trocken rösteten, mörsern (mahlen) und lange mit ausreichend Wasser kochen bis alles sehr weich ist. Mit Ghee, Rosinen (auch Datteln) und eingeweichten, geschälten Nüssen weiter einkochen. Davon zum Gewöhnen zuerst wenig, dann nach und nach mehr geben.

Tomaten Curry
Öl mit Basisgewürzen und gehackten Tomaten wie vorher beschrieben anrösten, dann recht viel Jaggery (bzw. brauner Zucker) dazugeben um die Säure der Tomaten auszugleichen. Anschließend trocken gerösteten, weißen Sesam als Pulver hinzufügen. Mit Salz und gehacktem Koriandergrün abschmecken. Am besten zu Chapatis genießen.

Kichery
Dies ist ein einfaches und sehr gut verträgliches Reis-Bohnen-Gericht. 1 Teil Mungbohnen und 2 Teile Vollkornreis (besonders roter Reis) in Pfanne leicht anrösten und die separat trocken geröstete Mischung aus 2 TL Curcumapulver, je 1 TL Kreuzkümmel, schwarzem Pfeffer, Fenchelsamen, Zimt, und etwas Salz hinzufügen. Alles in einem großen Topf mit 4 L Wasser etwa eine Stunde lang kochen. Kichery ist auf dem Land in Indien ein „Bauerngericht", das alles Wichtige enthält, damit kräftig arbeitende Menschen ihr Tagwerk schaffen können. Kichery ist auch als Ama-reduzierende Diät geeignet. Besonders Menschen mit gestörter Resorption durch chronische Darmerkrankungen profitieren vom regelmäßigen Verzehr.

Alu Methi – Kartoffeln mit Bockshornkleeblättern
Basisgewürze in Öl anrösten, kein Asafoetida. Knoblauch, Ingwer, Curryblätter und wenig Chili mörsern und hinzufügen, danach die Kartoffelwürfel (Alu) dazugeben und mit Bockshornkleeblättern (Bockshornklee = Methi) vermengt mit Deckel dünsten. Kein Wasser nur etwas Salz hinzufügen und im eigenen Saft köcheln. Methi ist bitter und harmonisiert durch seine kühlende Wirkung die Wärme der Kartoffeln.

Salatsauce
Zwiebeln oder besser Schalotten klein hacken und mit Limettensaft, gepulvertem Koriander, Kreuzkümmel und Salz mischen.

Khir – Reispudding
Ein beliebige Mischung von geschälten Nüssen in Wasser einweichen. 1 L Milch aufkochen und 3–4 Handvoll Reis dazugeben. Eingeweichte Nüsse (Mandeln, Cashew, Charoli, Pistazienkerne, Pinienkerne, auch Walnuss und Haselnuss) mit weißen Mohnsamen, Rosinen oder Datteln einkochen. Braunen Zucker nach Geschmack hinzufügen und unter ständigem Rühren eindicken bis zu der Konsistenz von Pudding. Mit gerie-

bener Muskatnuss, gepulverten grünen Kardamomsamen und etwas Safran (kann auch schon vorher mitgekocht werden) verfeinern und warm servieren. Es kann auch noch ein wenig Rosenwasser beim Anrichten der Süßspeise eingerührt werden und wer mag, kocht ein Gold- oder Silberstück mit diesen Essen mit, um es auch energetisch noch weiter zu erhöhen. Besonders Schwangere, stillenden Mütter, geschwächte Menschen (auch nach Panchakarma-Kur) werden durch dieses Amrita (Nektar) – Rezept gestärkt und genährt. Milchspeisen dieser Art werden auch nach sexueller Aktivität empfohlen.

Golden milk – Kurkumamilch
400 ml biologische Vollmilch und 200 ml Wasser (mehr Wasser für empfindliche Personen) mit 1 TL Gelbwurzpulver und 2 TL braunem Zucker aufkochen (aufwallen lassen) und je nach Bedarf etwas frisch gemörserten grünen Kardamom nach dem Aufwallen dazugeben. 3–5 Minuten sanft köcheln lassen. Bei einem längeren Einkochen, wird der Effekt sogar verbessert, z. B. wenn bis auf die Hälfte reduziert wurde. Therapeutisch besonders wirksam ist eine hohe Dosierung: Kuhmilch wird mit 10–20 % Kurkuma-Pulver und Wasser auf das ursprüngliche Milchniveau eingekocht. Also z. B. 200 ml Milch mit 2–4 g (!) Gelbwurzpulver und 200 ml Wasser mischen und langsam auf 200 ml einköcheln. Die Einnahmedosis ist morgens und abends jeweils maximal 24–48 ml. Die Eigenschaften der genannten Zutaten harmonisieren miteinander und sind wunderbar kompatibel. Erst wenn der Wasseranteil sehr gering werden würde, würden die fettigen Bestandteile sich absetzen. Auch der Zucker hält alle Zutaten zusammen und ist, als Vertreter des Erdelements wie ein „Behälter" oder Träger für die anderen Geschmäcker. Um den optimalen Effekt von Kurkuma auf die Gewebsebenen zu erhalten, muss ein geeignetes Vehikel das Gelbwurzpulver tragen. Die Einnahme von Kardamomkapseln ist daher aus traditioneller Sicht nicht zielführend. Die Wirkung ist generell positiv auf Tejas, Haut, Leber und basenbildend, besonders für das Blut. Kurkuma wirkt unter anderem fungizid, antibakteriell und ist ein wichtiges Analgetikum. Eine indirekte Hormonwirkung wird Gelbwurz zugeschrieben. In Indien stellen Frauen traditionell eine Paste mit Gelbwurz her mit der sie ihren Körper einbalsamieren und wie eine Maske trocknen lassen. Kurkuma ist eine wichtige Heilpflanze in der ayurvedischen Frauenheilkunde. Um eine problematische Menstruation positiv zu beeinflussen wird die „Golden Milk" auch ohne Kardamom gekocht und vor dem Trinken mit etwas Ghee aufgewertet. Drei Tage vor und drei Tage nach der reinigenden Blutung kann diese therapeutische Milch getrunken werden.

9. Heimische Gerichte unter ayurvedischen Gesichtspunkten

Schnitzel, Pommes Frites und Schweinebraten sind sicher keine traditionellen ayurvedischen Gerichte. Warum haben diese und andere heutzutage eher als ungesund eingestufte

Gerichte es auf die Speisekarten von unzähligen Gasthäusern geschafft? Warum sind solche Gerichte aus vielen heimischen Küchen nicht wegzudenken? Es spielen verschiedene Faktoren eine Rolle. Zum einen sind wir darauf über Generationen konditioniert, es gehört sozusagen zu unserem Kulturkreis. Zum anderen haben diese Gerichte durchaus auch unter ayurvedischen Gesichtspunkten Ihre Daseinsberechtigung. Das „Ungesunde" daran ist hauptsächlich, dass diese traditionellen europäischen Gerichte in unpassenden Mengen, zu häufig und von den „falschen" Personen verzehrt werden. Natürlich kann auch die mangelhafte Qualität der Rohstoffe und eine lieblose Zubereitung eine Rolle spielen. Schauen wir uns ein paar Beispiele für bekannte Gerichte an.

Wiener Schnitzel

Das typische „Wiener Schnitzel" wird mit Kalbfleisch zubereitet. Streng genommen dürfen Schnitzel aus anderen Fleischsorten nur „Schnitzel Wiener Art" genannt werden. Meistens werden hauchdünne, vorsichtig geklopfte Stücke aus dem Rücken oder der Oberschale vom Kalb verwendet. Zart, dünn und frei von Fasern und Fett sollte es sein. Das Fleisch wird gesalzen, in Mehl gewendet, dann in gequirltem Ei (manchmal mit Sahne) getaucht und anschließend vorsichtig in Semmelbrösel gewendet. Danach kommt es in die Bratpfanne und wird in Butter- oder Schweineschmalz rausgebacken.

Manchmal wird das Schnitzel mit Pfeffer und Muskatnuss verfeinert, oft aber auch puristisch ohne Gewürze zubereitet. In Wiener Traditionsgasthäusern wird man es eher mit Petersilien-Kartoffeln oder Kartoffelsalat serviert bekommen als mit Pommes Frites.

Ayurvedisch betrachtet handelt es sich um ein schweres Gericht, das wärmend wirkt. Es wäre am ehesten für Vata-Typen oder Vata-Zustände und besonders im Winter geeignet. Genau diesen Effekt wünschen sich viele Genießer auch. Satt, warm und schwer zu sein, war vermutlich, zumindest aus steinzeitlicher bis mittelalterlicher Perspektive, in unseren Breitengraden ein gern willkommener Luxus. Durch unseren modernen Lebenswandel, der bei eisigen Wintertemperaturen bei den meisten Menschen wohl in warmen Räumen stattfindet, ist eine übermäßige Ernährung mit solcherlei Gerichten grundsätzlich nicht mehr so geeignet wie früher. Agni muss zur optimalen Verdauung stark genug sein oder müsste zusätzlich eher mit geriebenem Meerrettich als mit Preiselbeeren erhöht werden. Die Nahrungsmenge muss der Verdauungskapazität entsprechen, sonst entstehen unangenehme und ungesunde Auswirkungen.

Kalbfleisch gilt als besonders schwer verdaulich und Ama erzeugend. Dünn geschnitten und in verdauungsförderndem Ghee gebraten ist es sicher bekömmlicher als ein Medium gebratenes oder blutiges Hüftsteak, allerdings ist die empfohlene Brattemperatur von 170 °C für das Butterfett recht hoch. Bei der Herstellung von Ghee sehen wir, dass der entscheidende Moment recht kurz ist. Es soll sämtliches Wasser verdampft sein und aber der Fett nicht überkocht. Längeres Kochen gibt dem Ghee vorübergehend eine karamellartige Note mit Röstaromen, die aber schon bald darauf vergeht und in einen bitteren unangenehmen Geschmack übergeht. Je länger und heißer Ghee gekocht bzw. mit Ghee gebraten wird, desto mehr verliert es von seinen medizinalen Eigenschaften. Schweineschmalz ist noch schwerer und sollte, wenn überhaupt, nur in geringen Mengen verwendet werden.

Die wärmende und trocknende Wirkung von Kartoffeln wird durch das Kochen in Wasser erhöht. Einfach zu beurteilen, indem man Kartoffeln ohne Zusätze kocht und ohne Beilage warm isst. Nach kurzer Zeit hat man das Bedürfnis zu trinken oder Butter darüber zu geben. In heißem Fett frittierte Kartoffeln haben zumindest die Öligkeit, die zwar zusätzlich erhitzend auf den Körper wirkt, aber eben auch „Geschmeidigkeit" (snigdha) mit sich bringt. In geeigneter Menge gegessen und mit gutem Fett zubereitet, kann das durchaus gesund sein. Etwas Zitrone zum Schnitzel darf es für die bessere Verdauung gerne sein. Preiselbeeren fördern die Verdauung, da sie vor allem adstringierend und sauer sind. Der Zuckeranteil rundet den Geschmack zwar ab, könnte aber durch weitere Agni-stärkende Gewürze ergänzt werden.

Scholle mit Kartoffeln

Schollenfilets werden vor dem Panieren mit Zitronensaft bestrichen oder auch nur gesalzen. Dann wiederum gequirltes Ei und Mehl für die Panade und in die Pfanne oder ins Backrohr. Es gibt auch simple nordische Rezepte ohne Panade, nur mit Salz, Pfeffer, Zitrone, Butter und Dill, die relativ gut verdaubar sind. Bei Fisch gilt wieder das gleiche Prinzip wie bei Fleisch. Fisch ist wärmend, schwer verdaubar und je nach Sorte ölig. „Schwer" ist relativ, eindeutiger sind Vergleiche wie zum Beispiel: Scholle ist schwerer verdaubar als ein Apfel. Sicher auch nicht so nahrhaft, aber dennoch „relativ" schwer. Fisch ist leichter verdaubar als Rindfleisch. Pitta-Typen könnten am besten mit gedämpftem Fisch (z. B. in Folie gewickelt oder im Dampfgarer zubereitet) umgehen. Dill hilft gut bei der Fettverdauung. Die Zitrone sollte aus ayurvedischer Sicht erst an den Fisch kommen, wenn dieser aus dem Rohr oder der Pfanne auf dem Teller liegt.

Kartoffeln machen dieses Gericht je nach Zubereitung und weiteren Zutaten wiederum wärmend und relativ trocken. Kartoffelpüree ist neutraler und nährender, wenn die Kartoffeln mit wenig Kochwasser gekocht werden und dieses Wasser mit Milch und Butter zu Brei gestampft werden. Eine Brise Muskatnuss verhilft, wie auch beim Cocktail „Planters' Punch", dem Genießenden zu einer feuchten Zunge. In kleinster Dosierung vermag ein Gewürz eher quintessenziell als elementar zu wirken und so erhitzt die Prise Muskatnuss das Püree nicht noch mehr, sondern wirkt befeuchtend.

Käsespätzle mit Röstzwiebeln

Der Spätzleteig besteht aus Mehl, Eiern, Sprudelwasser, etwas Salz. Er wird luftig gerührt und in kochendes Wasser gehobelt. Weizenmehl ist nährend und kühlend, also stark Kapha vermehrend. Manche schwören auf das angeblich früher verwendete Dinkelmehl, welches weniger Kapha-Probleme verursacht. Hühnerei wärmt und ist schwer verdaubar. Danach kommt in der Pfanne oder im Rohr, je nach Region, der Käse dazu. Meist wird Emmentaler (auch gemischt mit Romadour und Bergkäse) verwendet, ein halbfester Schnittkäse der schwer zu verdauen ist und vor allem Kapha vermehrt. Die Kombination von Käse und Ei gemeinsam, benötigt ein deutlich höheres Agni, als beides einzeln gegessen. Je älter der Käse (Hartkäse-Sorten), desto mehr wird auch Pitta davon angeregt. Butter wird in einer separaten Pfanne erwärmt, die Zwiebelringe darin geröstet und über die Käsespätzle gegeben. Butter als nährender Geschmacksträger nimmt die Qualitäten der Zwiebel auf. Das wässerige Phlegma von beidem wird durch das braten weitgehend verdampft, was der Verdauung hilft.

Insgesamt ein schweres, sehr nahrhaftes Gericht, das besonders bei der körperlich arbeitenden Landbevölkerung beliebt war. Es war günstig, bzw. leicht herzustellen, hielt lange satt und gab Kraft. Ayurvedisch wäre zumindest Pfeffer oder sogar Trikatu nötig um Käsespätzle leichter zu verdauen. Nach einer Bergtour im Winter, wenn man richtig Hunger hat, schmeckt dieses Gericht manchmal unvergesslich gut, wirkt ausgleichend auf die äußeren Qualitäten und ist eher für Vata-Typen „erlaubt". Kapha und Pitta sollte bei der Einkehr auf der Almhütte lieber die Pfannkuchensuppe oder das Schnittlauchbrot wählen.

Salat mit Putenstreifen

Rohkost gilt im Ayurveda als kühlend und schwer verdaubar. Abends sollte grundsätzlich keine Rohkost gegessen werden, da Agni normalerweise nicht stark genug ist um das Rohe zu „kochen". In der westlichen Naturheilkunde (Humoralpathologie) wird Salat als schwer „überwindbar" beschrieben. Es braucht Öl (warm) und Essig (trocken) um ihn adäquat aufzuspalten. Diese Sichtweise ist mit dem Ayurveda vereinbar, denn grüner Salat erhöht Vata, welches unter anderem kalt und rau ist. Essig und Öl wirken somit Vata entgegen. Dennoch ist Rohkost in unseren Breitengraden in der Phase Vata bis Kapha (Herbst bis Frühlingsbeginn) nur in Ausnahmefällen empfohlen. Pitta-Typen und Pitta-Zustände können am ehesten Rohkost „vertragen" solange Agni ausreichend stark ist. Die gebratenen Putenstreifen erwärmen dieses Gericht nicht ausreichend, um es für die winterlichen Anforderungen von gesunden Menschen wärmend und nährend genug zu machen. Putenfleisch ist nicht so warm wie Rind- oder Schweinefleisch. Gebratene Putenstreifen erhöhen die wärmende Qualität zwar, aber insgesamt kann diese Kombination eher für den Sommer oder für Kapha- und Pitta-Typen empfohlen werden. Kapha kann sehr gut Meerrettich, Kapuzinerkresse und dergleichen benutzen, da bei diesen Pflanzen ein scharfes Feuer im „wässrigen" – Milieu vorhanden ist. Es wäre somit die „Sprache" von Kapha mit feurigen Akzenten und gut assimilierbar. Pitta würde besonders durch bittere Salatsorten besänftigt werden.

Diese kleine Ausführung soll nur grobe Umrisse der Qualitäten und Möglichkeiten zeichnen. Es gibt unzählige Variationen und Kombinationen von Gemüse, Salat, Essig- und Ölsorten, Getreide und Fleisch. Die tendenziellen Wirkrichtungen zu kennen und dann mit gezielter Selbstbeobachtung auszuprobieren, scheint der sinnvollste und nachhaltigste Weg zum geeigneten Ernährungsstil zu sein.

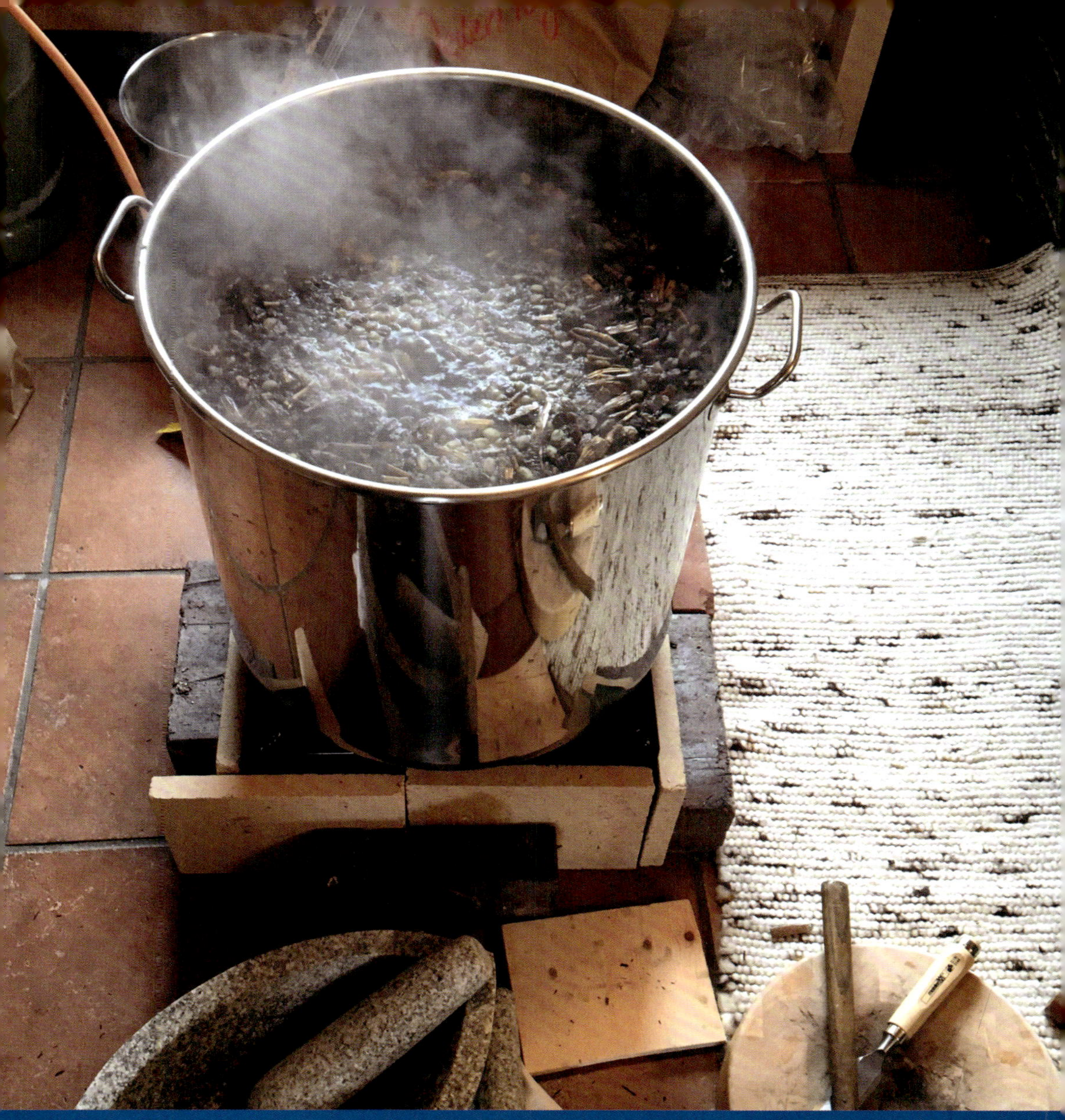

Ayurvedische Kräuterrezepte

„Vehikel", die im Ayurveda bzw. im Rasa Shastra (vedische Alchymie) benutzt werden, um Heilmittel an ihren Bestimmungsort im Körper zu führen, werden Anupana genannt. Das „Medizinpferd" sorgt dafür, dass die Wirkkraft des Heilmittels am Ziel ankommt. Besonders für mineralische und metallische Medizinal-Aschen (Bhasmas) ist das passende Transportmittel unumgänglich. Jedes Anupana hat seine eigenen besonderen Qualitäten. Manche sind wärmend, andere kühlend und jedes hat seine besondere Affinität zu den verschiedenen Gewebsarten, Organen und Konstitutionen. Das Anupana bewirkt auch Synergie-Effekte wenn es den Körper betritt. Die Wirkung der Medizin verstärkt sich dadurch exponentiell. Beide Substanzen - Medizin und Vehikel, spielen somit eine wichtige Rolle, um auf die Ursache einer Krankheit einzuwirken. Die wichtigsten Anupana im Ayurveda sind: Ghee, Kuhmilch, roher Bienenhonig, Triphala-Dekokt, Zitronensaft, Jaggery (Dattelpalmenzucker oder roher Rohrzucker), Kuhurin, ungesalzene Butter oder warmes Wasser. Wasser, Honig und Ghee werden am häufigsten verwendet. Milch, Butter und Jaggery sind auch sehr beliebt.

Immer wieder hört man von lebensbedrohlichen oder gar tödlichen Auswirkungen von ayurvedischen Medikamenten auf westliche Patienten. Vor allem die Schwermetallbelastung durch Blei und Quecksilber wird angeprangert, da sich diese nach monatelanger Einnahme im Körper abgesetzt haben und zu Vergiftungen führen.

Sicher sind das schwerwiegende Fälle, die ich nicht verunglimpfen möchte, jedoch sind es erstaunlich wenige, wenn man bedenkt wie viele Menschen weltweit täglich traditionell hergestellte ayurvedische Medizin einnehmen. Natürlich sind diese Einzelfälle tragisch und traurig, haben doch die Betroffenen oft zu große Hoffnung in die ayurvedischen Pillen. Fakt ist, dass die korrekt hergestellten Mittel an sich keine gefährliche toxische Gefahr mehr darstellen, vorausgesetzt sie werden richtig rezeptiert und auch richtig eingenommen. Es gibt überall „schwarze Schafe", leider auch in der ayurvedischen Medizin. Es ist prinzipiell unseriös einem kranken Reisenden bei seinem Kuraufenthalt einige Anwendungen zukommen zu lassen und ihm dann starke und offensichtlich schlecht hergestellte Medikamente mitzugeben. Ein solches Vorgehen hat nichts mit Ayurveda zu tun. Jeder Arzt, der solche Art Medizin herausgibt, sollte den Patienten regelmäßig sehen und die Therapie ggf. anpassen.

▶ Empfehlung für die Einnahme von ayurvedischer Kräutermedizin

Dekokte sind besonders wirksam, wenn sie bei Sonnenaufgang auf nüchternen Magen eingenommen werden. Alle, die obere Körperhälfte betreffende Störungen (von HNO-Krankheiten bis Schlaflosigkeit), werden am besten durch die späte Einnahme (vor dem Schlafen) von Medizin behandelt. Herz- und Lungenkrankheiten werden durch die Einnahme der geeigneten Medizin nach dem Essen verbessert. Bei sehr akuten Problemen ist die rhythmische Einnahme, zum Beispiel alle 3 Stunden, angezeigt.

Während der Menstruation sollte keine Behandlung gegeben oder empfangen werden. Nicht einmal Nasya (Nasenspülung) oder Massage.

▶ Der weibliche Zyklus

Die monatliche Reinigung durch die Menstruationsblutung ist auch aus ayurvedischer Sicht sehr wichtig. Störungen in diesem Bereich sollten vor jeder anderen Behandlung stattfinden, da das erste Dhatu betroffen ist. Alle anderen Symptome, die mit tieferen Gewebsebenen zu tun haben, können wie von selbst verschwinden, wenn der Zyklus wieder regulär abläuft. Wie bereits erwähnt, ist jegliche Behandlung von Frauen, die gerade ihre Periode haben, nicht empfohlen. Vor der Menstruation ist es hilfreich die im Rezeptteil beschriebene Goldene Milch einzunehmen. Während der Blutung wird eine besondere Diät aus gekochtem (mindestens 1 Jahr lang gereiftem) Reis mit Milch, Ghee (ausnahmsweise ohne Gewürze) empfohlen. Dies sollte mindestens 3 Tage lang gegessen werden. Rohkost ist wegen der kühlenden Wirkung eher zu meiden.

Bei Amenorrhö ist die erste Gewebsebene (Rasa Dhatu) geschwächt, hier helfen alle heißen (usna) Kräuter und Gewürze. Eine einfache Behandlung der ausbleibenden Regel ist die vermehrte Einnahme von trocken geröstetem und gemörsertem braunen Sesam mit Melasse (dunkelbraunem Zuckersirup) im Verhältnis 1:1. Dieses Rezept stabilisiert Rasa Dhatu und kann (je nach Ursache der Störung) bereits wieder eine Regelblutung herbeiführen. Das Schöne an solchen Rezepten ist, dass sie einfach selbst herzustellen sind, wunderbar schmecken und oft viel helfen.

Bei unregelmäßiger Menstruation kann Ashwaghanda (Withania somnifera) und Shatavari (Asparagus racemosus) gemeinsam mit Milch gekocht und mit braunem Zucker und Ghee verfeinert regulierend eingesetzt werden. Beide Kräuter können auch als Pulver mit Honig eingenommen werden. Langsam an die Dosis herantasten und mit einem Therapeuten beraten. Shatavari mit Milch gekocht ist sowohl für stillende Mütter, als auch für Babys, die bereits Milchprodukte essen, geeignet.

Vor der Empfängnis wird in vielen Traditionen für beide Geschlechter eine Reinigung der Gewebe durch eine spezielle Diät empfohlen.

Auf eine entgiftende und entlastende Nahrung zu achten ist ebenso sinnvoll, wie Shukra-reinigende und aufbauende Gewürze und Speisen einzunehmen. Die mindeste Empfehlung ist eine Honigwasser-Kur für 7 Tage durchzuführen. Eine Fruchtbarkeitsbehandlung darf maximal 90 Tage lang dauern, falls sich keine Schwangerschaft einstellt, sollte pausiert und nach anderen Ursachen gesucht werden.

1. Medizinische Pulver – Churna

Wenn man die medizinische Wirkung der Gewürze und Kräuter gezielter nutzen möchte ist eine beliebte klassische Methode das sehr feine Pulver genannt Churna. Kräuter und Gewürze sind eigentlich sehr konzentrierte Lebensmittel, die gezielt eingesetzt werden können und sollten. Oft besteht eine Mischung aus drei oder mehreren Zutaten, die vor, während oder nach der Mahlzeit eingenommen wird. Ab einer Dosis von ca. 5 g pro Tag kann es als therapeutisch wirksam angesehen werden. Um auf Vata zu wirken, nimmt man das Churna eher vor dem Essen, Pitta wird gezielter angesprochen während des Essens. Nach den Mahlzeiten wirkt die Einnahme eher auf Kapha.

Wichtig bei der jeweiligen Rezeptur ist, dass die Mischung an sich harmonisch ist. Ein Beispiel hierfür wäre Fenchelsamen, Koriandersamen und Süßholz zu gleichen Teilen zu mischen um besänftigend auf Pitta einzuwirken.

Klassische Mischungen sind für Vata sind Hingvasthaka Churna (siehe oben), für Pitta das Trisugandhi Churna (Zimt, Kardamomsamen und Lorbeerblätter 1:1:1) und für Kapha Trikatu Churna (langer und schwarzer Pfeffer mit Ingwerpulver 1:1:1).

Gelenkpulver, anti-entzündlich
Leinsaat trocken rösten und nach dem Abkühlen mörsern bzw. mahlen. Dann mit Jaggery, Tamarindensirup und etwas Steinsalz ein feuchtes Pulver im Mörser herstellen. Dieses feuchte Pulver wirkt sich besonders positiv auf die Gelenkflüssigkeit und hilft die Gelenke generell geschmeidiger zu machen. Es schmeckt sehr gut und ist einige Wochen haltbar. Die Dosis ist tgl. 3–4 x 1 TL zum Essen oder ins Essen mit hinein geben.

2. Tees und Pflanzensäfte

Caraka nennt fünf Kashayas, Pflanzensäfte, später geht der Autor Sharangadhara in seiner Samhita (um 1500 n. Chr.) weiter darauf ein. Die Pflanzensäfte sind nur als Medizin und nicht als Smoothie oder Durstlöscher gedacht.

▶ Swarasa (saft) – guru

1. Pflanze zerstoßen und durch ein Tuch auspressen (Bsp: Tulsi, Ingwer)
2. weichere Pflanzen werden zerdrückt und mit der doppelten Menge Wasser über Nacht eingelegt, am Morgen durch ein Tuch pressen (Bsp: Koriandersamen P–)
3. härtere Pflanzen werden zerstoßen und mit 8 Teilen Wasser gemischt und auf ¼ der Ausgangsmenge eingekocht. (Bsp: Saraca asoca)

4. sehr trockene Pflanzen werden zerstückelt, mit großen Baumblättern eingewickelt und danach mit Lehm ummantelt. Nach dem Trocknen wird die Lehmkugel in Feuer gegeben und mild gebrannt. Danach wird die Kugel aufgebrochen und die weichgekochte Pflanze ausgepresst.

Variante 1 und 2 sind schwer zu verdauen, die Dosis ist nur etwa 24 ml tgl.; Variante 3 und 4 sind nach der Nutzung von Wärmeenergie verhältnismäßig leicht und somit ist die Dosis mit 48 ml tgl. erklärbar. Die Haltbarkeit ist sehr kurz, spätestens 10–12 Stunden nach Herstellung sollte der Saft eingenommen werden.

Smoothies kommen also der ersten Zubereitung am Nächsten, allerdings wird das faserige Pflanzenmaterial nicht mitgetrunken, wie es heute oft üblich ist. Für ein instabiles Agni ist es besser nur wenige Obstsorten zu mischen. Besonders hoch gelobt wird im Ayurveda die Kombination von Weintrauben und Granatapfelkernen. Beides zu ungefähr gleichen Teilen zusammen im Mixer zerkleinern, dann sieben ggf. etwas mit Wasser verdünnen und trinken. Befeuchtend, kühlend und belebend.

▶ Kalka (Paste)

Mischungen, die ungefähr die Konsistenz von Zahnpasta haben, werden Kalka genannt. Meist werden Pflanzen vollständig zerstoßen gemörsert, um einen Brei oder eine Paste daraus zu bereiten. So wird mit Pflanzen verfahren, die zu wenig Saft enthalten, dass man ihn auspressen könnte.

▶ Kwatha (Dekokt)

Ein Dekokt ist eine „Einkochung" oder Reduktion einer bestimmen Flüssigkeitsmenge (Wasser, Milch, Kuhurin, Pflanzensaft, etc.), die mit einer oder mehreren Zutaten gemischt wurde. Man reduziert, bis die gewünschte Konzentration erreicht ist. Teilweise um die Hälfte bis auf ein Achtel oder weniger der Ausgangsmenge.

▶ Hima (Kaltauszug)

Besonders kühlende Drogen wie Koriandersamen und Guduchi (Tinospora cordifolia) werden zu Extraktion nicht gekocht, sondern nur kalt angesetzt. Am besten zerstößt man frisch getrocknete Samen, übergießt diese mit kaltem Wasser und lässt sie etwa 12 Stunden ziehen, um es dann am nächsten Tag zu benutzen.

▶ Phanta (Infus, Abkochung)

Die bei uns üblichste Variante für die Zubereitung vieler Teedrogen entspricht dem Phanta im Ayurveda. Die Pflanze wird zerstoßen, mit kochendem Wasser übergossen oder damit aufgekocht und zugedeckt eine bestimmte Zeit ziehen gelassen. Ein schönes Beispiel ist für uns der Ingwertee für Vata-Pitta-Konstitutionen. Frischer Ingwer wird sehr klein geschnitten, zerrieben oder gestampft mit Wasser 5–10 Minuten gekocht, dann kommen gemörserte Koriandersamen hinzu, die Flamme wird gelöscht und der Topf zugedeckt. Diese Kombination ist geeignet, um dem cholerischen Pitta-Anteil zu kühlen und trotzdem Vata zu harmonisieren und auf den Darm zu wirken. Kapha würde eher getrockneten Ingwer und vor allem langen und schwarzen Pfeffer dazu benutzen.

3. Medizinischer Ghee (Grtam) und therapeutische Öle

Medizinischen Ölen wird im Ayurveda ein sehr hoher Stellenwert zugesprochen. Oft dauert die Herstellung einige Tage lang. Immer werden Basis-Öle, wie Sesam- und Kokosöl mit anderen Substanzen wie Milch, Ghee, Pflanzensäften oder Dekokten eingekocht. Es heißt, dass bei einer Massage mit einem guten Öl etwa 70 % der Arbeit bereits vom Öl ausgeführt wird, nur 30 % trägt dabei der Therapeut. Falls der Therapeut nichts tauge, so müsse eben das Öl 100 % leisten. Medizinische Grtams sollten innerhalb von 3 Jahren nach Herstellung aufgebraucht werden.

▶ Tailam – „gereiftes" Sesamöl

Taila heißt eigentlich Sesamöl, jedoch wird der Begriff als Synonym für viele Öle verwendet. Das Sesamöl wird heute wie damals von traditionell arbeitenden Apotheken und Krankenhäusern in Indien und Sri Lanka vor der Verwendung „geheilt". Das so genannte „cured oil" entspricht dem bei gereiften Sesamöl und wird nach der Pressung noch für 1–3 Stunden bei 80–90 °Celsius leicht erwärmt (Mrdu Paka = leicht unterkocht). Etwas Agni wird von außen zugeführt um es bei der Anwendung dem Haut-Agni etwas leichter zu machen es zu erkennen. In den klassischen Texten wird dies nicht ausdrücklich erwähnt, jedoch ist es übliche und vor allem nützliche Handhabung, um die Aufnahme des Öls über die Haut zu verbessern. Sesamöl verliert definitiv einen Teil seiner Klebrigkeit und zieht schneller und tiefer in die Haut ein, somit bleibt kein zäher Fettfilm auf der Hautoberfläche bestehen. Ähnlich wie bei der Ghee-Herstellung werden restliches Phlegma und andere mögliche Unreinheiten abgeschieden. Da Sesamöl wärmende Eigenschaften besitzt, ist zu beachten, dass durch dieses Nachkochen das Feuer-Prinzip weiter erhöht wird. Es lohnt sich es einmal auszuprobieren, der Unterschied ist direkt wahrnehmbar. Für die tägliche Abhyanga – Einölung ist ein solches Öl auch zu empfehlen. Bei Sonnenblumen und Olivenöl ist dieses Verfahren auch durchführbar. Für das Kochen eines medizinischen Öls wird der Tailam normalerweise vorher geheilt.

▶ Massage Öle – selbst gekocht

Vata – Öl:
Vata profitiert besonders von süßen, schleimigen und auch wärmenden Kräutern und Gewürzen wie Zimt, Ingwer, Beinwell, Süßholz und Kalmus. Hierfür kann Sesamöl als Basis benutzt werden, um einen Dekokt abzudampfen und ein Vata-regulierendes Öl herzustellen.

Pitta – Öl:
Oliven- oder auch Sonnenblumenöl ist geeignet (eine Mischung 1:1 ist gut). Kühlende und süße Kräuter und Gewürze wie Koriander, Zimt, Färberkrapp, Mandukaparni (Centella asiatica) und Süßholz werden als Dekokt im Öl verkocht.

Kapha – Öl:
Sesam- oder Sonnenblumenöl (eine Mischung ist auch gut) wird mit einem Dekokt aus Ingwer, Zimt, Kardamom, Färberkrapp und Weißdornbeeren gekocht.

Generell kann für ein mildes Öl ein Dekokt aus 100 g Pflanzenmaterial mit 2 L Wasser auf einen Liter reduziert werden. Dann wird abgeseiht oder gefiltert und mit dem Öl vermengt. Die Mischung mehrere Stunden auf kleiner Flamme weitergekocht bis schließlich, wie bei der Ghee-Herstellung, alles Wasser verdampft und die Kraft der Pflanze vom wässerigen Auszugsmedium ins Öl übergegangen ist. Deutlich zu sehen an der Verfärbung, manchmal weniger am Geruch. Stärkere Öle können durch die Verwendung von 500–1000 g Kräutern auf 2 L Wasser hergestellt werden.

▶ Dadimadya Grtam (Granatapfel-Ghee)

Ein schönes verjüngendes Rezept besonders für den Unterleib. Granatäpfel werden geschält und am besten in einer Schale unter Wasser von dem weißen Fruchtfleisch befreit. Die Kerne werden püriert und abgeseiht und durch ein Tuch gepresst. Der Presskuchen wird aufgehoben. Frische Amla-Früchte werden geschält und geraspelt, dann (wenn möglich) ausgepresst und mit dem Granatapfelsaft vermischt. Die Schalen können getrocknet, verbrannt und verascht werden und geben eine medizinische Asche, die therapeutisch gegen Parasiten (Würmer) eingesetzt werden kann. Ghee erwärmen, Wasser und Saft dazugeben, dann Kräuterpulver befeuchten und diese Paste einrühren, dann weiterkochen und Pressteig dazugeben. Gelegentlich rühren und auf kleiner bis mittlerer Stufe die wässrige Flüssigkeit eindampfen. Mit der Zeit entsteht ein „Batz“ am Grund des Topfes, diesen nicht aufrühren. Die fixen Teile ziehen sich allmählich zusammen und werden fest. Wenn alle Wässrigkeit entwichen ist, das Grtam filtern und abfüllen. Granatapfel zusammen mit Ghee kühlt, stärkt die Verdauung, und hilft bei Störungen im Urogenitaltrakt. Auch hier finden wir (lokal) verschiedene Angaben. Meist ist jedoch das Verhältnis von Kräutern zu Ghee und Wasser ähnlich.

100 g Rohmaterial Granatapfel und Amla. Je 12 g Gewürze von entweder Ingwer, Lorbeer, Zimt, Kreuzkümmel, Fenchelsamen, etwas Salz; oder 2 Teile Bleiwurz (Citraka) , 2 Teile Ingwer (Shunti) getrocknet, 1 Teil Langer Pfeffer; 400 g Ghee und 1600 ml Wasser.

Dosis: 12 g – 24 g – max. 48 g; Anupana: warmes Wasser
Therapeutischer Einsatz besonders bei: Anämie, Schwellung im Urogenitaltrakt, Prostataleiden, Milz- und Herzleiden sowie Hämorrhoiden, Zwölffingerdarmgeschwür und Schwangerschaftsprobleme. Kapha Roga (Krankheit durch Kapha und Vata verursacht wird, zum Beispiel Verdauungsbeeinträchtigung, Dyspnoe / Asthma und Husten), Behinderter Vata-Fluss, bei Unfruchtbarkeit und nach und während einer schwerer Geburt.

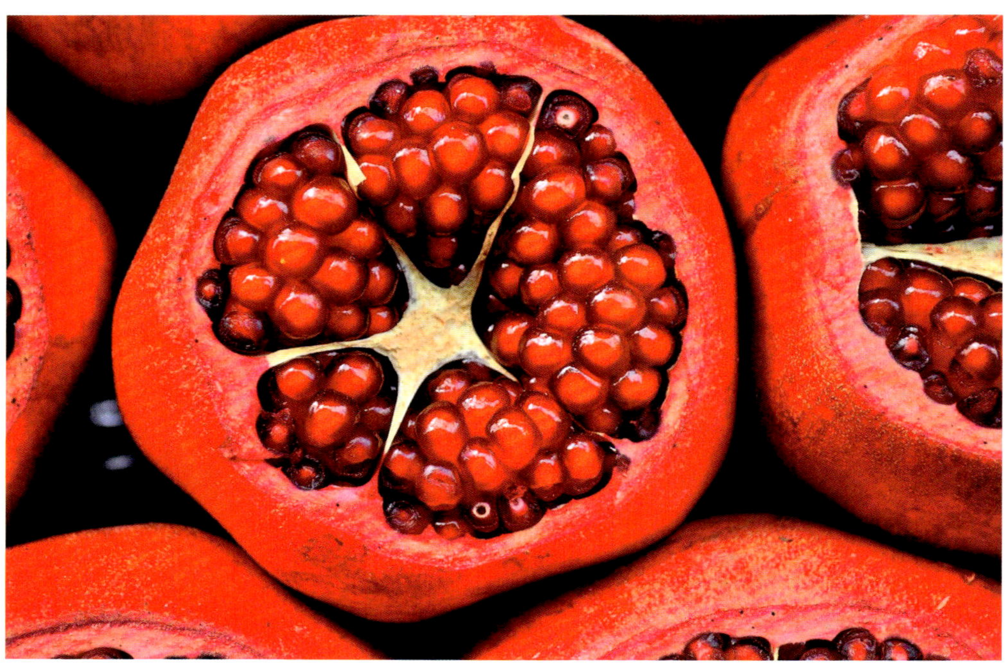

▶ Wund – Ghee

Alaun (Alum, Barbierstein, wie Deokristall) wirkt zusammenziehend und wundverschließend. Man kann ein schönes Stück Alaun (z. B. walnussgroß) in etwas Wasser lösen und ein paar TL Gelbwurzpulver beimengen. Dann wird diese Mischung eingekocht auf etwa die Hälfte. Ghee wird erwärmt und die Alaun-Gelbwurz-Mischung (Dekokt) wird durch ein Tuch gesiebt und hinzugegeben. Jetzt wird der Wund-Ghee solange geköchelt, bis alles Wasser verdampft ist (wie beim Ghee-Grundrezept). Es hat sich jedoch gezeigt, dass es für die bessere Handhabung und Verteilung auf der Haut von Vorteil ist, je nach gewünschter Konsistenz reines Bienenwachs und / oder reine Baumharze hinzuzufügen. (Achtung färbt stark auf Kleidung ab)

▶ Brahmi Grtam

Abgekochte Milch mit pulverisiertem Brahmi über Nacht kalt ansetzen, dann mörsern bis eine Paste entsteht. Diese Paste mit etwa der gleichen Menge Ghee in einen Topf geben, erhitzen bis es langsam köchelt, die wässrigen Anteile der Milch verdampfen und sich die festen unlöslichen Bestandteile am Boden des Topfes zusammenziehen und der Ghee austritt. Nicht zu dunkel werden lassen und rechtzeitig in ein Schraubglas füllen. Dieser Ghee wird eigentlich traditionell mit dem Press-Saft von Brahmi, dem großen Hirntonikum, hergestellt. In manchen botanischen Gärten kann man die Pflanze besichtigen oder sie auch als Zimmerpflanze halten, was aber für den medizinischen Gebrauch eher unpassend ist, da die Pflanze dann keine direkte Verbindung zum Erdelement hat und den Elementen nicht ausgesetzt ist. Innerlich kann Brahmi Grtam mit etwas warmen Wasser oder Milch eingenommen werden. Die Anwendung für Nasya, also über die Nasenschleimhäute, wird als besonders geeignet angesehen, um auf Nerven und Gehirn einzuwirken.

▶ Entschleimender „Schnupftabak"

4 Teil Asche (von Agnihotra o. ä.), 4–6 Teile schwarzer Pfeffer und 1 Teil Ghee gemeinsam sehr fein mörsern bis ein feuchtes Pulver entsteht. Dieses dann in kleinsten Mengen über die Nase hochziehen wie Schnupftabak. Vorsichtig an die geeignete Dosis herantasten, denn es kann Schleimhautreizungen hervorrufen. Klärend bei Kopfschmerzen, verschleimter und verstopfter Nase.

▶ Kumkuma Nasya (Safran-Nasenöl)

Milch kochen und Haut abschöpfen, davon dann ca 1 TL sammeln. Ghee erwärmen und mit 10–15 Safranfäden mischen und ziehen lassen, dann Milchhaut einrühren, mit braunem Zucker zur Paste mörsern. Für die Anwendung mit Milch zur Nasya Anwendung für 3 Tage benutzen. Zur Prophylaxe und Förderung bei Stress und nervlicher Belastung, verbessert Geruchssinn und Sehkraft, bei Migräne und generell bei krankhaften Zuständen am Kopf.

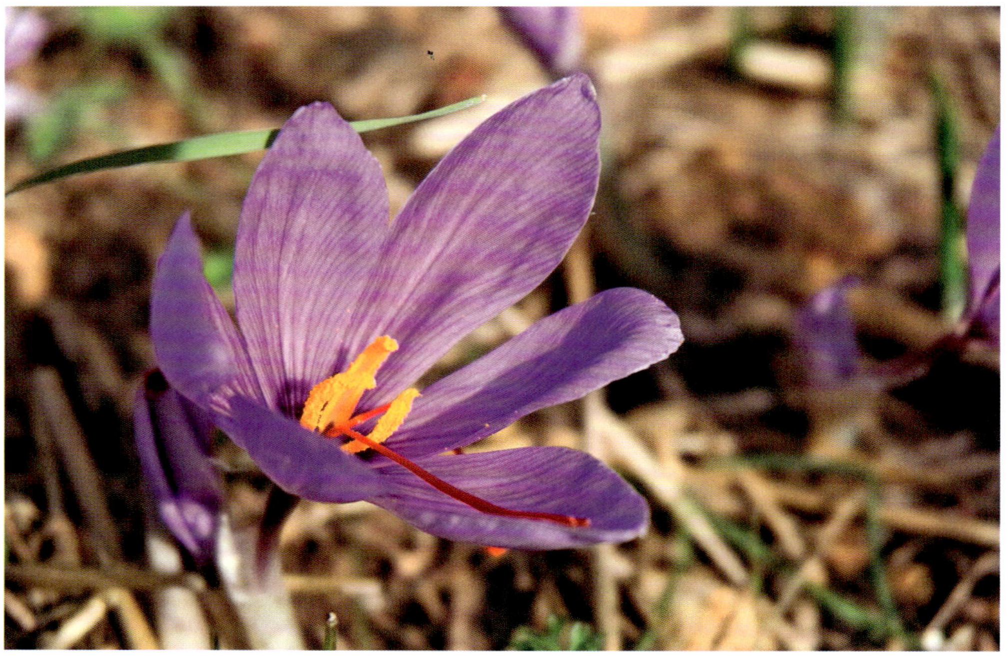

▶ Netra Tarpana Grtam – augenstärkender Ghee

Augentropfen und Waschungen mit öligen Substanzen ist im Ayurveda weit verbreitete Praxis. Hier ein Rezept, das bereits in geringen Mengen angenehm klärend wirkt.

Erst einen Triphala-Dekokt herstellen: 200 g Triphalapulver mit etwas Wasser mischen und einen Brei anrühren, diesen in 4 L Wasser löffelweise zugeben. Dann auf ¼ einkochen also 1 L und vom Herd nehmen, über Nacht stehen lassen und durch ein Tuch filtern. Danach wird das Filtrat wieder erwärmt und mit 700 ml Rohmilch (oder Demeter-Vollmilch) weiter auf die Hälfte einkochen und abfiltern. Anschließend 700 ml Ghee dazugeben und wieder köcheln bis alles klar wird. Erneut 50 g frisches Triphala-Pulver dazugeben (wieder vorher mit etwas Wasser mischen und zu Brei rühren, damit das Pulver nicht oben aufschwimmt) und weiter köcheln bis die festen Bestandteile am Boden des Topfes verklumpen. Wenn sämtliches Wasser verdampft ist, abseihen und verschließen.

Handwarmer Triphala-Ghee kann am besten abends tropfenweise in die Augen gegeben werden. Hierzu kann eine kleine Menge in eine Pipette-Flasche gefüllt und diese im Wasserbad, auf der moderat eingestellten Badezimmerheizung oder dem Babyfläschchen-Wärmer verflüssigt werden. Das klassische Augenbad (mit Teig „Doughnuts" formen, als Augenbadewanne) ist etwas aufwändiger und Bedarf der Assistenz einer weiteren Person. Der Patient soll durch den Ghee durchschauen und etwa 7 Minuten lang die Augen bewegen und somit waschen. Danach wird auch die Nase mit Salzwasser und anschließend warmen Öl durchspült um die Kanäle rund ums Auge zu reinigen. Regelmäßig benutzt ist diese Anwendung sehr nützlich, reinigt die Augen und hilft die Sehkraft zu bewahren. In den Sommermonaten wird die Frequenz der Anwendung meist erhöht. In einer Ayurveda-Klinik ist dies mitunter auch in der großen Panchakarma-Kur eingegliedert. Zum Beispiel werden 8 Wochen lang wöchentliche Augenbäder gegeben und zusätzlich tägliche Tropfen von diesem medizinischen Ghee in die Augen appliziert.

Äußerliche ist diese Anwendung zur Pflege und generellen Verjüngung der Augen hilfreich und wirkt auch unterstützend bei Makuladegeneration, Katarakt (grauer Star) und Sehschwäche.

Innerlich kann Netra Tarpana Grtam ergänzend zu äußerlichen Anwendung mit etwas Honig bei Nachtblindheit, Augenschmerzen- und jucken, trockenen Augen, Glaukom und Konjunktivitis angewendet werden.

▶ Pancha Tikta Grtam – fünffach bitterer Ghee

Für diesen reinigenden Ghee werden traditionell folgende Kräuter frisch verwendet. Guduchi *(Tinospora cordifolia)*, Neem *(Azadirachta indica)*, Vasa *(Adhatoda vasica)*, Kantakari *(Solanum virginianum)*, Patola *(Tricho santhes dioecha)* zu gleichen Teilen. Nachdem Neem und Guduchi ihre volle Kraft in getrocknetem Zustand nicht mehr enthalten, macht es wenig Sinn diese getrocknet zu importieren und bei uns im Abendland nachzukochen. Für die heimische Variante wären Pflanzen wie Wermuth (Artemisia absinthum), Beifuß (Artemisia vulgaris), Eberraute (Artemisia abrotanum), Enzianwurz (Gentiana lutea), Mariendistel (Sylibum marianum), Löwenzahn (Taraxacum officinale) oder auch die Weinraute (Ruta graveolens) möglich. Besonders geeignet wäre auch die Rinde der Zeder (cedrus deodara), falls diese oder eine Art dieser Familie frisch erhältlich wäre.

Für Grtams ist es gut verschiedene Pflanzen-Typen zu mischen. Also passende Stücke von Ein- und zweijährigen Pflanzen, Baumrinden und auch Früchte.

4 Teile Ghee (1 kg) mit 1 Teil Pflanzensaft / Dekokt (250 g) wie vorher einkochen, bis sich Pflanzenfasern sich am Boden des Topfes zusammenbacken und keine Wässrigkeit mehr im Ghee ist.

Dosis: 12 g – 24 g – max. 48 g für ca. eine Woche morgens nüchternen mit warmem Wasser einnehmen.

▶ Pancha Gavya Grtam – fünf Kuh-Substanzen-Ghee

Dies ist ein etwas „geheimes" und super sattvisches Rezept, da alles von der Kuh Kommende als rein angesehen wird (wörtlich „5 – kommt von der Kuh – Ghee"). Es bedarf möglicherweise etwas Überwindung und Anstrengung, um dieses Rezept nachzukochen, wer es jedoch schafft, wird von der Wirkung belohnt werden.

Frischer Kuhurin 750 g, Joghurt 750 g, Milch 750 g, Ghee 1 kg, Kuhdung 750 g (frisch, grob gefiltert / gesiebt). Ergibt später ca. 750 g Ghrtam.

Alle Zutaten bis auf den Ghee mischen und bis zur Hälfte einkochen, dann Ghee dazugeben und weiterkochen. Dekantieren bzw. filtern, den Satz verwerfen und weiter einkochen bis keine Wässrigkeit mehr enthalten ist. (Docht / Test-Tropfentest)

Man nimmt ca. 6 g vor dem Schlafengehen in warmer Milch ein oder tropft es auch in die Nase. Dieser Grtam soll sofort „Schatten" und „böse Geister im Kopf" vertreiben. In der Praxis wirkungsvoll bei Ängsten und Alpträumen besonders bei Kindern. Caraka beschreibt, es helfe bei Fieber, geistiger Verblendung und Unwissenheit. Die Kraft der Kuh bringt „das Licht der Wahrheit" hinein und kann auch äußerlich z. B. für Fuß- und Niereneinreibungen eingesetzt werden.

▶ Dhania Grtam – kühlender Koriander-Ghee

Koriandersamen (Dhania) wirken digestiv, kühlend und in dieser Zubereitung günstig auf den Urogenitalrtrakt, insbesondere auf Prostata und Blase (Shukra-Dhatu). Die Zubereitung ist am schönsten, wenn der kühlende Vollmond mit einbezogen wird. Die Samen mörsern und mit gutem Wasser am besten in einer Silberschale (Glas ist auch in Ordnung) kalt ansetzen (1:4). Dann die Schale eine ganze klare Vollmondnacht ins freie stellen um die Kraft des Mondes „einzusammeln". Diese Methode der Erhöhung heißt „Mond-Kochung", das Chandraputi. Morgens dann den Auszug abfiltern und mit Ghee einkochen.

▶ Ashwaghanda Grtam – stärkender Ghee

Ein Dekokt aus einem Teil Ashwaghandapulver und 4 Teilen Wasser herstellen und mit Ghee wie vorher beschrieben einkochen, bis kein Wasser mehr im Ghee enthalten ist.

Hilfreich bei Stress, Schlaflosigkeit, HNO-Problemen und generell als Nerventonikum. Ashwaghanda stärkt die Muskeln, wird als „steroid-ähnliche" Medizin eingesetzt und soll bei Lumbalschmerzen und Arthritis helfen. Ashwaghanda heisst wörtlich „riecht wie ein Pferd" und im Vergleich zu anderen Lebewesen wird umangssprachlich gesagt: „Ein Pferd schläft niemals."

▶ Panchamrita – 5 Nektar-Mischung

Zu gleichen Teilen mischen: Milch, Joghurt, Ghee, Honig, Zucker

Als nährendes Getränk ist es besonders gut bei zu viel Hitze. Zum Beispiel, wenn nah am Feuer gearbeitet wird (Alchymie, Schmiede etc.), oder auch bei Sonnenstich und dergleichen.

4. Compliance und Motivation

Ob und in welchem Ausmaß der Patient bei der ayurvedischen Therapie bzw. langsamen Umstimmung hin zu einem „ayurvedischeren" Lebensstil mitmacht, hängt ganz wesentlich vom Therapeuten und der Art, wie er die Information transportiert ab. Bei der Anamnese muss der Therapeut geduldig und gezielt erfragen, wie es um die Lebensgewohnheiten, den Tagesablauf, die Verdauung und den Schlaf des Patienten steht. Es ist entscheidend, gemeinsam ein therapeutisches Ziel zu erarbeiten und klar zu vermitteln, dass es die Mitarbeit des Patienten erfordert, damit eine Umstimmung passieren kann. Zu hoch gesteckte und unrealistische Ziele bringen Frustration und können sehr schnell demotivierend sein. Besser ist es in kleinen Schritten voranzuschreiten, den Patienten öfter in die Praxis einzubestellen und langsam und stetig mit ihm zu arbeiten.

Viele Menschen leiden mehr oder weniger bewusst an der sozialen Kälte in der Gesellschaft und sehnen sich nach Kontakt und Austausch. Als Therapeut ist es auch in solchen Fällen unbedingt wichtig kein Abhängigkeitsverhältnis zu erzeugen und die Sitzung ganz klar und offen zu führen. Weichen Sie bei der Patientenbefragung nicht vom Thema ab. Falls das im Zuge der Anamnese passiert, kann es ausnahmsweise Sinn machen dies zuzulassen und den Patienten nicht zurückzuweisen, sondern die vertrauensvolle Öffnung des sonst im Alltag eher Verborgenen (vgl. Chita) zu nutzen. In einem weichen und verständnisvollen Ton kann der Patient auf die Abschweifung von der Fragestellung hingewiesen werden. Besonders bei skeptischen Patienten oder solchen, die gerade aufgrund von einer persönlichen Lebenskrise wenig Kapazität für Neuerungen haben, hat es sich bewährt erstmal so gut wie gar nichts an der Auswahl der aufgenommen Nahrung zu verändern.

Als Beispiel:
Eine alleinerziehende Mutter von zwei Kindern, die 2 Arbeitsstellen hat, um ihre Familie zu ernähren, und deshalb permanent überfordert ist und nun „etwas gegen ihre

Schlaflosigkeit und die beginnenden Panikattacken unternehmen möchte" hilft es wenig, wenn man ihr komplizierte Ernährungslisten aushändigt und ihr sagt, sie solle Yoga praktizieren und täglich vor Sonnenaufgang eine Stunde meditieren.

Solche Empfehlungen sind zwar grundsätzlich nicht falsch, können jedoch von der Patientin kaum umgesetzt werden.

Die Information (geistige Nahrung) muss so vorverdaut werden, dass sie passend ist für die Person zu der entsprechenden Zeit. Es kann schon einen großen Effekt haben die täglichen vier Tassen Kaffee auf 2 zu reduzieren (und stattdessen einen grünen Tee auszuprobieren) und die Hauptmahlzeit mittags zu sich zu nehmen.

Der finanzielle Aspekt einer therapeutischen Beratung kann für viele Menschen eine Hürde darstellen. Daher ist es sinnvoll ein faires Konzept anzubieten. Leider ist unser Krankenkassensystem weitestgehend uneinsichtig und die zuständigen Personen sich offenbar nicht bewusst (oder nicht wirklich interessiert) über die vielfältigen Möglichkeiten und den Nutzen einer naturheilkundlichen und insbesondere ayurvedischen Therapie, bzw. eines persönlichen Coachings. Für Selbstzahler ist oft eine vergünstigte Behandlungsreihe interessant.

Erster Termin 60–90 Minuten, ab dem zweiten reinen Beratungstermin ohne Behandlung genügen oft schon 30 Minuten, um nachzubesprechen, wie es dem Patienten mit der Umsetzung der vorigen Empfehlung ging und was eventuell angepasst werden muss. Meiner Erfahrung nach können Beratungsgespräche die länger als 60 Minuten dauern, tendenziell unklar werden. Der Patient hat dann normalerweise genügend Informationen erhalten um mit der gezielten Umsetzung zu beginnen. Alles darüber Hinausgehende kann möglicherweise nicht mehr wirklich aufgenommen werden.

Es ist ratsam den Patienten zu animieren und ihm bewusst zu machen, dass er selbst es ist, der „das Ruder in der Hand hält". Erste Maßnahme dafür ist es keine Listen über „verbotene" Nahrungsmittel auszuhändigen, sondern besser einen Notizblock und Stifte anzubieten. Wer etwas hört und es dann selbst in die Schriftform bringen muss, hat bereits eine erste „Vorverdauung" begonnen. Die Affinität zur eigenen Handschrift ist häufig ein wirkungsvoller Schlüssel, um sich wiederholt mit den Notizen zu beschäftigen. Inhaltlich muss die therapeutische Empfehlung soweit verstanden werden, dass man sie selbst in einen Satz oder zumindest in nützliche Stichpunkte kanalisieren kann. Besonderes Augenmerk würde ich immer auf eine positive Formulierung legen. Ziel ist es, dem Patienten zu helfen und ihn zu motivieren. Dies kann aber nur funktionieren, wenn er / sie nach relativ kurzer Zeit Erfolgserlebnisse hat und sich besser fühlt. Wenn die Abstände zwischen den Terminen zu groß sind, verlieren viele Betroffene das Interesse oder haben schon etwas „Besseres" gefunden. Die Anpassung an einen ayurvedischen

Lifestyle kann zugegebenermaßen recht lange dauern. Je nachdem wie gut der Patient mitmacht, wie seine Ausgangssituation ist, was sein Ziel ist und auch wie alt er bzw. sie ist spielen wichtige Rollen. Eine schwerkranke Person, sagen wir eine 73 Jährige Frau, die bereits viele Operationen hinter sich hat, immer noch chronisch krank ist und zusätzlich durch die letzte Grippewelle oder einen Oberschenkelhalsbruch geschwächt ist, wird mit großer Wahrscheinlichkeit nicht mehr vollständig gesunden. Die Lebenskraft und die Reserven sind vermutlich bald so erschöpft, dass eine Umstimmungstherapie und Ausleitung viel weitere Kraft kosten würde und ob die Person ausreichend mitmacht, steht auf einem anderen Blatt. Daher ist es wichtig, nicht unangemessene Einschätzungen zur Genesung zu äussern um die Betroffene nicht in die Irre zu führen. Etwa ab dem 65. Lebensjahr ist es in Indien untypisch eine authentische klassische Panchakarma durchzuführen. Besonders dann, wenn vormals noch kein Kontakt zu dem ayurvedischen System stattgefunden hat und der Lebenswandel eher ungesund war. Es kann sogar sein, dass gute Ärzte den Wunsch eines Gesunden abweisen und ihn erstmal mit einer Diätempfehlung und einem erneuten Termin in 6 Monaten entlassen.

Selbst habe ich die Erfahrung gemacht, dass zum Beispiel die Umstellung vom täglichen Gebrauch von weißem Zucker hin zu braunen Vollzucker und Honig schleichend und stetig verläuft. Nach Monaten probiert man dann wieder den bekannten Schoko-Nuss-Brotaufstrich oder isst den Kuchen der Nachbarin, die schwört ihr Rezept nicht verändert zu haben und stellt fest, dass außer einem übermäßigen bis unangenehmen Süß nicht viel übrig geblieben ist. Wir müssen unseren Geschmackssinn langsam wieder entwöhnen von Geschmacksverstärkern, industriellen Chemikalien und weißem Zucker, um wieder zu erinnern, wie die natürlichen Dinge schmecken und auf uns wirken.

▶ Agnihotra – eine vedische Feuerzeremonie

Opfergaben an die Götter spielen in Indien, Sri Lanka und Nepal eine sehr wichtige Rolle. Es darf nur geopfert werden, was sattvisch, also rein ist oder besonderen Wert hat für Menschen. Insbesondere sind dies Blüten, Ghee, Milch und Reis. Auch Tieropfer werden vor allem in Nepal noch regelmäßig ausgeführt. Tiere dienen auch als Helfer für die Arbeit mit den krank machenden Geistern. Auf sie wird die Krankheit übertragen und erst durch die Tötung durch einen Yogi oder anderen Befugten wird die Krankheit wieder in den „Himmel" geschickt. Die Götter akzeptieren nach vedischer Ansicht nur sehr reine Opfergaben. Der erste Duft von Opferblüten gehört den Göttern, daher soll man nicht selbst an den Blüten riechen. Manche Gelehrte sind der Ansicht, dass die aktuell stark verschmutzte Mutter Erde nur so krank ist, weil wir so viel unreines „opfern" also auch in die Atmosphäre senden. Das Unreine kann nicht hinein in den Himmel und daher wird es reflektiert und gelangt so auf die Erde zurück. Um dem Klimawandel und der Erderwärnung entgegenzuwirken werden auch Feuerrituale (Homa, Yagha, Havals) durchgeführt. Im deutschsprachigen Raum wird in den letzten Jahren das Agnihotra aus der vedischen Kultur immer bekannter. Obwohl es aus Sicht eines Brahmanen oder Schamanen eine eher „kleine" oder untergeordnete Rolle spielt, ist es ein schönes Ritual auch für uns im Westen, da die Durchführung recht einfach ist und auch ohne langjähriges Studium und Einweihungen ausgeübt werden kann. Vedische Rituale sind nach festen Vorgaben in den alten Texten beschrieben (Somayagas) und werden peinlich genau oft tagelang ausgeführt. Es besteht eine tiefe Verbindung zur Astrologie, die als Instrument genutzt wird, um die bevorstehenden planetaren Einflüsse zu deuten und einzuschätzen. Es gibt Hausreinigungsrituale, bestimmte Feiern zu Ehren von Menschen und Göttern, Rituale um Planeteneinflüsse zu harmonisieren und vieles mehr. So gibt es in Indien noch Familien, die ähnlich wie im Zoroastrismus, ein „immerwährendes" Feuer unterhalten und führen. Auf Reisen wird erzählt, dass es einzelne Clans gibt, die eher zurückgezogen leben, bei denen an einer zentralen Feuerstelle (im Patio / Innenhof) seit über 500 Jahren ein und dasselbe Feuer ohne Unterbrechung lodert. Wer einmal versucht nur 24–48 Stunden ein konstantes Lagerfeuer zu unterhalten wird schnell begreifen, welch ungeheure Konzentration und Ausdauer für so eine Aufgabe erforderlich sein muss. Wir begnügen uns, zumindest für den Anfang mit dem Agnihotra, welches folgendermassen abläuft:

Agni = Feuer, Gott des Feuers, auch Verdauungsfeuer; Hotra = Opfer, hingebungsvolle Tat. Das Feuer wird als zentrales Element verehrt und zum Sonnenauf- und untergang entzündet. Zum exakten Zeitpunkt (Ortsspezifisch; rechnerisch nicht den Angaben von Kalendern und Wetterstationen entsprechend) wird dann Reis (volles, unverletztes Korn) zusammen mit Ghee in das Feuer gegeben. Während man dies ausführt, wird ein spezielles Mantra gesprochen. Brennstoff ist Kuhdung, den man für diese Zwecke schon fertig kaufen kann. Die Feuerschale hat eine Pyramidenform, welche nach unten zeigt, ein bestimmtes Maß haben soll und aus Kupfer besteht. Einige Minuten vor dem exakten Auf- oder Untergehen der Sonne wird das Feuer entzündet, dann wir zum Zeitpunkt das Ghee mit Reis geopfert, sprich dem Feuer übergeben, während das Mantra gesprochen wird. Es soll dadurch die Atmosphäre gereinigt und die Aufmerksamkeit gebündelt werden. Der Rauch des Feuers wirkt antibakteriell und fungizid und hat noch weitere positive Eigenschaften. Bis heute werden in manchen Regionen der Welt (z. B. Mongolei) Kuhfladen verräuchert um Krankenzimmer zu reinigen. Das Produkt des Feuers ist Kohle, bestenfalls Asche. Die so entstandene Asche ist reich an zum Teil wasserlöslichen Mineralien und ist „verdichtete Energie". Sie wird gesiebt oder nachgeglüht und dann für viele Zwecke eingesetzt. Pflanzendünger, energetische Reinigung von Orten, auch Verarbeitung in Salben oder als innere Medizin. Es lohnt sich dieses Ritual kennenzulernen.

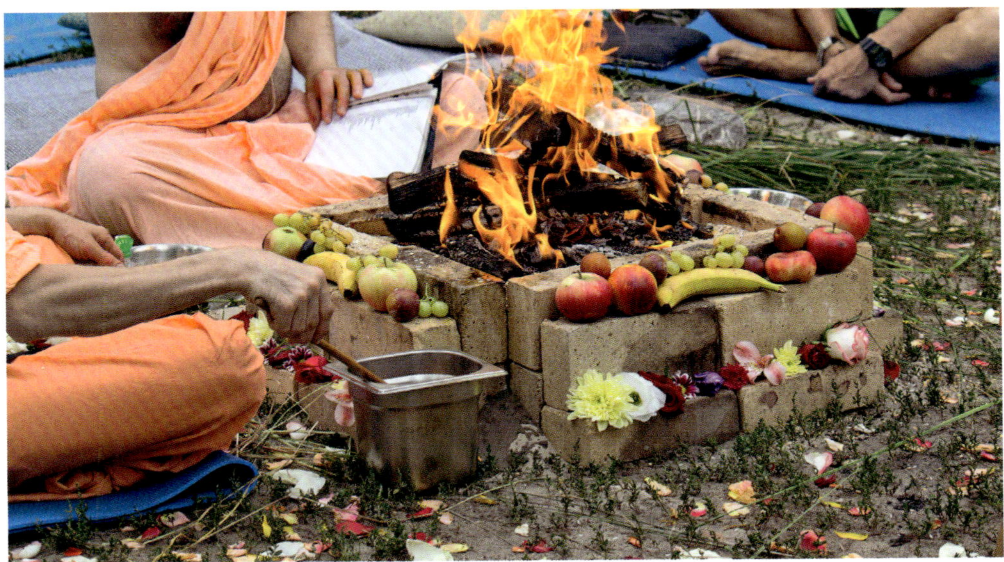

▶ Leibesübungen – Hatha Yoga

Der Begriff Yoga wird im Westen fälschlicherweise mit der Ausübung von Körperübungen (Asanas) gleichgesetzt. Es gibt aber an sich verschiedene Wege einen Yoga-Lifestyle zu führen, also Yoga zu praktizieren ohne jemals Asanas auszuführen. Bhakti – Yoga ist beispielsweise der Yoga der Hingabe. Es ist Sinn dieser Art des Yoga zu lernen alles was existiert als göttliche Schöpfung anzunehmen und zu lieben. Besonders wichtig ist bei Bhakti das extatische Chanten (Singen), das man beispielsweise von den kindlich-glücklichen Anhängern der Hare-Krisha-Bewegung her kennt. Außerdem gibt es noch viele weitere modernere Yoga–Abwandlungen. Aus klassischer ayurvedischer Sicht ist besonders das heute so populäre „Kinder-Yoga" oder sogar „Baby-Yoga" eine nicht mit den Quellen der Lehre vereinbare Modeerscheinung. Körper und Geist in Einklang mit der Seele zu bringen und Selbstidentifikation und Anhaftung an Vergangenes abzustreifen sollte nicht das Thema unserer Kinder sein. Ab dem Beginn des spirituellen Erwachens erst ist die Ausübung von Yoga Asanas empfohlen. Dies kann von Mensch zu Mensch sehr unterschiedlich sein. Bei manchen mag es bereits in der Pubertät beginnen, bei anderen später oder nie. Auch Rudolf Steiner und C.G. Jung beschrieben, dass es bis zur vollständigen „Individuation" und Selbstentwicklung (aus den Wirren der Prägungsphase) bis zum mittleren Erwachsenenalter dauern kann, meistens im Alter von etwa 30 Jahren bis die Seele gänzlich im Körper ankommt.

Yoga Asanas (Hatha und andere) und Pranayama (Atemtechniken) sind ergänzend zu einem ayurvedischen Lebensstil sehr zu empfehlen. Genaugenommen macht es wenig Sinn eines von beiden für sich auszuüben.

Schlusswort

In der Mahabharata wird beschrieben, dass Kali (der Dämon, nicht die Göttin) unter den Göttern nicht sonderlich beliebt war. Dennoch hat er seine Berechtigung und es ist unumgänglich, dass er erscheinen muss, es war seine vorbestimmte Zeit. Er fragte den König Bharata wie er erscheinen könne? Gebt mir 5 Orte wo ich sein kann: *1. Spielstätten für Glücksspiel, 2. Kneipen, 3.Bordelle, 4.Schlachthäuser und 5. Gold.*

Der König erlaubte sogar seine letzte Anfrage. Kali war schlau und durch seine Anwesenheit im Gold hat er nun Einfluss auf Königshäusern (Kronen) und die Finanzmärkte (Börse). Man soll daher nicht für Geld und Gold arbeiten, sondern für höhere Ziele als Grundintention, dann wird der kosmische Ausgleich automatisch kommen. Also keine Businesspläne machen und Geld wollen, sondern sich an der Arbeit an sich freuen und der Effekt wird kommen. Die Weisen waren sehr besorgt als das Kali-Yuga begann und sich Änderungen abzeichneten. Wir befinden uns erst ganz zu Beginn dieses „eisernen" Zeitalters. Es wird beschrieben, dass die Menschheit sich von den Tugenden so weit entfernt, dass das pure Überleben im Vordergrund steht. Es ist davon auszugehen, dass diese Phase durchaus zu einem sinnvollen Zyklus gehört, der gegen Ende hin so viel Zerstörung bringt, dass wieder Raum geschaffen wird für die Dinge, die das darauffolgende Zeitalter mit sich bringen wird.

> Die frühen Zeitalter entsprechen der Kindheit und Jugend der Erde.
> Das Rama Zeitalter brachte Veränderung – Vergleichend – Herangereift
> Das Krishna Zeitalter – Greisenalter – weniger Energie und abnehmende Kraft
> Das jetzige Kali Zeitalter ist das Zeitalter der Krankheit vor dem Tod.
> Das Einzige was wir jetzt versuchen können ist das Leid zu verringern.
> Es heißt es sind nur noch etwa 25 % der Erde frei von Kali Energie,
> also 75 % bereits „verschmutzt" oder verdorben.

Das Kaliyuga hat 4 Phasen, wir sind noch in der ersten Phase, in der 4.Phase wird Kannibalismus vorhergesagt. Alles Lebende was man findet, sieht und jagt, wird gefressen werden um selbst zu überleben. Danach kommt der große Untergang.

Agnipurana ist der Text für Zeitrechnung

Ayurvedisch gerechnet:
1 Tag für Götter entspricht 365 Tage auf Erden
1.460.000 Jahre entsprechen dem Krishna Zeitalter
Kali Yuga hat somit 365.000 Jahre
91.250 Jahre = 1. Phase des Kali yuga

Auch, wenn dies nicht so „rosige" Aussichten zu sein scheinen, sei gesagt, dass es durchaus die Möglichkeit der Befreiung und des harmonischen Lebens gibt und geben wird. Die breite Masse der Bevölkerung wird eher degenerieren, wie der selbstzentrierte und die Verbindung zu seiner Quelle pflegende Mensch beobachten kann. Es scheint darum zu gehen sein eigenes „Licht" zu bewahren, sein inneres Feuer zu führen und andere „anzustecken" also Hilfestellung und Anstoß zu geben zur Selbsterkenntnis. Dem Gegenüber ein wahrhaftiges „Du" also eine echte Begegnung anzubieten, ehrlich zu sein und auf dem eigenen Weg voranzuschreiten und dabei positiv und voll Liebe zu bleiben, ist eine realistische Motivation für den Alltag und das gesamte Leben.

Anhang

Literatur

Abele U, Stiefvater E (1984). Aschner-Fiebel, 1984 (9. Auflage). Haug Verlag

Bartlett R A (2009). The way of the crucible. Real Alchemy for Real Alchemists. 2009 (1. Auflage). Ibis Press

Sharma R K, Dash V B, Agnivesa´s Caraka Samhita. Reprint 2005. Chowkhamba Sanskrit Series Vol. XCIV, Varanasi.

Frawley, D. (1989). Ayurvedic Healing, A comprehensive guide. 1997 (5. Auflage) Motilal Banarsidass Publishers Private Limited, Delhi

Heimüller, C. – Skripte zur Ausbildung in traditioneller europäischer Naturheilkunde und Paracelsus-Medizin (2008–2017). Zentrum für Naturheilkunde, München.

Hochmeier P (2005). Der Weg des Sonnenfunkens, 2005 (2. Auflage). Bacopa Verlag

Hochmeier P (2006). Die Bedeutung der Spagyrik und Alchymie in der Naturheilkunde. 2007 (1. Auflage)

Heyn B (1983). Die sanfte Kraft der indischen Naturheilkunde. 1983 im O.W.Barth Programm (1. Auflage). Scherz Verlag.

Lad V, Frawley D (1986). The Yoga of Herbs. An ayurvedic guide to herbal medicine. 1994 (first indian edition). Motilal Banarsidass Publishers Private Limited, Delhi

Mason A (2014). Rasa Shastra. The art of medical alchemy. 2014 (first edition). Singing Dragon, an imprint of Jessica Kingsley Publishers.

Sena, S (2009). Ayurveda-Lehrbuch, 2009 (3. Auflage). Vasati Verlag.

Smith, V A (2013). Ayurvedic Medicine for Westerners, Vol I – V, 2013 (1. Auflage) EIVS GmbH

Smith, V A (2001). Ayurvedic nutrition. 2010 (first full manuscript). Atreya Smith.

Links

www.oekobeute.de
www.ayur-vidja.com
www.neterapublishing.com
www.croydonayurvedacentre.co.uk
www.heilpraxis-hirsch.de
www.peterhochmeier.at
www.bio-honig.com

Kontakt

Sebastian Hirsch
Heilpraktiker

Guggenberg 14, 82380 Peißenberg
08803 - 740 99 81
info@heilpraxis-hirsch.de
www.heilpraxis-hirsch.de

Bildquellenverzeichnis

S. 4 – © Andrew Mason – neterapublishing.com
S. 17 – © Ingo Bartussek – Fotolia
S. 18 – © Sharma R K, Dash V B, Agnivesa's Caraka Samhita
S. 21 – © angelehnt an die Darstellung im Buch von Lad und Frawley – Yoga of herbs
S. 26 – © Sharma R K, Dash V B, Agnivesa's Caraka Samhita
S. 41 – © nirutft – Fotolia
S. 51 – © sforzza – Fotolia
S. 53 – © Sebastian Hirsch
S. 55 – © Alkimson – Fotolia
S. 56 – © angelehnt an die Darstellung im Buch von Andrew Mason – Rasa Shastra
S. 65 – © Sebastian Hirsch – „traditionelles Kalkbrennen im Unterengadin"
S. 81 – © Fabian – Fotolia
S. 87 – © daseaford – Fotolia
S. 91 – © norikko – Fotolia
S. 107 – © somrerk – Fotolia
S. 109 – © Sebastian Hirsch
S. 113 – © krivinis – Fotolia
S. 118 – © fizkes – Fotolia
S. 119 – © gudrun – Fotolia
S. 129 – © Sebastian Hirsch
S. 132 – © Sebastian Hirsch
S. 133 – © Sebastian Hirsch
S. 134 – © Sebastian Hirsch
S. 137 – © Sebastian Hirsch
S. 144 – © Sebastian Hirsch
S. 145 – © Sebastian Hirsch
S. 147 – © WavebreakMediaMicro – Fotolia
S. 151 – © Ideologyhub – Fotolia
S. 152 – © Sebastian Hirsch
S. 153 – © Sebastian Hirsch
S. 154 – © Sebastian Hirsch
S. 161 – © Sebastian Hirsch
S. 168 – © Pixabay
S. 170 – © Pixabay

Video zum Buch

Autor Sebastian Hirsch erklärt Herstellung und Verwendung von Ghee.

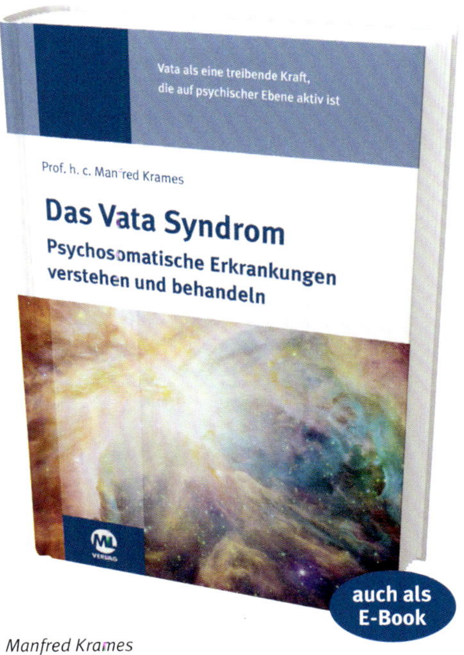

Manfred Krames
Das Vata Syndrom
4. Auflage 2017, Hardcover, 240 Seiten
ISBN 978-3-947396-02-3, ***24,95 Euro***

Das Vata Syndrom

Psychosomatische Störungen sind aktuell eines der größten Gesundheitsprobleme im Westen. Die Zahl der Leidenden und Arbeitsunfähigen übersteigt alle anderen Erkrankungen. Nie gab es so viele Verhaltensgestörte, Hypersensible, Depressive, ADS-Opfer und Lebensmüde. Allzu leicht gibt man Stress oder äußeren Lebensumständen die Schuld, oder man bagetellisiert die Erkrankung.

Der Autor erklärt Schritt für Schritt, dass all diese Erkrankungen einen gemeinsamen Nenner haben, der schon im antiken Griechenland unter dem Aspekt Äther bekannt war. Seit Urzeiten ist in Asien von Windkrankheiten die Rede und in den vedischen Lehren von VATA – eine treibende Kraft in uns, die von konservativen Medizinern bislang belächelt wurde.
Vata – eine auf psychischer Ebene aktive Kraft, die bei Zunahme multiple Krankheiten auslöst und zum Gesundheitsrisiko wird: das Vata-Syndrom. Wer es erkennt, besitzt den Schlüssel zur Heilung.

Fallbeispiele, Erfahrungsberichte, Grafiken und Tabellen erleichtern Anamnese, Diagnose und Therapie. Ein Lehr- und Arbeitsbuch für Mediziner und Heilkundige, die ganzheitlich helfen und beraten wollen. Als Aufklärungsbuch und Ratgeber für Betroffene, die statt einer Symptombehandlung die Ursache suchen.

Leseprobe und Bestellung auf www.ml-buchverlag.de